读经典 做临床系列

内科古典医籍精选导读

葛飞 王书甲 赵健 刘丽娜 严晶 主编

中国健康传媒集团
中国医药科技出版社

内 容 提 要

　　本书为《读经典　做临床系列》丛书之一。本书选取《儒门事亲》《脾胃论》《丹溪心法》《血证论》4 本具有代表性的中医内科著作中的经典内容，并对各书加以导读介绍，带领读者学习中医古典内科医籍的精华，以期提高临证治疗水平。

　　本书适合中医药临床、教学、科研人员参考，也可供中医药爱好者参阅。

图书在版编目（CIP）数据

　　内科古典医籍精选导读／葛飞，王书甲，赵健主编 . —北京：中国医药科技出版社，2023.6

　　（读经典　做临床系列）

　　ISBN 978 – 7 – 5214 – 3956 – 4

　　Ⅰ. ①内…　Ⅱ. ①葛…　②王…　③赵…　Ⅲ. ①中医内科学 – 医案 – 汇编　Ⅳ. ①R25

　　中国国家版本馆 CIP 数据核字（2023）第 106556 号

美术编辑　陈君杞
版式设计　南博文化

出版　**中国健康传媒集团** │ 中国医药科技出版社
地址　北京市海淀区文慧园北路甲 22 号
邮编　100082
电话　发行：010 – 62227427　邮购：010 – 62236938
网址　www. cmstp. com
规格　710×1000mm $^1/_{16}$
印张　15
字数　267 千字
版次　2023 年 6 月第 1 版
印次　2023 年 6 月第 1 次印刷
印刷　三河市万龙印装有限公司
经销　全国各地新华书店
书号　ISBN 978 – 7 – 5214 – 3956 – 4
定价　**45. 00 元**

获取新书信息、投稿、为图书纠错，请扫码联系我们。

编 委 会

古籍为中华民族悠久历史文化的宝贵遗产，对其整理和利用，对赓续中华文明血脉、弘扬民族传统精神、增强国家文化软实力、建设社会主义文化强国具有重要意义。中医药学文明古老，历史悠久，流传至今仍具有无限的生命力和巨大的影响力。中医古籍繁若星辰，浩如烟海，蕴含着丰富的古代医家思想及临床治验精髓，是中医药学传承的载体和源泉。

鉴于中医古典医籍存世数量巨大，收录情况散杂，亟待我们去挖掘、整理、提炼、运用，遂至浩瀚医书中精选甄别，编《读经典 做临床系列》20卷，以冀发挥中医古籍的文献与临床价值，以解今人望洋之叹、临证之惑，促进中医古籍文献与临床医学的融会贯通，推动中医药事业的传承发展。

根据中医药学术的发展情况以及医学分科的细化，本丛书精选《素问》《灵枢》《伤寒》《金匮》及温病、诊法、本草、医方、医理、医案、针灸、推拿、养生等相关经典医籍原文，又立足临床，分内科、外科、妇科、骨科、儿科、五官科，共计20册。每册选取古医籍品种不超过5种，爬罗剔抉，或全书点校收录，或选点部分卷次，均保留原书行文及体例，博览约取的同时，尽可能为读者还原古籍原貌，呈现学术发展的源流脉络。同时，每种医籍之前设有导读一篇，从成书背景、作者生平、学术特点等方面系统介绍，提纲挈领，帮助读者把握整体框架，满足个性化需求，提高中医古籍阅读效率，从而激发阅读兴趣，增进品读趣味，走进字里行间，感受古籍魅力。

由衷希望本书的出版，可以助力读者在浩瀚书海中掌舵前行，熟习相关古籍基本知识，汲取学术精华为临床所用，从而改善中医古籍临床运用不足之现象，为中医药学的继承发展推波助澜。疏漏不足之处难免，敬请广大读者批评指正。

中国医药科技出版社

2023年3月

前言

中医经典是中医之本，熟读经典、勤于临床是中医临床人才打牢基础、提高能力之必需。《读经典 做临床系列》丛书根据中医古籍品种分类，精选古籍原文，并加以导读，帮助读者掌握中医最基本和核心的理论与方法，提高学习、领会、研究经典的水准，学会将古人的经验精华应用于现代临床实践。

中医学发展初期，人们对疾病的知识掌握得比较少，治疗手段也比较简单，当时的中医学是不分科的。到了周代，中医学分成 4 科，即食医（营养科）、疾医（内科）、疡医（外伤科）和兽医。随着医学的发展，中医分科逐渐增多，唐代分为 7 科，宋代分为 9 科，元代发展为 13 科。明清时期的中医分科基本上沿袭元代的制度。现在的中医分为内科、外科、骨科、皮肤科、妇科、儿科、眼科、耳鼻喉科、针灸科、推拿科等科。其中中医内科发展历史悠久，覆盖病症范围最广，历代中医典籍论述内科的内容也最为丰富。本书选取《儒门事亲》《脾胃论》《丹溪心法》《血证论》4 本具有代表性的中医内科著作中的经典内容，并对各书加以导读介绍，带领读者学习中医古典内科医籍的精华，以期提高临证治疗水平。

编者

2023 年 3 月

目录

❦ 脾胃论 ❦

丹溪心法

血证论

儒门事亲

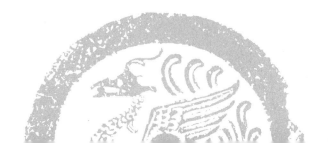

导读

成书背景

《儒门事亲》是张从正的传世之作，也是反映其学术思想的主要蓝本。作者以为"惟儒者能明其理，而事亲者当知医也"，故取名为《儒门事亲》。全书共 15 卷，约 20 余万言。关于其成书时间，有学者认为在金卫绍王大安二年至金哀宗正大五年之间，即公元 1210～1228 年之间。也有学者持不同意见，认为该书成于张从正 50～70 岁的 20 年间，且并非一气呵成之作，是由其自撰部分和门人、弟子整理部分结合而成的。根据对全书文字内容和行文风格的考察，后者的说法比较确切。

据《中医图书联合目录》载，《儒门事亲》有 22 种不同版本。金代刻本已不可复见，据考证，其概貌与现通行本内容出入不大。元代刻本为现存最早刻本，现北京大学图书馆有藏。明代刻本有两种版式，一是《医方类聚》辑录本，以丛书面目出现；二是邵辅本与《医统正脉》本，邵本 14 卷（不包括非子和所著的《三消论》），《医统正脉》本 15 卷（含《三消化》），均为现通行本的主要底本。清代刻本以《四库全书》本为代表，民间也多有坊刻本。国外刊本有日本正德辛卯八月据邵本的翻刻本，是为日本洛阳松下睡鹤堂本。民国期间较好的刊本是《中国医学大成》丛书所收录的刊本。

作者生平

张从正，字子和，因其祖居地属春秋时期的戴国，故又自号"戴人"。约生于公元 1151 年，宋理宗绍定元年（公元 1228 年，金正大五年）秋、冬之际卒于寓所，享年 72 岁。其在医学理论上有很多创见，对后世有很大影响，是金元四大家之一，也是攻邪派的开山鼻祖。

他出生于睢州考城，正是宋金对峙、社会动荡的年代，幼年时期的他已经目睹和饱尝了"天下多故之时，师旅数兴，饥馑相继"的痛苦。其自幼从父学医，20多岁始悬壶济世。50岁左右有过短暂的军旅生涯，随军从事医疗活动。60岁左右曾被召入太医院，不久即归。之后便在豫东一带行医、带徒、交游、访道、研究、著述，并写成《儒门事亲》一书。

张从正主要学说内容为三法六门。强调病因多为外邪伤正，病以热证、实证为多，疾病分风、寒、暑、湿、燥、火六门。主张祛邪以扶正，治病善用汗、吐、下三法，但亦注意适时补益，后世称攻下派。其先攻后补之治法一反滥用温补之时弊，又曾用心理疗法治愈因惊得病的顽症。其弟子辑其草稿，整理其经验，编成《儒门事亲》15卷。张从正另著有《三复指迷》《张氏经验方》等。

学术特点

1. 治病先论攻邪，邪去则正安

张从正认为，人体发病皆由邪气侵袭所致。邪气入侵机体，必然会出现气血的虚实变化。疾病的病程长短与病情轻重，皆与邪气有关。所以，若要治愈疾病，必先攻其邪气，邪气祛除，正气才能恢复。《儒门事亲·汗下吐三法该尽治病诠》中云："夫病之一物，非人身素有之也。或自外而入，或由内而生，皆邪气也。""人身不过表里，气血不过虚实。表实者里必虚，里实者表必虚；经实者络必虚，络实者经必虚，病之常也。""邪气加诸身，速攻之可也，速去之可也……先论攻其邪，邪去而元气自复也。"他还补充说道："邪之中人，轻则传久自尽，颇甚则传久而难已，更甚则暴死。若先论固其元气，以补剂补之，真气未胜，而邪气已交驰横骛，而不可制矣！"他视妄补的庸医为"鲧湮洪水之徒"。这是张从正对疾病病因和发病的认识。据此，他确立了"论病首重邪气，治病先论攻邪"的诊治原则。

在正和邪两方面，张从正并非只是考虑邪实的一面，只知攻法，而不顾及正虚，不知补法。张从正提出"制其偏盛即补"的思想，不同于传统意义上直接针对虚证的补法。其弟子麻九畴在《儒门事亲·补论》中指出："予请为言补之法，大抵有余者损之，不足者补之，是则补之之义"。张从正阐述补法时说："余取补法则不然，取其气之偏胜者，其不胜者自平矣。医之道，损有余，乃所谓补不足也……陈莝去而肠胃洁，癥瘕尽而荣卫昌，不补之中，有真补存

3

焉。"他在《儒门事亲》中还明确指出："良工治病，先治其实，后治其虚，亦有不治虚时余虽用补，未尚不以攻药居其先，何先？盖邪气未去而不可言补，补之则适足资寇，纯补其虚，不敢治其实，举世皆曰平稳，误人而不见其迹，渠亦不自省其过。"他主张虚实夹杂之证，宜先行攻邪之举，而后施补虚之法，先论攻邪，邪去而元气自复也。这些论述均反映了张从正"攻邪即是补虚，祛邪足以扶正"的学术思想。正是基于这样的认识，在临证治病时，他主张："下中自有补，下药乃补药也。"他还说："善用药者，使病去而进五谷者，真得补之道也。"

2. 创立汗、吐、下三法

张从正认为，疾病产生与病邪有关，邪之所来，或由外而侵，或由体内变化而成，邪留于体内而不去，故病所以生。无论是由外而来的六淫，还是由内而生的七情及病理产物，张从正将它们统称为"邪"。他认为，正常情况下，天、地、人之气是人体赖以生存的必须条件，一旦六气、六味太过，即变为邪气，它是人体发生疾病的原因。对于诸多病邪的分类，张从正并没有采用阴阳二分法，将其分为内因、外因，或阴邪、阳邪，而是根据邪气的不同发病途径，把它分为三类，即"天邪、地邪、人邪"。由于机体所感邪气的发病部位不同，临床症状表现各异。所以，不同发病部位邪气的祛除途径有差异。

从这一理论出发，张从正提出了"汗、下、吐"三法。在表者皆用汗，在下者皆用下，在上者皆用吐。他说："天之六气，风、暑、火、湿、燥、寒；地之六气，雾、露、雨、雹、冰、泥；人之六味，酸、苦、甘、辛、咸、淡。故天邪发病，多在乎上；地邪发病，多在乎下；人邪发病，多在乎中。此为发病之三也。处之者三，出之者亦三。"（《儒门事亲·汗下吐三法该尽治病诠》）在确立了治疗方法、祛邪途径的基础上，张从正把诸味药物统论于三法之中，他认为："辛、甘发散，淡渗泄，酸、苦、咸涌泄。发散者归于汗，涌泄者归于吐，泄者归于下。渗为解表归于汗，泄为利小便归于下。"这样，张从正采用一分为三的思维把病邪性质、攻邪方法以及药物功用对应统一起来，为临床实践提供了理论依据。

3. 因势利导

张从正认为，要根据病邪的所在，合理选用汗、吐、下三法。这实际上是强调要因势利导，给邪气以出路。他的这一认识根源于《内经》。《素问·阴阳应象大论》中说："因其轻而扬之，因其重而减之……其高者，因而越之；其下者，引而竭之；中满者，泻之于内；其有邪者，渍形以为汗；其在皮者，汗而发之。"

关于吐法，张从正认为凡邪气在上者，皆可吐之。张从正用吐法，方药众多。如伤寒头痛用瓜蒂散吐之；杂病头痛用葱白豆豉汤吐之；痰滞宿食用瓜蒂加茶末少许吐之；两胁肋刺痛用瓜蒂加全蝎梢吐之。以药物而言，常用药物有栀子、黄连、苦参、大黄、黄芩、郁金、常山、远志等。张从正认为，采用吐法前，要与患者彼此信任，不听信浮言，标本相得，审明经络，脏腑气血，病邪体质，分清主次。

关于汗法，张从正认为，凡在表者，皆可汗之。《儒门事亲·汗下吐三法该尽治病诠》："诸风寒之邪，结搏于皮肤之间，藏于经络之内，留而不去，或发疼痛走注，麻痹不仁及四肢肿痒拘挛，可汗而出之。""风寒湿暑之气，入于皮肤之间而未深，欲速去之，莫如发汗。"还有飧泄不化，脉浮大而长，身表微热者，破伤风、惊风、狂、酒病、痹证等，皆可酌用汗法。张从正亦不废辛温解表之法，认为"外感风寒之邪非热不能解表，故解表常宜热"。

关于下法，张从正认为凡在下者，皆可下之。下法在胃肠之病用之最宜。《儒门事亲·凡在下者皆可下式》中云："《内经》曰：脾为之使，胃为之市。人之食饮酸咸甘苦百种之味，杂凑于此，壅而不行，荡其旧而新之，亦脾胃之所望也。"脾主运化，胃主消磨，总以通畅为贵。在通积滞药的选用方面，寒药泻下首选调胃承气汤，称之为"泄热之上药"，还有大、小桃仁承气汤及陷胸汤、大柴胡汤。此外，下法还可体现为"八正散泄热兼利小溲，洗心散抽热兼治头目，黄连解毒散治内外上下蓄热而不泄者"。

4. 以通为用

张从正认为人体的气血必须畅通，营卫必须调和，肠胃必须健运，阴阳必须平衡，即以流通为贵，平调为贵，不偏不亢。人体本气不自病，疾病皆因邪而生。三邪从外而入，客邪之中，以"火""热"为多，而"火""热"为患，多导致气血阻滞，经络失利，肠胃脏腑失运，且为病多实。他把气血壅滞和肠胃失运比喻为江河中的陈莝，认为若祛其邪，则等于施以补益，这符合《内经》"气血通流为贵"之要旨。所以必须令之通畅条达，以通为用。他在《儒门事亲·凡在下者皆可下式》中云："积聚陈莝于中，留结寒热于内，留之则是耶！逐之则是耶！《内经》一书，惟以气血通流为贵……《内经》之所谓下者，乃所谓补也。陈莝去肠胃洁，癥瘕尽而荣卫昌。"张从正所创的祛邪三法，以下法用得最多。不管杂病、伤寒皆有使用，认为"下者，是推陈致新""使上下无碍，气血宣通，并无壅滞"。汗法则多用于外感风、寒、湿之邪，"寒去则血行，血行则气和，气和则愈矣"。吐法则多用于奇难杂证。如治郁证，他强调用吐法和下法，"吐之令条达"。因此，张从正的攻邪理论和祛邪三法，均是以"以通为用"作为立论依据。正因此，张从正对汗、下、吐三法的运用很广，具体方法手段较多。《儒门事亲·汗下吐三法该尽治病诠》中云："所谓三法可以兼众法者，如引涎、漉涎、嚏气、追泪，凡上行者，皆吐法也；灸、蒸、熏、洗、熨、烙、针刺、砭射、引导、按摩，凡解表者，皆汗法也；催生、下乳、磨积、逐水、破经、泄气，凡下行者，皆下法也。"

5. 三因制宜

张从正所著的《儒门事亲》一书集中反映了张从正的学术思想和临证经验，其中因时、因地、因人制宜的思想在书中得到充分体现。

张从正论病和治病都非常重视运气的变化，强调因时制宜。在该书中，他的弟子评价道："先生之学，明妙道之渊源，造化之根本，讲五运之抑郁发越，六气之胜复淫郁。"（《儒门事亲·补论》）张从正言："病如不是当年气，看与何年运气同，只向某年求治法，方知都在《至真》中。"（《儒门事亲·治法心要》）张从正论述疾病，非常重视时节的变化。如痹证，其谓："此疾之作，多在四时阴雨之时，及三月九月，太阳寒水用事之月，故草枯水寒为甚。"（《儒门事亲·指风痹痿厥近世差玄说》）张从正认为，治疗疾病，运气不同，治法则异。如对于冒风、时气、温病、伤寒的治疗，他认为："扰攘之世，常与《内经》岁火太过同法。岁火太过，炎暑流行，火气大剧，金肺受邪，上应荧惑，大而明显。若用辛凉之剂解之，万举万全。民众安静，则便同水化，可以升麻汤、葛根汤、败毒散，辛温之剂解之，虽有潮热，亦无加害。亦可加豆豉、葱白，上涌而表汗自出。"（《儒门事亲·治法杂论》）

根据因地制宜的思想，张从正认为，地域有异，从而疾病不同，因此治疗也有所区别。他在书中言："其用药也，各据其方。如东方濒海，多为痈疡；西方陵居华食……南方瘴雾卑湿，而多痹病；北方乳食，而多脏寒满病；中州食杂，而多九疽、食痛、中满、留饮、吐酸、腹胀之病。盖中州之地……其用药也，亦杂诸方而疗之。如东方之藻带，南方之丁木，西方之姜附，北方之参苓，中州之麻黄、远志，莫不辐辏而参尚。"（《儒门事亲·七方十剂绳墨订》）

根据因人制宜的思想，张从正认为，对于富贵之人、黎藿之人，妇人、小儿、老人，他们虽患同一疾病，但是采取了不同的治疗方法，体现了同病异治的思想。他认为，富贵之人，多食膏粱厚味；黎藿之人，饮食粗简，衣服寒薄，劳力动作。因而，虽患同一疾病，治法却不同。比如同是疟疾，富贵膏粱之人，"宜以大柴胡汤下之。下过三五行，次服白虎汤、玉露散、桂苓甘露散之类。如不愈者，是积热太甚，宜以神芎藏用丸、三花神佑丸、调胃承气汤等药，大作剂料下之。下讫，以长流水煎五苓散服之，或服小柴胡汤数服亦可。如不愈，复以常山散吐之，后服凉膈散、白虎汤之类必愈矣。大忌热面及羊肉、鸡、猪、鱼、兔等物，如食之，疟疾复作，以至不救。"田野贫寒之家"临发日，可用野夫多效方、温脾散治之。如不愈，用辰砂丹治之则愈矣。如服药讫，宜以长流水煎白虎汤、五苓散服之，不食热物及燥热之药，以疟疾是伤暑伏热之故也。"（《儒门事亲·治病百法》）

钦定四库全书·儒门事亲提要

　　臣等谨案。《儒门事亲》十五卷，金张从正著。从正，字子和，号戴人，睢州考城人。兴定中召补太医，寻辞去。与麻知几、常仲明辈，讲求医理，辑为此书。有说有辨、有记有解、有诫有笺、有诠有式、有断有论、有疏有述、有衍有诀、有十形三疗、有六门三法，名目颇烦碎，而大旨主于用攻。其曰儒门事亲者，以为惟儒者能明其理，而事亲者当知医也。从正宗河间刘守真，用药多寒凉。其汗、吐、下三法当时已多异议，故书中辨谤之处为多。丹溪朱震亨亦讥其偏，后人遂并其书置之。然病情万状，各有所宜，当攻不攻与当补不补厥弊维均，偏执其法固非，竟斥其法亦非也。惟中间负气求胜，不免太激。欲矫庸医恃补之失，或至于过直，又传其学者，不知察脉虚实，论病久暂，概以峻利施治，遂致为世所借口，要之未明从正本意耳！乾隆四十三年三月恭校上。

总纂官　臣纪昀　臣陆锡熊　臣孙士毅

总校官　臣陆费墀

卷一　儒门事亲一

七方十剂绳墨订一

方有七，剂有十，旧矣。虽有说者，辨其名而已，敢申昔人已创之意而为之订。夫方者，犹方术之谓也。《易》曰：方以类聚。是药之为方，类聚之义也。或曰：方，谓五方也。其用药也，各据其方，如东方濒海卤斥，而为痈疡；西方陵居华食，而多颥腄赘瘿；南方瘴雾卑湿，而多痹疝；北方乳食，而多脏寒满病；中州食杂，而多九疸、食痨、中满、留饮、吐酸、腹胀之病。盖中州之地，土之象也，故脾胃之病最多。其食味、居处、情性、寿夭，兼四方而有之。其用药也，亦杂诸方而疗之，如东方之藻、带，南方之丁、木，西方之姜、附，北方之参、苓，中州之麻黄、远志，莫不辐辏而参尚。故方不七，不足以尽方之变；剂不十，不足以尽剂之用。剂者，和也。方者，合也。故方如瓦之合，剂犹羹之和也。方不对病则非方，剂不蠲疾则非剂也。七方者，大、小、缓、急、奇、偶、复也；十剂者，宣、通、补、泻、轻、重、滑、涩、燥、湿也。

夫大方之说有二，有君一臣三佐九之大方，有分两大而顿服之大方。盖治肝及在下而远者，宜顿服而数少之大方；病有兼证而邪不专，不可以一二味治者，宜君一臣三佐九之大方。王太仆以人之身三折之，上为近，下为远。近为心肺，远为肾肝，中为脾胃。胞、膪、胆亦有远近。以予观之，身半以上，其气三，天之分也；身半以下，其气三，地之分也；中脘，人之分也。又手之三阴阳，亦天也，其气高；足之三阴阳，亦地也，其气下；戊己之阴阳，亦人也，其气犹中州。故肝之三服，可并心之七服；肾之二服，可并肺之七服也。

小方之说亦有二，有君一臣二之小方，有分两微而频服之小方。盖治心肺及在上而近者，宜分两微而少服而频之小方，徐徐而呷之是也。病无兼证，邪气专，可一二味而治者，宜君一臣二之小方。故肾之二服，可分为肺之九服及肝之三服也。

缓方之说有五。有甘以缓之之缓方，糖、蜜、枣、葵、甘草之属是也。盖病在胸膈，取甘能恋也。有丸以缓之之缓方，盖丸之比汤散，其气力宣行迟故也。有品件群众之缓方，盖药味众，则各不得骋其性也。如万病丸，七八十味递相拘制也。有无毒治病之缓方，盖性无毒则功自缓矣。有气味薄药之缓方，盖药气味薄，则长于补上治上，比至其下，药力已衰。故补上治上，制之以缓。缓则气味薄也。故王太仆云：治上补上，方若迅急，则上不任而迫走于下。制缓方而气味厚，则势与急同。

急方之说有四。有急病急攻之急方，如心腹暴痛，两阴溲便闭塞不通，借备急丹以攻之。此药用不宜恒，盖病不容俟也。又如中风牙关紧急，浆粥不入，用急风散之属亦是也。有汤散荡涤之急方，盖汤散之比丸，下咽易散而施用速也。有药性有毒之急方，盖有毒之药，能上涌下泄，可以夺病之大势也。有气味厚药之急方。药之气味厚者，直趣于下而气力不衰也。故王太仆云：治下补下，方之缓慢，则滋道路而力又微，制急方而气味薄，则力与缓等。

奇方之说有二。有古之单方之奇方，独用一物是也。病在上而近者，宜奇方也。有数合阳数之奇方，谓一、三、五、七、九，皆阳之数也，以药味之数皆单也。君一臣三、君三臣五，亦合阳之数也。故奇方宜下不宜汗。

偶方之说有三。有两味相配之偶方，有古之复方之偶方。盖方之相合者是也。病在下而远者，宜偶方也。有数合阴数之偶方，谓二、四、六、八、十也，皆阴之数也。君二臣四、君四臣六，亦合阴之数也。故偶方宜汗不宜下。

复方之说有二。方有二方三方相合之复方，如桂枝二越婢一汤。如调胃承气汤方，芒硝、甘草、大黄外，参以连翘、薄荷、黄芩、栀子，以为凉膈散。是本方之外，别加余味者，皆是也。有分两均剂之复方，如胃风汤各等分是也。以《内经》考之，其奇偶四则，反以味数奇者为奇方，味数偶者为偶方。下复云：汗者不以奇，下者不以偶。及观仲景之制方，桂枝汤，汗药也，反以三味为奇；大承气汤，下药也，反以四味为偶。何也？岂临事制宜，复有增损者乎？考其大旨，王太仆所谓汗药如不以偶，则气不足以外发；下药如不以奇，则药毒攻而致过。必如此言，是奇则单行，偶则并行之谓也。急者下，本易行，故宜单；汗或难出，故宜并。盖单行则力孤而微，并行则力齐而大，此王太仆之意也。然太仆又以奇方为古之单方，偶为复方。今此七方之中，已有偶又有复者，何也？岂有偶方者，二方相合之谓也；复方者，二方、四方相合之方欤！不然，何以偶方之外，又有复方者欤？此"复"字，非"重复"之"复"，乃"反覆"之"复"。何以言之？盖《内经》既言奇偶之方，不言又有重复之方，惟云：奇之不去则偶之，是为重方。重方者，即复方也。下又云：偶之不去，则反佐以取之。所谓寒热温凉，反从其病也。由是言之，复之为方，反复，亦不远《内经》之意也。

所谓宣剂者，俚人皆以宣为泻剂，抑不知十剂之中，已有泻剂。又有言宣为通者，抑不知十剂之中，已有通剂。举世皆曰春宜宣，以为下夺之药，抑不知仲景曰：大法春宜吐。以春则人病在头故也。况十剂之中，独不见涌剂，岂非宣剂即所谓涌剂者乎！《内经》曰：高者因而越之，木郁则达之。宣者，升而上也，以君召臣曰宣，义或同此。伤寒邪气在上，宜瓜蒂散。头痛，葱根豆豉汤。伤寒懊憹，宜栀子豆豉汤。精神昏愦，宜栀子厚朴汤。自瓜蒂以下，皆涌剂也，乃仲景不传之妙。今人皆作平剂用之，未有发其秘者。予因发之，然则为涌明矣。故风痫中风，胸中诸实痰饮，寒结胸中，热蔚化上，上而不下，久则嗽喘、满胀、水肿之病生焉，非宣剂莫能愈也。

所谓通剂者，流通之谓也。前后不得溲便，宜木通、海金沙、大黄、琥珀、八正散之属；里急后重，数至圊而不便，宜通因通用。虽通与泻相类，大率通为轻，而泻为重也。凡痹麻蔚滞，经隧不流，非通剂莫能愈也。

所谓补剂者，补其不足也。俚人皆知山药丸、鹿茸丸之补剂也，然此乃衰老下脱之人，方宜用之。今往往于少年之人用之，其舛甚矣。古之甘平、甘温、苦温、辛温，皆作补剂，岂独硫黄、天雄然后为补哉！况五脏各有补泻，肝实泻心，肺虚补肾。《经》曰：东方实，西方虚，泻南方，补北方。大率虚有六：表虚、里虚、上虚、下虚、阴虚、阳虚。设阳虚则以干姜、附子，阴虚则补以大黄、硝石。世传以热为补，以寒为泻，讹非一日。岂知酸苦甘辛咸，各补其脏。《内经》曰：精不足者，补之以味。善用药者，使病者而进五谷者，真得补之道也。若大邪未去，方满方闷，心火方实，肾水方耗，而骤言鹿茸、附子，庸讵知所谓补剂者乎！

所谓泻剂者，泄泻之谓也。诸痛为实，痛随利减。《经》曰：实则泻之。实则散而泻之。中满者，泻之于内。大黄、牵牛、甘遂、巴豆之属，皆泻剂也。惟巴豆不可不慎焉。盖巴豆其性燥热，毒不去，变生他疾。纵不得已而用之，必以他药制其毒。盖百千证中，或可一二用之。非有暴急之疾，大黄、牵牛、甘遂、芒硝足矣。今人往往以巴豆热而不畏，以大黄寒而反畏，庸讵知所谓泻剂者哉！

所谓轻剂者，风寒之邪，始客皮肤，头痛身热，宜轻剂。消风散、升麻、葛根之属也。故《内经》曰：因其轻而扬之。发扬，所谓解表也。疥癣痤痱，宜解表，汗以泄之，毒以熏之，皆轻剂也。故桂枝、麻黄、防风之流亦然。设伤寒冒风，头痛身热，三日内用双解散及嚏药解表出汗，皆轻剂之云耳。

所谓重剂者，镇缒之谓也。其药则朱砂、水银、沉香、水石、黄丹之伦，以其体重故也。久病咳嗽，涎潮于上，咽喉不利，形羸不可峻攻，以此缒之。故《内经》曰：重者，因而减之。贵其渐也。

所谓滑剂者，《周礼》曰：滑以养窍。大便燥结，小便淋涩，皆宜滑剂。燥结者，其麻仁、郁李之类乎。淋涩者，其葵子、滑石之类乎。前后不通者，前后两阴俱闭也，此名曰三焦约也。约，犹束也。先以滑剂润养其燥，然后攻之，则无失矣。

所谓涩剂者，寝汗不禁，涩以麻黄根、防己；滑泄不已，涩以豆蔻、枯白矾、木贼、乌鱼骨、罂粟壳。凡酸味亦同乎涩者，收敛之意也。喘嗽上奔，以蕭汁、乌梅煎。宁肺者，皆酸涩剂也。然此数种，当先论其本，以攻去其邪，不可执一以涩，便为万全也。

所谓燥剂者，积寒久冷，食已不饥，吐利腥秽，屈伸不便，上下所出水液，澄澈清冷，此为大寒之故，宜用干姜、良姜、附子、胡椒辈以燥之。非积寒之病，不可用也。若久服，则变血溢、血泄、大枯大涸、溲便癃闭、聋瞀痿弱之疾。设有久服而此疾不作者，慎勿执以为是。盖疾不作者或一二，误死者百千也。若病湿者，则白术、陈皮、木香、防己、苍术等，皆能除湿，亦燥之平剂也。若黄连、黄柏、栀子、大黄，其味皆苦。苦属火，皆能燥湿，此《内经》之本旨也。近世相违久矣。呜呼！岂独姜附之俦，方为燥剂乎？

所谓湿剂者，润湿之谓也。虽与滑相类，其间少有不同。《内经》曰：辛以润之。盖辛能走气，能化液故也。若夫硝性虽咸，本属真阴之水，诚濡枯之上药也。人有枯涸皴揭之病，非独金化为然。盖有火以乘之，非湿剂莫能愈也。

立诸时气解利禁忌式三

春之温病，夏之热病，秋之疟及痢，冬之寒气及咳嗽，皆四时不正之气也，总名之曰伤寒。人之劳役辛苦者，触冒此四时风、寒、暑、湿不正之气，遂成此疾。人之伤于寒也，热郁于内，浅则发，早为春温。若春不发，而重感于暑，则夏为热病。若夏不发，而重感于湿，则秋变为疟痢。若秋不发，而重感于寒，则冬为伤寒。故伤寒之气最深。然而伤寒及温热，但发必先发热恶寒，头项痛，腰脊强者，一日在太阳经故也。《内经》中虽言一日太阳者，传受常也。亦有太阳证至了不传者，止可汗之，如升麻汤、解肌汤、逼毒散、五积散之类，发散则愈也。盖病人热甚，更以辛温，则病必转加。今代刘河间先生自制辛凉之剂，以通圣散、益元散相合，各五七钱，水一中碗，入生姜十余片，葱须头二十余根，豆豉一撮，同煎至五七沸，去滓，分作二服，先以多半服之，顷以钗股于喉中探引，尽吐前药。因其一涌，腠理开发，汗出周身，复将余药温热而服之，仍以酸醋辛辣浆粥投之，可以立愈。

解利伤寒、湿温、热病，治法有二。天下少事之时，人多静逸，乐而不劳。诸静属阴，虽用温剂解表发汗，亦可获愈。及天下多故之时，荧惑失常，师旅数兴，饥馑相继，赋役既多，火化大扰，属阳，内火又侵，医者不达时变，犹用辛温，兹不近于人情也。止可用刘河间辛凉之剂，三日以里之证，十瘥八九。予用此药四十余年，解利伤寒、温热、中暑、伏热，莫知其数。非为炫也，将以证后人之误用药者也。

予尝见世医，用升麻、五积解利伤寒、瘟疫等病，往往发狂谵语、衄血泄血、喘满昏瞀、懊侬闷乱、劳复。此数证，非伤寒便有此状，皆由辛温之剂，解之不愈，而热增剧，以致然也。凡解利伤寒、时气、疫疾，当先推天地寒暑之理，以人参之。南陲之地多热，宜辛凉之剂解之；朔方之地多寒，宜辛温之剂解之。午未之月多暑，宜辛凉解之；子丑之月多冻，宜辛温解之。少壮气实之人，宜辛凉解之；老耆气衰之人，宜辛温解之。病人因冒寒食冷而得者，宜辛温解之；因役劳冒暑而得者，宜辛凉解之。病人禀性怒急者，可辛凉解之；病人禀性和缓者，可辛温解之。病人两手脉浮大者，可辛凉解之；两手脉迟缓者，可辛温解之。如是之病，不可一概而用。偏热、寒凉及与辛温，皆不知变通者。夫地有南北，时有寒暑，人有衰旺，脉有浮沉，剂有温凉，服有多少，不可差玄。病人禁忌，不可不知。

昔有人春月病温，三日之内，以驴车载百余里。比及下车，昏瞀不知人，数日而殂。又有人饮酒过伤，内外感邪，头痛身热，状如伤寒。三四日间，以马驮还家，六七十里，到家百骨节皆痛，昏愦而死。此余亲睹，若此之类，不容更述。假如温病、伤寒、热病、中暑、冒风、伤酒，慎勿车载马驮，摇撼顿挫大忌。夫动者，火之化；静者，水之化也。静为阴，动为阳；阳为热，阴为寒。病已内扰，又复外扰，是为至扰。奈人之神，讵能当之？故远行得疾者，宜舟泛床抬，无使外扰，故病不致增剧。

又若伤寒、时气、温病，尝六七日之间不大便，心下坚硬，腹胁紧满，止可大小承气汤下之。其肠胃积热，慎勿用巴豆、杏仁，性热大毒之药。虽用一二丸下之，利五七行，必反损阴气，涸枯津液，燥热转增，发黄谵语，狂走斑毒，血泄闷乱。轻者为劳复，重者或致死。间有愈者幸矣！不可以为法。故伤寒新愈之人，慎勿食猪、鱼、杂果、酽酒、湿面及沐浴、房室事。如犯，病必再发。爱其身者，不可不慎。

又如正二三月，人气在上，瘟疫大作，必先头痛，或骨节疼，与伤寒、时气、冒暑、风湿及中酒之人，其状皆相类。慎勿便用巴豆大毒之药治之。元光春，京师翰林应泰李屏山，得瘟疫证，头痛，身热，口干，小便赤涩。渠素嗜饮，医者便与酒癥丸，犯巴豆，利十余行。次日，头痛诸病仍存，医者不识，复以辛温之剂解之，加之卧于暖炕，强食葱醋汤，图获一汗。岂知种种客热，叠发并作，目黄斑生，潮热血泄，大喘大满，后虽有承气下之者，已无及矣！至今议者纷纷，终不知热药之过，往往独归罪于承气汤。用承气汤者，不知其病已危，犹复用药，学经不明故也，良可罪也。然议者不归罪于酒癥丸者，亦可责也。夫瘟证在表不可下，况巴豆之丸乎！巴豆不已，况复发以辛温之剂乎！必有仲尼，方明冶长之非罪，微生高之非直。终不肯以数年之功，苦读《内经》，但随众好恶，为之毁誉。若此者，皆妄议者也。不真知其理，遽加毁誉，君子之所不取。

以予论之，凡伤寒之气有六禁：初病之时，甚似中酒伤食者，禁大下之，一禁也；当汗之时，宜详时之寒暑，用衾衣之厚薄，禁沐浴之火炕、重被、热粥、燔针，二禁也；当汗之时，宜详解脉之迟数，用辛凉之剂，禁妄用热药，三禁也；当下之时，宜审详证下之药，禁巴豆银粉丸方，四禁也；远来之病人，禁车载马驮，五禁也；大汗之后，禁杂食、嗜欲、忧思、作劳，六禁也。故凡有此者，宜清房凉榻，使不受客热之邪；明窗皓室，使易见斑出黄生之变。病者喜食凉，则从其凉；喜食温，则从其温。清之而勿扰，休之而勿劳。可辛温则辛温解之，可辛凉则辛凉解。所察甚微，无拘彼此。欲水之人，慎勿禁水。但饮之后，频与按摩其腹，则心下自动。若按摩其中脘，久则必痛。病人获痛，复若有水结，则不敢按矣。止当禁而不禁者，轻则危，重则死；不当禁而禁者，亦然。今之士大夫，多为俗论先锢其心，虽有正论，不得而入矣。昔陆象先尝云：天下本无事，庸人扰之为烦耳。余亦云：正气本不乱，庸医扰之为剧耳！

目疾头风出血最急说八

《内经》曰：目得血而能视。此一句，圣人论人气血之常也。后世之医不达其旨，遂有惜血如金之说。自此说起，目疾头风诸证，不得而愈矣。何以言之？圣人虽言目得血而能视，然血亦有太过不及也。太过则目壅塞而发痛，不及则目耗竭而失睛。故年少之人多太过，年老之人多不及。但年少之人，则无不及，但年老之人，其间犹有太过者，不可不察也。

夫目之内眦，太阳经之所起，血多气少。目之锐眦，少阳经也，血少气多。目之上网，太阳经也，亦血多气少。目之下网，阳明经也，血气俱多。然阳明经起于目两旁，交鼻頞之中，与太阳、少阳俱会于目。惟足厥阴肝经，连于目系而已。故血太过者，太阳、阳明之实也；血不及者，厥阴之虚也。故血出者，宜太阳、阳明。盖此二经血多故也。少阳一经，不宜出血，血少故也。刺太阳、阳明出血，则目愈明；刺少阳出血，则目愈昏。要知无使太过不及，以血养目而已。此《内经》所谓目得血而能视者，此也。

凡血之为物，太多则溢，太少则枯。人热则血行疾而多，寒则血行迟而少，此常理也。至于目者，肝之外候也。肝主目，在五行属木。然木之为物，太茂则蔽密，太衰则枯瘁。蔽密则风不疏通，故多摧拉；枯瘁则液不浸润，故无荣华。又况人之有目，如天之有日月也。人目之有翳，如日月之有云雾也。凡云之兴，未有不因蒸腾而起者。虽隆冬之时犹且然耳，况于炎夏之时乎！

故目暴赤肿起，羞明隐涩，泪出不止，暴寒目瞒，皆工艺之所为也。夫目之五轮，乃五脏六腑之精华，宗脉之所聚。其气轮属肺金，肉轮属脾土，赤脉属心火，黑水神光属肾水，兼属肝木，此世俗皆知之矣。及有目疾，则又不知病之理，岂知目不因火则不病，何以言之？气轮变赤，火乘肺也；肉轮赤肿，火乘脾也；黑水神光被翳，火乘肝与肾也；赤脉贯目，火自甚也。能治火者，一句可了。故《内经》曰：热胜则肿。

治火之法，在药则咸寒，吐之下之。在针则神庭、上星、囟会、前顶、百会。血之翳者，可使立退；痛者，可使立已；昧者，可使立明；肿者，可使立消。惟小儿不可刺囟会，为肉分浅薄，恐伤其骨。然小儿水在上，火在下，故目明；老人火在上，水不足，故目昏。《内经》曰：血实者宜决之。又经曰：虚者补之，实者泻之。如雀目不能夜视及内障，暴怒大忧之所致也，皆肝主目。血少，禁出血，止宜补肝养肾。至于暴赤肿痛，皆宜以铦针刺前五穴出血而已。次调盐油以涂发根，甚者虽至于再、至于三可以也。量其病势平为期。少白可黑，落发可生，有此神验，不可轻传。人年四十、五十，不问男女，目暴赤肿，隐涩难开者，以三棱针刺前顶、百会穴，出血大妙。至如年少，发早白落，或白屑者，此血热而太过也。世俗止知：发者，血之余也，血衰故耳。岂知血热而寒，发反不茂。肝者，木也。火多水少，木反不荣。火至于顶，炎上之甚也，大热病汗后，劳病之后，皆发多脱落，岂有寒耶？故年衰火胜之人，最宜出血。但人情见出血，皆不悦矣！岂知出血者，乃所以养血也。凡兔、鸡、猪、狗、酒、醋、湿面、动风生冷等物，及忧忿劳力等事，如犯之则不愈矣！惟后顶、强间、脑户、风府四穴，不可轻用针灸，以避忌多故也。若有误，不幸令人喑，固宜慎之。其前五穴，非徒治目疾，至于头痛、腰脊强、外肾囊燥痒，出血皆愈。凡针此勿深，深则伤骨。唐甄权尤得出血之法。

世俗云：热汤沃眼十日明。此言谬之久矣！火方乘目，更以热汤沃之，两热相搏，是犹投贼以刃也。岂知凉水沃之，暂涩而久滑；热水沃之，暂滑而久涩。不然，曷以病目者忌沐浴？或曰：世俗皆言凉水沃眼，血脉不行。余闻大笑之。眼药中用黄连、硼砂、朴硝、龙脑、熊胆之属，皆使人血脉不行耶？何谬之甚也！又若头风之甚者，久则目昏。偏头风者，少阳相火也，久则目束小。大肠闭涩者，目必昏，何也？久病滑泄者，目皆明。惟小儿利久，反痔眼昏。盖极则反，与此稍异，其余皆宜出血而大下之。余尝病目赤，或肿或翳，作止无时，偶至亲息帅府间，病目百余日，羞明隐涩，肿痛不已。忽眼科姜仲安云：宜上星至百会，速以铍针刺四五十刺，攒竹穴、丝竹穴上兼眉际一十刺，及鼻两孔内，以草茎弹之出血。三处出血如泉，约二升许。来日愈大半，三日平复如故。余自叹曰：百日之苦，一朝而解，学医半世，尚阙此法，不学可乎？惟小儿疮疱入眼者，乃余热不散耳。止宜降心火，泻肝风，益肾水，则愈矣。若大人目暴病者，宜汗、下、吐。以其血在表，故宜汗；以其火在上，故宜吐；以其热在中，故宜下。出血之与发汗，名虽异而实同，故录《铜人》中五穴照用。

服药一差转成他病说十

《语》云：子之所慎，齐、战、疾。又曰：丘未达，不敢尝。此言服药不可不畏慎也。然世有百十年相袭之弊，至今不除者，敢略数一二，使后车改辙，不蹈前覆。夫伤寒、瘟疫、时气、中暑、风温、风疟，与中酒伤食者，其初相类，此最误人。或先一日头痛，曾伤酒便归过于酒，曾伤食便归过于食。初觉满闷，医者不察其脉，不言其始，径用备急丹、缠积丹、软金丸、酒癥丸。此药犯巴豆，或出油不尽，大热大毒，走泄五七行或十余行。其人必津液枯涸，肠胃转燥，发黄瘀热，目赤口干，恍惚潮热，昏愦惑狂，诸热交作，如此误死者，不可胜举。若其人或本因酒食致过，亦能头痛身热，战栗恶寒。医者不察其脉，不究其原，反作伤食发之，桂枝、麻黄、升麻之属，以汗解之。汗而不解，辗转疑惑，反生他证。如此误死者，可胜计哉？

又如久病咳嗽，形体羸瘦，食饮减少，且静夜剧。医者不察，便与乌梅、罂粟壳、紫菀、枯矾。如此峻攻，嗽疾未除，涩滞之病作矣。嗽加之涩，饮食弥减，医者不察，更以热剂养胃，温剂和脾，致令头面汗出，燥热潮发，形容瘦瘁，涎液上出，流如涌泉。若此死者，不可胜数。

又如妇人产余之疾，皆是败血恶物，发作寒热，脐腹撮痛，乳潼枯涸，食饮稍减。医者不察，便谓产后血出数斗，气血俱虚，便用温热之剂，养血补虚，止作寒治，举世皆然。岂知妇人之孕，如天地之孕物也。物以阴阳和合而后生，人亦以阴阳和合而后孕。偏阴偏阳，岂有孕乎？此与禾黍瓜果之属何异哉！若水旱不时，则华之与实俱痿落矣。此又与孕而不育者，复何异哉？七月立秋后十八日，寸草不结者，犹天寒故也。今妇人妊娠，终十月无难而生，反谓之寒，何不察其理之甚也。窃譬之冶砖者，炎火在下，以水沃其窑之巅，遂成砖矣。砖既出窑，窑顿寒耶！世俗竟传黑神散之属，治产后一十八证，非徒其不愈，则经脉涸闭，前后淋闭，呕吐嗽痰，凡百热证生矣！若此误死者，不可计之。曷若四物汤与凉膈散停对，大作汤剂而下之，利以数行，恶物俱尽，后服淡甘之剂自愈矣。

又如小儿腹满，喘嗽，痰涎不利，医者不察，便用白饼子之属。夫白饼子，巴豆大热有大毒，兼用腻粉，其后必生口疮、上喘咳嗽、呕吐、不嗜饮食之疾。然此治贫家小儿，犹或可效，膏粱之家，必生他病，又何疑哉！

又如泻利之疾，岁岁有之，医者不察，便用圣散子之属，干姜、赤石脂、乌梅、罂粟壳、官桂、石榴皮、龙骨、牡蛎之属，变生小便癃闭，甚者为胀，又甚者水肿之疾生矣！间有愈者，病有微者也，甚则必不愈矣！

又如人病停饮，或因夏月伤冷过多，皆为脾胃客气有余也。宜逐而去之。医者不可以为脾衰而补之，则痞者更痞，满者更满。复有巴豆丸下之者，病虽少解，必不嗜食，上燥之病生矣！

又如人因闪肭，膝、髁、肘、腕大痛，医者不察，便用铧针出血，如未愈者，再三刺血。出血既多，遂成跛躄。《内经》曰：足得血而能步。血尽安得步哉？若余治闪肭则不然，以禹功散，或通经二三钱下神祐丸，或除湿丹百余丸，峻泻一二十行，则痛出当痒发。痛属夏，痒属秋，出则夏衰矣！此五行胜复之理也。

故凡腰胯胁痛，杖疮落马，坠堕打扑，莫不同然。盖此痛得之于外，非其先元虚、元弱。古人云：痛随利减。宜峻泻一二十行毕。但忌热酒，可一药而愈。勿谓峻泻，轻侮此法。昔有齿痛，连月不止，以铁铃钮取之，血不止而死。又有人因上下齿痛，凡治痛者辄取，不数年，上下齿尽。至五十岁，生硬之物，皆不能食。夫上下齿痛，皆由手足阳明二经风热甚而痛矣。可用大小承气汤、藏用丸、祛风丸等药泻之，则痛当自止。《内经》曰：诸痛痒疮疡，皆属心火。启玄子云：百端之起，皆自心生。心者，火也。火生土之故也。出牙之误，不可不知。又如治水肿痛者，多用水银、轻粉、白丸子大毒之药下之，水肿未消而牙齿落，牙齿落而不进食，水尽而立毙。复有人于两足针之，水出如泉，水尽亦毙。

卷二　儒门事亲二

攻里发表寒热殊途笺十二

有一言而可以该医之旨者，其惟发表攻里乎！虽千枝万派，不过在表在里而已矣。欲攻其里者，宜以寒为主；欲发其表者，宜以热为主。虽千万世，不可易也。《内经》言之详矣。今人多错解其旨，故重为之笺。

发表不远热，攻里不远寒。此寒热二字，谓六气中司气之寒热。司气用寒时，用药者不可以寒药；司气用热时，用药者不可以热药，此常理也。惟攻里发表则反之。然而攻里发表，常分作两涂。若病在表者，虽畏日流金之时，不避司气之热，亦必以热药发其表；若病在里者，虽坚冰积雪之时，不避司气之寒，亦必以寒药攻其里。所谓发表者，出汗是也。所谓攻里者，涌泄是也。王太仆注云：汗泄下痢，皆以其不住于中也。夫不住其中，则其药一去不留，虽以寒药犯司气之寒，热药犯司气之热，亦无害也。若其药留而不出，适足以司气增邪，是谓不发不攻。寒热内贼，其病益甚，无病者必生病，有病者必甚。若司气用寒之时，病在表而不在里，反以寒药冰其里，不涌不泄，坚腹满、痛急、下痢之病生矣；若司气用热之时，病在里而不在表，反以热药燥其中，又非发汗，则身热、吐下、霍乱、痈疽、疮疡、瞀郁、注下、瞤瘈、肿胀、呕吐、鼽衄、头痛、骨节挛、肉痛、血泄、淋闭之病生矣。以此知非热不能解表，非寒不能攻里，是解表常宜热，攻里常宜寒。若反此法，是谓妄造。今之用药者，以荆黄汤解表，以姜桂药攻里，此与以水济水，以火济火何异哉？故非徒不效，轻者危，甚者死。

夫《本草》一书，不过酸、苦、甘、辛、咸、淡六味而已。圣人既以辛甘发散为阳，酸苦涌泄为阴，又以淡味渗泄为阳。是辛、甘、淡三味以解表，酸、苦、咸三味以攻里。发表与渗泄，非解表而何？涌泄非攻里而何？此二者，圣人之法尽矣，蔑以加矣。然则医之法果多乎哉？攻里以寒，解表以热而已矣。虽然，表病而里不病者，可专以热药发其表；里病而表不病者，可专以寒药攻其里；表里俱病者，虽可以热解表，亦可以寒攻。此仲景之大小柴胡汤，虽解表亦兼攻里，最为得体。今之用药者，只知用热药解表，不察里之已病，故前所言热证皆作矣。医者不知罪由己作，反谓伤寒变证，以诬病人，非一日也。

故刘河间自制通圣散加益元散，名为双解。千古之下，得仲景之旨者，刘河间一人而已。然今之议者，以为双解不可攻里，谤议纷纭，坐井小天，诚可憾也。岂知双解煎以葱须、豆豉，涌而汗之，一剂立雪所苦。纵不全瘥，亦可小瘥。向所谓热证，亦复不作。俟六经传毕，微下而已。今医者不知其济物无穷之功，乃妄作损胃无穷之谤。愤刘河间有能医之名，设坚白之论，以求世誉。孰肯剖璞一试，而追悔和氏之刖足哉！余之所以屡书此者，叹知音之难遇也。

近者，余之故人某官，不欲斥言其名。因病头项强，状类伤寒，服通圣散，虽不得其法，犹无害也。医者见其因通圣散也，立毁其非仲景之药也。渠不察其热已甚矣，复以辛热发之，汗出不解，发黄血泄，竟如前所言。后虽以承气下之不能已。又复下之，至绝汗出，其脉犹搏击。然余亲见其子，言之甚详。至今士大夫，皆不知辛热一发之过也，独归罪于通圣散。呜呼！甚矣，道之难明也。

顷余之旧契，读孟坚《汉书·艺文志》，载五苦六辛之说，而颜师古辈皆无注解。渠特以问余。余顾其《内经》诸书中，亦不见其文。既相别矣，乘蹇且十里外，飒然而悟，欲复回以告，予之旧契已归且远。乃令载之以示来者。夫五者，五脏也。脏者，里也。六者，六腑也。腑者，表也。病在里者，属阴分，宜以苦寒之药，涌之泄之；病在表者，属阳分，宜以辛温之剂，发之汗之。此五苦六辛之意也。颜师古不注，盖阙其疑也。乃知学不博而欲为医难矣。余又徐思五积六聚，其用药亦不外于是。夫五积在脏，有常形，属里，宜以苦寒之药，涌之泄之；六聚在腑，无常形，属表，宜以辛温之药，发之汗之。与前五苦六辛亦合。亦有表而可用柴胡之凉者，犹宜热而行之；里寒而可用姜附之热者，犹宜寒而行之。余恐来者不明《内经》发表攻里之旨，故并以孟坚五苦六辛之说，附于卷末。

汗下吐三法该尽治病诠十三

人身不过表里，气血不过虚实。表实者里必虚，里实者表必虚；经实者络必虚，络实者经必虚，病之常也。良工之治病者，先治其实，后治其虚，亦有不治其虚时。粗工之治病，或治其虚，或治其实，有时而幸中，有时而不中。谬工之治病，实实虚虚，其误人之迹常著，故可得而罪也。惟庸工之治病，纯补其虚，不敢治其实，举世皆曰平稳，误人而不见其迹。渠亦自不省其过，虽终老而不悔。且曰：吾用补药也，何罪焉？病人亦曰：彼以补药补我，彼何罪焉？虽死而亦不知觉。夫粗工之与谬工，非不误人，惟庸工误人最深，如鲧湮洪水，不知五行之道。夫补者，人所喜；攻者，人所恶。医者与其逆病人之心而不见用，不若顺病人之心而获利也，岂复计病者之死生乎？呜呼！世无真实，谁能别之？今余著此吐汗下三法之诠，所以该治病之法也，庶几来者有所凭借耳。

夫病之一物，非人身素有之也。或自外而入，或由内而生，皆邪气也。邪气加诸身，速攻之可也，速去之可也，揽而留之可乎？虽愚夫愚妇，皆知其不可也。及其闻攻则不悦，闻补则乐之。今之医者曰：当先固其元气，元气实，邪自去。世间如此妄人，何其多也！夫邪之中人，轻则传久而自尽，颇甚则传久而难已，更甚则暴死。若先论固其元气，以补剂补之，真气未胜而邪已交驰横骛而不可制矣。惟脉脱下虚、无邪无积之人，始可议补。其余有邪积之人而议补者，皆鲧湮洪水之徒也。今予论吐、汗、下三法，先论攻其邪，邪去而元气自复也。况予所论之法，识练日久，至精至熟，有得无失，所以敢为来者言也。

天之六气，风、暑、火、湿、燥、寒；地之六气，雾、露、雨、雹、冰、泥；人之六味，酸、苦、甘、辛、咸、淡。故天邪发病，多在乎上；地邪发病，多在乎下；人邪发病，多在乎中。此为发病之三也。处之者三，出之者亦三也。诸风寒之邪，结搏皮肤之间，藏于经络之内，留而不去，或发疼痛走注，麻痹不仁及四肢肿痒拘挛，可汗而出之。风痰宿食，在膈或上脘，可涌而出之。寒湿固冷，热客下焦，在下之病，可泄而出之。《内经》散论诸病，非一状也。流言治法，非一阶也。《至真要大论》等数篇，言运气所生诸病，各断以酸、苦、甘、辛、咸、淡，以总括之。其言补，时见一二。然其补，非今之所谓补也。文具于补论条下，如辛补肝，咸补心，甘补肾，酸补脾，苦补肺。若此之补，乃所以发腠理，致津液，通血气。至其统论诸药，则曰：辛、甘、淡三味为阳，酸、苦、咸三味为阴。辛、甘发散，淡渗泄，酸、苦、咸涌泄。发散者归于汗，涌者归于吐，泄者归于下。渗为解表归于汗，泄为利小溲归于下。殊不言补，乃知圣人止有三法，无第四法也。

然则圣人不言补乎？曰：盖汗、下、吐，以若草木治病者也。补者，以谷、肉、果、菜养口体者也。夫谷、肉、果、菜之属，犹君之德教也；汗、下、吐之属，犹君之刑罚也。故曰：德教，兴平之粱肉；刑罚，治乱之药石。若人无病，粱肉而已；及其有病，当先诛伐有过。病之去也，粱肉补之，如世已治矣，刑措而不用，岂可以药石为补哉？必欲去大病大瘵，非吐、汗、下末由也已。

然今之医者，不得尽汗、下、吐法，各立门墙，谁肯屈己之高而一问哉？且予之三法，能兼众法。用药之时，有按有踽，有揣有导，有减有增，有续有止。今之医者，不得予之法，皆仰面傲笑曰：吐者，瓜蒂而已矣；汗者，麻黄、升麻而已矣；下者，巴豆、牵牛、朴硝、大黄、甘遂、芫花而已矣。既不得其术，从而诬之。予固难与之苦辩，故作此诠。

所谓三法可以兼众法者，如引涎、漉涎、嚏气、追泪，凡上行者，皆吐法也。炙、蒸、熏、渫、洗、熨、烙、针刺、砭射、导引、按摩，凡解表者，皆汗法也。催生下乳、磨积逐水、破经泄气，凡下行者，皆下法也。以余之法，所以该众法也。然予亦未尝以此三法，遂弃众法，各相其病之所宜而用之。以十分率之，此三法居其八九，而众所当才一二也。或言《内经》多论针而少论药者，盖圣人欲明经络。岂知针之理，即所谓药之理。即今著吐、汗、下三篇，各条药之轻重寒温于下。仍于三法之外，别著原补一篇，使不预三法。恐后之医者泥于补，故置之三篇之末，使用药者知吐中有汗，下中有补，止有三法。《内经》曰：知其要者，一言而终。是之谓也。

凡在上者皆可吐式十四

夫吐者，人之所畏。且顺而下之，尚犹不乐，况逆而上之，不悦者多矣。然自胸以上，大满大实，病如胶粥，微丸微散，皆儿戏也。非吐，病安能出？仲景之言曰：大法春宜吐。盖春时阳气在上，人气与邪气亦在上，故宜吐也。涌吐之药，或丸或散，中病则止，不必尽剂，过则伤人。然则四时有急吐者，不必直待春时也。但仲景言其大法耳。今人不得此法，遂废而不行。试以名方所记者略数之。如仲景《伤寒论》中，以葱根白豆豉汤，以吐头痛；栀子厚朴汤，以吐懊憹；瓜蒂散，以吐伤寒六七日，因下后腹满无汗而喘者。如此三方，岂有杀人者乎？何今议予好涌者多也！又如孙氏《千金方》风论中散方，往往皆效。近代《本事方》中稀涎散，吐膈实中满、痰厥失音、牙关紧闭、如丧神守。《万全方》以郁金散吐头痛、眩运、头风、恶心、沐浴风。近代《普济方》以吐风散、追风散，吐口噤不开、不省人事；以皂角散吐涎潮。《总录》方中，以常山散吐疟。孙尚方以三圣散吐发狂，神验方吐舌不正。补亡篇以远志去心，春分前服之，预吐瘟疫。此皆前人所用之药也，皆有效者，何今之议予好涌者多也！

惟《养生必用方》言：如吐其涎，令人跛躄。《校正方》已引风门中碧霞丹为证，予不须辩也。但《内经》明言：高者越之。然《名医录》中，惟见太仓公、华元化、徐文伯能明律用之，自余无闻。乃知此法废之久矣。今予骤用于千载寂寥之后，宜其惊且骇也。惜乎黄帝、岐伯之书，伊挚、仲景之论，弃为闲物，纵有用者，指为山野无韵之人，岂不谬哉？予之用此吐法，非偶然也。曾见病之在上者，诸医尽其技而不效，余反思之，投以涌剂，少少用之，颇获征应。既久，乃广访多求，渐臻精妙，过则能止，少则能加。一吐之中，变态无穷，屡用屡验，以至不疑。

故凡可吐令条达者，非徒木郁然。凡在上者，皆宜吐之。且仲景之论，胸上诸实郁而痛不能愈，使人按之，及有涎唾，下痢十余行，其脉沉迟，寸口脉微滑者，此可吐之，吐之则止。仲景所谓胸上诸实，按之及有涎唾者，皆邪气在上也。《内经》曰：下痢脉迟而滑者，内实也；寸口脉微滑者，上实也。皆可吐之。王冰曰：上盛不已，吐而夺之。仲景曰：宿食在上脘，当吐之。又如宿饮酒积在上脘者，亦当吐之。在中脘者，当下而去之。仲景曰：病人手足厥冷，两手脉乍结，以客气在胸中，心下满而烦，欲食不能食者，知病在胸中，当吐之。余尝用吐方，皆是仲景方中瓜蒂散，吐伤寒头痛；用葱根白豆豉汤，以吐杂病头痛；或单瓜蒂，名独圣，加茶末少许，以吐痰饮食；加全蝎梢，以吐两胁肋刺痛、濯濯水声者。《内经》所谓湿在上，以苦吐之者，其是谓欤！

今人亦有窃予之法者，然终非口授，或中或否，或涌而不能出，或出而不能止。岂知上涌之法，名曰撩痰。"撩"之一字，自有擒纵卷舒。顷有一工，吐陈下一妇人，半月不止，涎至数斗，命悬须臾。仓皇失计，求予解之。予使煎麝香汤，下咽立止。或问：麝香何能止吐？予谓之曰：瓜苗闻麝香即死。吐者，瓜蒂也，所以立解。如藜芦吐者不止，以葱白汤解之；以石药吐者不止，以甘草、贯众解之；诸草木吐者，可以麝香解之。以《本草》考之，吐药之苦寒者，有豆豉、瓜蒂、茶末、栀子、黄连、苦参、大黄、黄芩；辛苦而寒者，有郁金、常山、藜芦；甘苦而寒者，有地黄汁；苦而温者，有木香、远志、厚朴；辛苦而温者，有薄荷、芫花；辛而温者，有谷精草、葱根须；辛而寒者，有轻粉；辛甘而温者，有乌头、附子尖；酸而寒者，有晋矾、绿矾、齑汁；酸而平者，有铜绿；甘酸而平者，有赤小豆；酸而温者，有饭浆；酸辛而寒者，有胆矾；酸而寒者，有青盐、白米饮；辛咸而温者，有皂角；甚咸而寒者，有沧盐；甘而寒者，有牙硝；甘而微温且寒者，有参芦头；甘辛而热者，有蝎梢。凡此三十六味，惟常山、胆矾、瓜蒂有小毒，藜芦、芫花、轻粉、乌附尖有大毒，外二十六味，皆吐药之无毒者。各对证擢而用之。此法宜先小服，不涌，积渐加之。

余之撩痰者，以钗股、鸡羽探引不出，以齑投之，投之不吐，再投之；且投且探，无不出者。吐至昏眩，慎勿惊疑。书曰：若药不瞑眩，厥疾弗瘳。如发头眩，可饮冰水立解。如无冰时，新汲水亦可。强者可一吐而安，弱者可作三次吐之，庶无损也。吐之次日，有顿快者，有转甚者，盖饮之而吐未平也。俟数日，当再涌之。如觉渴者，冰水、新水、瓜、梨、柿及凉物，皆不禁。惟禁贪食过饱、硬物、干脯难化之物。心火既降，中脘冲和，阴道必强，大禁房劳、大忧、悲思。病人既不自责，众议因而噪之，归罪于吐法，起谤其由此也。故性行刚暴、好怒喜淫之人，不可吐；左右多嘈杂之言，不可吐；病人颇读医书，实非深解者，不可吐；主病者不能辨邪正之说，不可吐；病人无正性，妄言妄从，反覆不定者，不可吐；病势巇危，老弱气衰者，不可吐；自吐不止，亡阳血虚者，不可吐；诸吐血、呕血、咯血、衄血、嗽血、崩血、失血者，皆不可吐。吐则转生他病，浸成不救，反起谤端。虽恳切求，慎勿强从。恐有一失，愈令后世不信此法，以小不善，累大善也。必标本相得，彼此相信，真知此理，不听浮言，审明某经某络，某脏某腑，某气某血，某邪某病，决可吐者，然后吐之，是予之所望于后之君子也。庶几不使此道湮微，以新传新耳！

凡在表者皆可汗式十五

风、寒、暑、湿之气，入于皮肤之间而未深，欲速去之，莫如发汗。圣人之刺热五十九刺，为无药而设也，皆所以开玄府而逐邪气，与汗同。然不若以药发之，使一毛一窍，无不启发之为速也。然发汗亦有数种。世俗止知惟温热者为汗药，岂知寒凉亦能汗也，亦有熏渍而为汗者，亦有导引而为汗者。如桂枝汤、桂枝麻黄各半汤、五积散、败毒散，皆发汗甚热之药也；如升麻汤、葛根汤、解肌汤、逼毒散，皆辛温之药也；如大柴胡汤、小柴胡汤、柴胡饮子，苦寒之药也；如通圣散、双解散、当归散子，皆辛凉之药也。故外热内寒宜辛温，外寒内热宜辛凉。平准所谓导引而汗者，华元化之虎、鹿、熊、猴、鸟五禽之戏，使汗出如傅粉，百疾皆愈。所谓熏渍而汗者，如张苗治陈廪丘，烧地布桃叶蒸之，大汗立愈。又如许胤宗治许太后感风不能言，作防风汤数斛，置于床下，气如烟雾，如其言，遂愈能言。此皆前人用之有验者。

以《本草》校之，荆芥、香白芷、陈皮、半夏、细辛、苍术，其辛而温者乎；蜀椒、胡椒、茱萸、大蒜，其辛而大热者乎；生姜，其辛而微温者乎；天麻、葱白，其辛而平者乎；青皮、薄荷，其辛苦而温者乎；防己、秦艽，其辛而且苦者乎；麻黄、人参、大枣，其甘而温者乎；葛根、赤茯苓，其甘而平者乎；桑白皮，其甘而寒者乎；防风、当归，其甘辛而温者乎；附子，其甘辛而大热者乎；官桂、桂枝，其甘辛而大热者乎；厚朴，其苦而温者乎；桔梗，其苦而微温者乎；黄芩、知母、枳实、地骨皮，其苦而寒者乎；前胡、柴胡，其苦而微寒者乎；羌活，其苦辛而微温者乎；升麻，其苦甘且平者乎；芍药，其酸而微寒者乎；浮萍，其辛酸而寒者乎。凡此四十味，皆发散之属也。

惟不善择者，当寒而反热，当热而反寒，此病之所以变也。仲景曰：大法春夏宜汗。春夏阳气在外，人气亦在外，邪气亦在外，故宜发汗。然仲景举其略耳。设若秋冬得春夏之病，当不发汗乎？但春夏易汗而秋冬难耳。凡发汗欲周身漐漐然，不欲如水淋漓，欲令手足俱周遍汗出一二时为佳。若汗暴出，邪气多不出，则当重发汗，则使人亡阳。凡发汗中病则止，不必尽剂。要在剂当，不欲过也。此虽仲景调理伤寒之法，至于杂病，复何异哉？且如伤寒，麻黄汤之类，为表实而设也；桂枝汤之类，为表虚而设也；承气汤为阴虚而设也；四逆汤为阳虚而设也。表里俱实者，所谓阳盛阴虚，下之则愈；表里俱虚者，所谓阴盛阳虚，汗之则愈也。所谓阳为表而阴为里也。如表虚亡阳，发汗则死。发汗之法，辨阴阳，别表里，定虚实，然后汗之，随治随应。

设若飧泄不止，日夜无度，完谷下出，发汗可也。《内经》曰：春伤于风，夏生飧泄。此以风为根，风非汗不出。昔有人病此者，腹中雷鸣泄注，水谷不分，小便涩滞，皆曰脾胃虚寒故耳。豆蔻、乌梅、罂粟壳、干姜、附子，曾无一效；中脘脐下，灸已数十，燥热转甚，小溲涸竭，瘦削无力，饮食减少。命予视之，余以谓《应象论》曰：热气在下，水谷不分，化生飧泄；寒气在上，则生䐜胀。而气不散，何也？阴静而阳动故也。诊其两手脉息，俱浮大而长，身表微热。用桂枝麻黄汤，以姜枣煎，大剂，连进三服，汗出终日，至旦而愈。次以胃风汤，和平脏腑，调养阴阳，食进病愈。

又贫家一男子，年二十余，病破伤风，搐，牙关紧急，角弓反张。弃之空室，无人问者，时时呻呼。余怜其苦，以风药投之。口噤不能下，乃从两鼻窍中灌入咽喉，约一中碗，死中求生。其药皆大黄、甘遂、牵牛、硝石之类。良久，上涌下泄，吐且三四升，下一二十行，风搐立止，肢体柔和，且已自能起。口虽开，尚未能言。予又以桂枝麻黄汤三两，作一服，使啜之，汗出周匝如洗，不三日而痊。

又如小儿之病，惊风搐搦，涎潮热郁，举世皆用大惊丸、抱龙丸、镇心丸等药。间有不愈者，余潜用瓜蒂、赤小豆等分，共为细末，以猪胆汁浸，蒸饼为丸，衣以螺青或丹砂，以浆水、乳汁送之。良久，风涎涌出一两杓，三五日一涌，涌三五次。渐以通圣散稍热服之，汗漐漐然，病日已矣。

顷又治一狂人，阴不胜其阳，则脉流薄厥，阳并乃狂。《难经》曰：重阳者狂，重阴者癫。阳为腑，阴为脏，非阳热而阴寒也。热并于阳则狂，狂则生寒；并于阴则癫，癫则死。《内经》曰：足阳明有实则狂，故登高而歌，弃衣而走，无所不为，是热之极也。以调胃承气，大作汤，下数十行。三五日，复上涌一二升，三五日又复下之。凡五六十日，下百余行，吐亦七八度，如吐时，暖室置火，以助其热，而汗少解，数汗方平。

又治一酒病人，头痛、身热、恶寒，状类伤寒，诊其脉，两手俱洪大，三两日不圊。余以防风通圣散约一两，用水一中碗，生姜二十余片，葱须根二十茎，豆豉一大撮，同煎三五沸，去滓，稍热，分作二服，先服一服多半。须臾，以钗股探引咽中，吐出宿酒，酒之香味尚然，约一两杓，头上汗出如洗。次服少半，立愈。《内经》曰：火郁发之。发为汗之，令其疏散也。

又尝治一税官，病风寒湿痹，腰脚沉重，浮肿，夜则痛甚。两足恶寒，经五六月间，犹绵胫靴足。腰膝皮肤，少有跣露，则冷风袭之，流入经络，其痛转剧。走注上下，往来无定。其痛极处，便挛急而肿起，肉色不变，腠理间如虫行。每遇风冷，病必转增。饮食转减，肢体瘦乏，须人扶掖，犹能行立。所服者，乌、附、姜、桂，种种燥热；燔针著灸，莫知其数，前后三年，不获一愈。一日，命予脉之，其两手皆沉滑有力。先以导水丸、通经散各一服，是夜泻三十余行，痛减半。遂渐服赤茯苓汤、川芎汤、防风汤。此三方在《宣明论》中，治痹方是也。日三服，煎七八钱，漐漐然汗出。余又作玲珑灶法熏蒸，血热病必增剧。诸汗法古方亦多有之，惟以此发汗者，世罕知之。故予尝曰：吐法兼汗，良以此夫！

凡在下者皆可下式十六

下之攻病，人亦所恶闻也。然积聚陈莝于中，留结寒热于内，留之则是耶？逐之则是耶？《内经》一书，惟以气血通流为贵。世俗庸工，惟以闭塞为贵。又止知下之为泻，又岂知《内经》之所谓下者，乃所谓补也。陈莝去而肠胃洁，癥瘕尽而荣卫昌。不补之中，有真补者存焉。然俗不信下之为补者，盖庸工妄投下药，当寒反热，当热反寒，未见微功，转成大害，使聪明之士，亦复不信者此也。

所以谓寒药下者，调胃承气汤泄热之上药也；大、小、桃仁承气，次也；陷胸汤，又其次也；大柴胡又其次也。以凉药下者，八正散泄热兼利小溲；洗心散抽热兼治头目；黄连解毒散，治内外上下蓄热而不泄者；四物汤凉血而行经者也；神芎丸解上下蓄热而泄者也。以温药而下者，无忧散下诸积之上药也；十枣汤下诸水之上药也。以热药下者，煮黄丸、缠金丸之类也。急则用汤，缓则用丸，或以汤送丸，量病之微甚，中病即止，不必尽剂，过而生愆。

仲景曰：大法秋宜泻。谓秋则阳气在下，人气与邪气亦在下，故宜下。此仲景言其大概耳。设若春夏有可下之疾，当不下乎？此世之庸工局蹐迁延，误人大病者也。皆曰：夏月岂敢用过药泻脱胃气？呜呼！何不达造化之甚也？《内经》称：土火之郁，发四时之气，以五月先取化源，泻土补水。又曰：土郁则夺之。王太仆注曰：夺，谓下之，令无壅碍也。然则于五月先防土壅之发，令人下夺，《素问》之言非欤？然随证不必下夺，在良工消息之也。予所以言此者，矫世俗，期不误大病、暴病者耳。故土郁之为夺，虽大承气汤亦无害也。试举大承气之药论：大黄苦寒，通九窍，利大小便，除五脏六腑积热；芒硝咸寒，破痰散热润肠胃；枳实苦寒为佐使，散滞气，消痞满，除腹胀；厚朴辛温，和脾胃，宽中通气。此四味虽为下药，有泄有补，卓然有奇功。刘河间又加甘草以为三一承气，以甘和其中，最得仲景之秘也。余尝以大承气改作调中汤，加以姜、枣煎之。俗见姜枣，以为补脾胃而喜服，不知其中有大黄、芒硝也。恶寒喜暖取补，故自古及今，天下皆然。此《内经》之法抑屈而不伸也。此药治中满痞气不大便者，下五七行，殊不困乏，次日必神清气快，膈空食进。《内经》曰：脾为之使，胃为之市。人之食饮酸咸甘苦百种之味，杂凑于此，壅而不行，荡其旧而新之，亦脾胃之所望也。况中州之人，食杂而不劳者乎！中州土也，兼载四象，木金水火，皆聚此中。故脾胃之病，奈何中州之医，不善扫除仓廪，使陈莝积而不能去。犹曰：我善补。大罪也。此药有奇功，皆谓服之便成伤败，乃好丹而非素者也。

或言：男子不可久泻，妇人不可久吐。何妄论之甚也！可吐则吐，可下则下，岂问男女乎？大人小儿，一切所伤之物在胃脘，如两手脉迟而滑者，内实也，宜下之。何以别乎？盖伤宿食者恶食，伤风者恶风，伤寒者恶寒，伤酒者恶酒，至易辨也。故凡宿食在胃脘，皆可下之，则三部脉平，若心下按之而硬满者，犹宜再下之。如伤寒大汗之后，重复劳发而为病者，盖下之后热气不尽故也，当再下之。若杂病腹中满痛不止者，此为内实也。《金匮要略》曰：痛而腹满，按之不痛为虚，痛者为实。《难经》曰：痛者为实。腹中满痛，里壅为实，故可下之。不计杂病、伤寒，皆宜急下之。宜大承气汤，或导水丸，或泄水丸等药，过十余行。如痛不已，亦可再服，痛已则止。至如伤寒大汗之后，发热，脉沉实，及寒热往来，时时有涎嗽者，宜大柴胡汤加当归煎服之，下三五行，立愈。产后慎不可作诸虚不足治之，必变作骨蒸寒热，饮食不入，肌肤瘦削，经水不行。经曰：寒则衰饮食，热则消肌肉。人病瘦削，皆粗工以药消烁之故也。呜呼！人之死者，岂为命乎？《难经》曰：实实虚虚。损不足而益有余，如此死者，医杀之耳！至如目黄、九疸、食劳，皆属脾土，可下之，宜茵陈蒿汤。或用导水丸、禹功散，泻十余行，次以五苓散、桂苓甘露散、白术丸等药，服之则愈矣。或腰脚胯痛，可用甘遂粉二三钱，以獖猪腰子薄批七八片，掺药在内，以湿纸包数重，文武火烧熟，至临卧细嚼，以温酒或米饮汤调下。至平明见一二十行，勿讶，意欲止泻，则饮水或新水顿服之，泻立止。次服通经和气定痛乌金丸、蹁马丹之类则愈矣。《内经》有不因气动而病生于外者，太仆以为瘴气贼魅虫毒、蛊尸鬼击、冲薄坠堕、风寒暑湿、斫射剥割撞扑之类。至如诸落马堕井、打扑闪肭损折、汤沃火烧、车碾犬伤、肿发焮痛、日夜号泣不止者，予寻常谈笑之间，立获大效。可峻泻三四十行，痛止肿消，乃以通经散下导水丸等药。如泻水少，则可再加汤剂泻之，后服和血消肿散毒之药，病去如扫。此法得之睢阳高大明、侯德和，使外伤者，不致癃残跛躄之患。余非敢掩人之善，意在救人耳！

曾有邻人，杖疮发作肿痛，焮及上下，语言错乱，时时呕吐，数日不食，皆曰不救。余以通经散三四钱下神祐丸百余丸，相并而下，间有呕出者，大半已下膈矣！良久，大泻数行，秽不可近，脓血、涎沫、瘀毒约一二斗，其病人困睡不省一日一夜。邻问予，予曰：喘息匀停，肿消痛减，故得睡也。来旦语清食进，不数日痊。救杖疮欲死者，四十年间二三百，余追思举世杖疮死者，皆枉死也。自后，凡见冤人被责者，急以导水丸、禹功散，大作剂料，泻惊涎一两盆，更无发肿痛焮之难。如导水丸、禹功散泄泻不动，更加之通经散、神祐丸泻之。泻讫，须忌热物，止可吃新汲水一二顿，泻止立愈。至如沉积多年羸劣者，不可便服陡攻之药，可服缠积丹、三棱丸之类。《内经》曰：重者，因而减之。若人年老衰弱，有虚中积聚者，止可五日一服万病无忧散。故凡积年之患，岂可一药而愈，即可减而去之。

以《本草》考之：下之寒者，有戎盐之咸，犀角之酸咸，沧盐、泽泻之甘咸，枳实之苦酸，腻粉之辛，泽漆之苦辛，杏仁之苦甘；下之微寒者，有猪胆之苦，下之大寒者，有牙硝之甘，大黄、瓜蒂、牵牛、苦瓠子、蓝汁、牛胆、羊蹄苗根之苦，大戟、甘遂之苦甘，朴硝、芒硝之苦辛；下之温者，有槟榔之辛，芫花之苦辛，石蜜之甘，皂角之辛咸；下之热者，有巴豆之辛；下之辛凉者，有猪羊血之咸；下之平者，有郁李仁之酸，桃花萼之苦。上三十味，惟牵牛、大戟、芫花、皂角、羊蹄根、苦瓠子、瓜蒂有小毒，巴豆、甘遂、腻粉、杏仁之有大毒，余皆无毒。

设若疫气，冒风中酒，小儿疮疹，及产后潮热，中满败血，勿用银粉、杏仁大毒之药，下之必死，不死即危。且如槟榔、犀角、皂角皆温平，可以杀虫透关节，除肠中风火燥结；大黄、芒硝、朴硝等咸寒，可以治伤寒热病，时气瘟毒，发斑泻血，燥热发狂，大作汤剂，以荡涤积热；泽泻、羊蹄苗根、牛胆、蓝叶汁、苦瓠子亦苦寒，可以治水肿遍身，腹大如鼓，大小便不利，及目黄、湿毒、九疸、食痨、疳虫、食土生米等物，分利水湿，通利大小便，荡涤肠胃间宿谷相搏。又若备急丸，以巴豆、干姜、大黄三味，蜜和丸之，亦是下药。然止可施于辛苦劳力，贫食粗辣之辈，或心腹胀满、胁肋刺痛、暴痛不住，服五七丸或十丸，泻五七行以救急。若施之富贵城郭之人则非矣！此药用砒石治疟相类，止可施之于贫食之人。若备急丸，治伤寒风温，中酒冒风，及小儿疮疹，产后满闷，用之下膈，不死则危。及夫城郭之人，富贵之家，用此下药，亦不死则危矣！奈何庸人畏大黄而不畏巴豆，粗工喜巴豆而不喜大黄？盖庸人以巴豆性热而不畏，以大黄性寒而畏，粗工以巴豆剂小而喜，以大黄剂大而不喜，皆不知理而至是也。岂知诸毒中，惟巴豆为甚。去油匮之蜡，犹能下后使人津液涸竭，留毒不去，胸热口燥，他病转生，故下药以巴豆为禁。

余尝用前十余药，如身之使臂，臂之使手。然诸洞泄寒中者，不可下，俗谓休息痢也。伤寒脉浮者，不可下。表里俱虚者，不宜下。《内经》中五痞心证，不宜下。厥而唇青，手足冷，内热深者，宜下。寒者，不宜下，以脉别之。小儿内泻，转生慢惊及两目直视，鱼口出气者，亦不宜下。若十二经败甚，亦不宜下，止宜调养，温以和之，如下则必误人病耳！若其余大积大聚，大病大秘，大涸大坚，下药乃补药也。余尝曰：泻法兼补法，良以此夫。

推原补法利害非轻说十七

原补一篇，不当作，由近论补者，与《内经》相违，不得不作耳。夫养生当论食补，治病当论药攻。然听者皆逆耳，以予言为怪。盖议者尝知补之为利，而不知补之为害也。论补者盖有六法：平补，峻补，温补，寒补，筋力之补，房室之补。以人参、黄芪之类为平补；以附子、硫黄之类为峻补；以豆蔻、官桂之类为温补；以天门冬、五加皮之类为寒补；以巴戟、苁蓉之类为筋力之补；以石燕、海马、起石、丹砂之类为房室之补。此六者，近代之所谓补者也。若施之治病，非徒功效疏阔，至其害不可胜言者。

《难经》言东方实，西方虚，泻南方，补北方。此言肝木实而肺金虚，泻心火，补肾水也。以此论之，前所谓六补者，了不相涉。试举补之所以为害者，如疟，本夏伤于暑，议者以为脾寒而补之，温补之则危，峻补之则死。伤寒热病下之后，若以温辛之药补之，热当复作，甚则不救。泻血，血止之后，若温补之，血复热，小溲不利，或变水肿。霍乱吐泻，本风湿暍合而为之，温补之则危，峻补之则死。小儿疮疱之后，有温补之，必发痈肿焮痛。妇人大产之后，心火未降，肾水未升，如黑神散补之，轻则危，甚则死；老人目暗耳聩，肾水衰而心火盛也，若峻补之，则肾水弥涸，心火弥盛。老人肾虚，腰脊痛，肾恶燥，腰者肾之府也，峻补之则肾愈虚矣。老人肾虚无力，夜多小溲，肾主足，肾水虚而火不下，故足痿；心火上乘肺而不入脬囊，故夜多小溲。若峻补之，则火益上行，脬囊亦寒矣！老人喘嗽，火乘肺也，若温补之则甚，峻补之则危。停饮之人不可补，补则痞闷转增。脚重之人不可补，补则胫膝转重。

男子二十上下而精不足，女人二十上下而血不流，皆二阳之病也。时人不识，便作积冷极愆治之，以温平补之。夫积温尚成热，而况燔针于脐下，火灸手足腕骨。《内经》本无劳证，由此变而为劳。烦渴，咳嗽涎痰，肌瘦，寒热往来，寝汗不止，日高则颜赤，皆以为传尸劳，不知本无此病，医者妄治而成之耳！夫二阳者，阳明也，胃之经也。心受之则血不流，脾受之则味不化。故男子少精，女子不月，皆由使内太过。故隐蔽委屈之事，各不能为也。惟深知涌泻之法者能治之。又如春三月，风伤于荣，荣为血，故阴受之。温伤于卫，卫为气，故阳受之。初发之后，多与伤寒相似。头痛身热，口干潮热，数日不大便，仲景所谓阴阳俱浮，自汗出，身重多眠睡，目不欲开者是也。若以寒药下之，则伤脏气；若以温药补之，则火助风温，发黄发斑，温毒热增剧矣！风温外甚，则直视，潮热谵语，寻衣撮空，惊惕而死者，温补之罪也。《内经》

虽言形不足者，温之以气；精不足者，补之以味。气属阳，天食人以五气；血属阴，地食人以五味者，戒乎偏胜，非便以温为热也。又若经云：损者补之，劳者温之。此温乃温存之温也，岂以温为热哉？又如虚则补其母，实则泻其子者，此欲权衡之得其平也。又乌在燔针壮火，炼石烧砒，硫、姜、乌、附，然后为补哉？所谓补上欲其缓，补下欲其急者，亦焉在此等而为急哉？自有酸、苦、甘、辛、咸、淡、寒、凉、温、热、平，更相君、臣、佐、使耳。所谓平补者，使阴阳两停，是谓平补。奈时人往往恶寒喜温，甘受酷烈之毒，虽死而不悔也，可胜叹哉？

余用补法则不然。取其气之偏胜者，其不胜者自平矣。医之道，损有余，乃所以补其不足也。余尝曰：吐中自有汗，下中自有补，岂不信然！余尝用补法，必观病人之可补者，然后补之。

昔维阳府判赵显之，病虚羸，泄泻褐色，乃洞泄寒中证也。每闻大黄气味即注泄。余诊之，两手脉沉而软，令灸水分穴一百余壮，次服桂苓甘露散、胃风汤、白术丸等药，不数月而愈。

又息城酒监赵进道，病腰痛，岁余不愈。诊其两手脉，沉实有力，以通经散下五七行，次以杜仲去粗皮，细切，炒断丝，为细末，每服三钱，猪腰子一枚，薄批五七片，先以椒盐腌，去腥水，掺药在内，裹以荷叶，外以湿纸数重封，以文武火烧熟，临卧细嚼，以温酒送下。每旦以无比山药丸一服，数日而愈。又相台监酒岳成之，病虚滑泄，日夜不止，肠鸣而口疮，俗呼为心劳口疮，三年不愈。予以长流水，同姜枣煎五苓散五七钱，空心使服之，以治其下；以宣黄连与白茯苓去皮，二味各等分为末，以白面糊为丸，食后温水下三五十丸，以治其上，百日而愈。

又汝南节度副使完颜君宝，病脏毒，下虾血，发渴，寒热往来，延及六载，日渐瘦弱无力，面黄如染。余诊其两手脉沉而身凉。《内经》寒以为荣气在，故生，可治。先以七宣丸下五七行，次以黄连解毒汤加当归、赤芍药，与地榆散同煎服之，一月而愈。

若此数证，余虽用补，未尝不以攻药居其先，何也？盖邪未去而不可言补，补之则适足资寇。故病蠲之后，莫若以五谷养之，五果助之，五畜益之，五菜充之，相五脏所宜，毋使偏倾可也。凡药皆毒也，非止大毒、小毒谓之毒，虽甘草、苦参，不可不谓之毒，久服必有偏胜。气增而久，夭之由也。是以君子贵流不贵滞，贵平不贵强。卢氏云：强中生百病，其知言哉！人惟恃强，房劳之病作矣，何贵于补哉？以太宗、宪宗高明之资，犹陷于流俗之蔽，为方士燥药所误；以韩昌黎、元微之犹死于小溲不通、水肿。有服丹置数妾，而死于暴脱；有服草乌头如圣丸，而死于须疮；有服乳石、硫黄，小溲不通；有习气求嗣，而死于精血；有嗜酒，而死于发狂见鬼；有好茶而为癖。乃知诸药皆不可久服，但可攻邪，邪去则已。近年运使张伯英病宿伤，服硫黄、姜、附数月，一日丧明。监察陈威卿病嗽，服钟乳粉数年，呕血而殒。呜呼！后之谈补者，尚监兹哉！

卷六 十形三疗

风形

因惊风搐一

新寨马叟，年五十九。因秋欠税，官杖六十，得惊气，成风搐已三年矣。病大发则手足颤掉，不能持物，食则令人代哺，口目张睒，唇舌嚼烂，抖擞之状，如线引傀儡。每发，市人皆聚观。夜卧发热，衣被尽去，遍身燥痒，中热而反外寒。久欲自尽，手不能绳，倾产求医，至破其家，而病益坚。叟之子，邑中旧小吏也，以父母病讯戴人。戴人曰：此病甚易治。若隆暑时，不过一涌，再涌，夺则愈矣。今已秋寒可三之，如未，更刺腧穴必愈。先以通圣散汗之，继服涌剂，则痰一二升，至晚又下五七行，其疾小愈。待五日，再一涌，出痰三四升，如鸡黄，成块状，如汤热。叟以手颤不能自探，妻与代探，咽嗌肿伤，昏愦如醉，约一二时许稍稍省。又下数行，立觉足轻颤减，热亦不作，足亦能步，手能巾栉，自持匙箸。未至三涌，病去如濯。病后但觉极寒。戴人曰：当以食补之，久则自退。盖大疾之去，卫气未复，故宜以散风导气之药，切不可以热剂温之，恐反成他病也。

风搐反张二

吕君玉之妻，年三十余，病风搐目眩，角弓反张，数日不食。诸医皆作惊风、暗风、风痫治之，以天南星、雄黄、天麻、乌、附用之，殊无少效。戴人曰：诸风掉眩，皆属肝木。曲直动摇，风之用也。阳主动，阴主静。由火盛制金，金衰不能平木，肝木茂而自病。先涌风痰二三升，次以寒剂下十余行，又以钺针刺百会穴，出血二杯愈。

飧泄三

赵明之，米谷不消，腹作雷鸣，自五月至六月不愈。诸医以为脾受大寒，故并与圣散子、豆蔻丸，虽止一二日，药力尽而复作。诸医不知药之非，反责明之不忌口。戴人至而笑曰：春伤于风，夏必飧泄。飧泄者，米谷不化，而直过下出也。又曰：米谷不化，热气在下，久风入中。中者，脾胃也。风属甲乙，脾胃属戊己，甲乙能克戊己，肠中有风故鸣。经曰：岁木太过，风气流行，脾土受邪，民病飧泄。诊其两手脉皆浮数，为病在表也，可汗之。直断曰：风随汗出。以火二盆，暗置床之下，不令病人见火，恐增其热。给之入室，使服涌剂，以麻黄投之，乃闭其户，从外锁之，汗出如洗。待一时许开户，减火一半，须臾汗止，泄亦止。

因风鼻塞四

常仲明，常于炎暑时风快处，披露肌肤以求爽，为风所贼，三日鼻窒，虽坐于暖处少通，终不大解。戴人使服通圣散，入生姜、葱根、豆豉，同煎三两服，大发汗，鼻立通矣。

风痰五

常仲明之子，自四岁得风痰疾，至十五岁转甚，每月发一两次。发必头痛，痛则击数百拳，出黄绿涎一两盏方已。比年发益频，目见黑花，发作昏不知人，三四日方省。诸医皆用南星、半夏化痰之药，终无一效。偶遇戴人于濦水之南乡。戴人以双解散发汗，次以苦剂吐痰，病去八九，续以分剂平调，自春至秋，如此数次，方获全瘥。

火形

狂二十七

一叟年六十，值徭役烦扰，而暴发狂。口鼻觉如虫行，两手爬搔，数年不已。戴人诊其两手脉，皆洪大如絙绳。断之曰：口为飞门，胃为贲门。曰：口者，胃之上源也，鼻者，足阳明经起于鼻交頞之中，旁纳太阳，下循鼻柱，交人中，环唇下，交承浆，故其病如是。夫徭役烦扰，便属火化。火乘阳明经，故发狂。故经言：阳明之病，登高而歌，弃衣而走，骂言不避亲疏。又况肝主谋，胆主决。徭役迫遽，则财不能支，则肝屡谋而胆屡不能决。屈无所伸，怒无所泄，心火磐礴，遂乘阳明经。然胃本属土，而肝属木，胆属相火，火随木气而入胃，故暴发狂。乃命置燠室中，涌而汗出，如此三次，《内经》曰：木郁则达之，火郁则发之。良谓此也。又以调胃承气汤半斤，用水五升，煎半沸，分作三服，大下二十行，血水与瘀血相杂而下数升，取之乃康。以通圣散调其后矣。

痰厥二十八

一夫病痰厥不知人，牙关紧急，诸药不能下，候死而已。戴人见之，问侍病者：口中曾有涎否？曰：有。戴人先以防风、藜芦煎汤，调瓜蒂末灌之。口中不能下，乃取长蛤甲磨去刃，以纸裹其尖，灌于右鼻窍中，咽然下咽有声。后灌其左窍亦然。戴人曰：可治矣。良久涎不出。遂以砒石一钱，又投之鼻中。忽偃然仰面，似觉有痛，斯须吐哕，吐胶涎数升，颇腥。砒石寻常勿用，以其病大，非如此莫能动。然无瓜蒂，亦不可便用，宜消息之。大凡中风涎塞，往往止断为风，专求风药，灵宝、至宝，误人多矣。刘河间治风，舍风不论，先论二火，故令将此法实于火形中。

热形

沙石淋三十六

酒监房善良之子，年十三，病沙石淋，已九年矣。初因疮疹余毒不出，作便血。或告之，令服太白散。稍止后，又因积热未退，变成淋闭。每发则见鬼神，号则惊邻。适戴人客邓墙寺，以此病请。戴人曰：诸医作肾与小肠病者，非也。《灵枢》言：足厥阴肝之经，病遗溺闭癃。闭谓小溲不行，癃为淋沥也。此乙木之病，非小肠与肾也。木为所抑，火来乘之，故热在脬中。下焦为之约，结成沙石，如汤瓶煎炼日久，熬成汤碱。今夫羊豕之脬，吹气令满，常不能透，岂真有沙石而能漏者邪？以此知前人所说，服五石丸散而致者，恐未尽然。《内经》曰：木郁则达之。先以瓜蒂散越之，次以八正散，加汤碱等分顿啜之，其沙石自化而下。

又屈村张氏小儿，年十四岁，病约一年半矣。得之麦秋，发则小肠大痛，至握其峻，跳跃旋转，号呼不已，小溲数日不能下，下则成沙石。大便秘涩，肛门脱出一二寸。诸医莫能治。闻戴人在朱葛寺避暑，乃负其子而哀请戴人。戴人曰：今日治，今日效，时日在辰巳间矣。以调胃承气仅一两，加牵牛头末三钱，汲河水煎之，令作三五度咽之。又服苦末丸，如芥子许六十粒。日加晡，上涌下泄，一时齐出，有脓有血。涌泻既觉定，令饮新汲水一大盏，小溲已利一二次矣。是夜，凡饮新水二三十遍，病去九分，止哭一次。明日困卧如醉，自晨至暮，猛然起走索食，与母歌笑自得，顿释所苦。继与太白散、八正散等调一日，大瘥。恐暑天失所养，留五日而归。戴人曰：此下焦约也。不吐不下，则下焦何以开？不令饮水，则小溲何以利？大抵源清则流清也。

又柏亭刘十三之子，年六岁，病沙石淋。戴人以苦剂三涌之，以益肾散三下之，立愈。

吐血四十三

岳八郎，常日嗜酒，偶大饮醉，吐血近一年，身黄如橘，昏愦发作，数日不省，浆粥不下，强直如厥，两手脉皆沉细。戴人视之曰：脉沉细者，病在里也，中有积聚。用舟车丸百余粒，浚川散五六钱，大下十余行，状若葵菜汁，中燥粪，气秽异常。忽开两目，伸挽问左右曰：我缘何至此？左右曰：你吐血后数日不省，得戴人治之乃醒。自是五六日必以泻，凡四五次，其血方止，但时咳一二声，潮热未退。以凉膈散加桔梗、当归，各秤二两，水一大盂，加老竹叶，入蜜少许，同煎去滓，时时呷之，间与人参白虎汤，不一月复故。

痿四十七

宛丘营军校三人，皆病痿，积年不瘥。腰以下，肿痛不举，遍身疮赤，两目昏暗，唇干舌燥，求疗于戴人。戴人欲投泻剂，二人不从，为他医温补之药所惑，皆死。其同病有宋子玉者，俄省曰：彼已热死，我其改之？敬邀戴人。戴人曰：公之疾，服热药久矣。先去其药邪，然后及病邪，可下三百行。子玉曰：敬从教。先以舟车丸、浚川散，大下一盆许。明日减三分，两足旧不仁，是日觉痛痒。累至三百行始安。戴人曰：诸痿独取阳明。阳明者，胃与大肠也。此言不止谓针也，针与药同也。

湿形

疝六十八

汝南司侯李审言，因劳役王事，饮水坐湿地，乃湿气下行，流入胼囊，大肿，痛不可忍。以金铃、川楝子等药不效，求治于戴人。曰：可服泄水丸。审言惑之。又数日，痛不可堪，竟从戴人。先以舟车丸、浚川散，下青绿沫十余行，痛止。次服茴香丸、五苓以调之，三日而肿退，至老更不作。夫疝者，乃肝经也，下青沫者，肝之色也。

黄疸七十一

蔡寨成家一童子，年十五岁，病疸一年，面黄如金，遍身浮肿乏力，惟食盐与焦物。戴人以茶调散吐之，涌涎一盂。临晚，又以舟车丸七八十粒，通经散三钱，下四五行。待六七日，又以舟车丸、浚川散，下四五行。盐与焦物见而恶之，面色变红。后再以茶调散涌之，出痰二升，方能愈矣。

又一男子作赘，偶病疸，善食而瘦，四肢不举，面黄无力。其妇翁欲弃之，其女子不肯，曰：我已生二子矣，更适他乎？妇翁本农者，召婿意欲作劳，见其病甚，每日辱诟。人教之饵胆矾丸、三棱丸，了不关涉，针灸祈禳，百无一济。戴人见之，不诊而疗，使服涌剂，去积痰宿水一斗；又以泄水丸、通经散，下四五十行不止。戴人命以冰水一盂，饮之立止。次服平胃散等，间服槟榔丸五七日，黄退力生。盖脾疸之证，湿热与宿谷相搏故也。俗谓之金劳黄。

又朱葛周、黄、刘三家，各有仆病黄疸。戴人曰：仆役之职，饮食寒热，风暑湿寒，寻常触冒也，恐难调摄，虚费治功。其二家留仆于戴人所，从其饮饵。其一仆，不离主人执役。三人同服苦散以涌之，又服三花神祐丸下之，五日之间，果二仆愈而一仆不愈，如其言。

水肿七十四

南乡张子明之母极肥，偶得水肿，四肢不举。戴人令上涌汗而下泄之，去水三四斛。初下药时，以草贮布囊，高支两足而卧。其药之行，自腰以上，水觉下行，自足以上，水觉上行，水行之状，如蛇走隧，如线牵，四肢森然凉寒，会于脐下而出。不旬日间，病大减，余邪未尽。戴人更欲用药，竟不能从其言。

卷七 十形三疗 二

燥形

臂麻不便八十九

郾城梁贾人，年六十余，忽晓起梳发，觉左手指麻，斯须半臂麻，又一臂麻，斯须头一半麻，比及梳毕，从胁至足皆麻，大便二三日不通。往问他医，皆云风也。或药或针，皆不解，求治于戴人。戴人曰：左手三部脉皆伏，比右手小三倍，此枯涩痹也。不可纯归之风，亦有火燥相兼。乃命一涌一泄一汗，其麻立已。后以辛凉之剂调之，润燥之剂濡之，惟小指次指尚麻。戴人曰：病根已去，此余烈也。方可针溪谷。溪谷者，骨空也，一日晴和，往针之，用《灵枢》中鸡足法，向上卧针，三进三引讫，复卓针起，向下卧针，送入指间皆然，手热如火，其麻全去。昔刘河间作《原病式》，常以麻与涩同归燥门中，真知病机者也。

大便燥结九十

戴人过曹南省亲，有姨表兄病大便燥涩，无他证。常不敢饱食，饱则大便极难，结实如针石，或三五日一如圊，目前星飞，鼻中血出，肛门连广肠痛，痛极则发昏，服药则病转剧烈。巴豆、芫花、甘遂之类皆用之，过多则困，泻止则复燥，如此数年，遂畏药性暴急不服，但卧病待尽。戴人过，诊其两手脉息俱滑实有力。以大承气汤下之，继服神功丸、麻仁丸等药，使食菠菱葵菜，及猪羊血作羹，百余日充肥。亲知见骇之。呜呼！粗工不知燥分四种：燥于外则皮肤皱揭；燥于中则精血枯涸；燥于上则咽鼻焦干；燥于下则便溺结闭。夫燥之为病，是阳明化也，水液寒少，故如此然。可下之，当择之药之。巴豆可以下寒；甘遂、芫花可下湿；大黄、朴硝可以下燥。《内经》曰：辛以润之，咸以软之。《周礼》曰：以滑养窍。

寒形

因寒腰强不能屈伸九十四

北人卫德新，因之析津，冬月饮寒则冷，病腰常直，不能屈伸，两足沉重，难于行步。途中以床舁递，程程问医，皆云肾虚。以苁蓉、巴戟、附子、鹿茸皆用之，大便反秘，潮热上周，将经岁矣，乃乞拯于戴人。戴人曰：此疾十日之效耳！卫曰：一月亦非迟。戴人曰：足太阳经血多，病则腰似折，腘如结，腨如裂，太阳所至，为屈伸不利。况腰者肾之府也，身中之大关节，今既强直而不利，宜咸以软之，顿服则和柔矣。《难经》曰：强力入房则肾伤而髓枯，枯则高骨乃坏而不用，与此用同。今君之证，太阳为寒所遏，血坠下滞腰间也，必有积血，非肾也。节次以药，可下数百行，约去血一二斗。以九曲玲珑灶蒸之，汗出三五次而愈。初蒸时至五日问曰：腹中鸣否？德新曰：未也。至六日觉鸣，七日而起，以能揖人。戴人曰：病有热者勿蒸，蒸则损人目也。

感风寒九十六

戴人之常溪也，雪中冒寒，入浴重感风寒，遂病不起。但使煎通圣散单服之，一二日不食，惟渴饮水，亦不多饮，时时使人捶其股，按其腹，凡三四日不食，日饮水一二十度，至六日，有谵语妄见。以调胃承气汤下之，汗出而愈。戴人常谓人曰：伤寒勿妄用药，惟饮水最为妙药，但不可使之伤，常令揉散，乃大佳耳！至六七日，见有下证，方可下之，岂有变异哉？奈何医者禁人饮水，至有渴死者。病人若不渴，强与水饮，亦不肯饮耳！戴人初病时，鼻塞、声重、头痛，小便如灰淋汁，及服调胃承气一两半，觉欲呕状，探而出之，汗出**漐漐**然，须臾下五六行，大汗一日乃瘳。当日饮冰水时，水下则痰出，约一二碗，痰即是病也，痰去则病去也。戴人时年六十一。

内伤形

因忧结块一百

息城司侯，闻父死于贼，乃大悲哭之。罢，便觉心痛，日增不已，月余成块状若覆杯，大痛不住，药皆无功。议用燔针炷艾，病人恶之，乃求于戴人。

戴人至，适巫者在其旁，乃学巫者，杂以狂言，以谑病者，至是大笑不忍，回面向壁一二日，心下结块皆散。戴人曰：《内经》言：忧则气结，喜则百脉舒和。又云：喜胜悲。《内经》自有此法治之，不知何用针灸哉？适足增其痛耳！

不寐一百二

一富家妇人，伤思虑过甚，二年不寐，无药可疗，其夫求戴人治之。戴人曰：两手脉俱缓，此脾受之也。脾主思故也。乃与其夫以怒而激之。多取其财，饮酒数日，不处一法而去。其人大怒汗出，是夜困眠，如此者，八九日不寤，自是而食进，脉得其平。

卷八　十形三疗 三

内积形

腹胀水气一百二十五

蹩躅张承应，年几五十，腹如孕妇，面黄食减，欲作水气。或令服黄芪建中汤及温补之剂，小溲涸闭，从戴人疗焉。戴人曰：建中汤，攻表之药也。古方用之攻里，已误也，今更以此取积，两重误也。先以涌剂吐之，置火于其旁，大汗之；次与猪肾散四钱，以舟车丸引之，下六缶，殊不困，续下两次，约三十余行，腹平软健啖如昔。常仲明曰：向闻人言，泻五六缶，人岂能任？及闻张承应，渠云诚然。乃知养生与攻疴，本自不同。今人以补剂疗病，宜乎不效。

积气一百三十三

寄西华县庠山东颜先生，有积二十年。目视物不真，细字不睹，当心如顽石，每发痛不可忍，食减肉消，黑野满面，腰不能直。因遇戴人。令涌寒痰一大盆，如片粉；夜以舟车丸、通经散，下烂鱼肠、葵菜汁七八行，病十去三四；以热浆粥投之，复去痰一盆，次日又以舟车丸、通经散，前后约百余行，略无少困。不五六日，面红去，食进目明，心中空旷，遂失顽石所在，旬日外来谢。

脾胃论

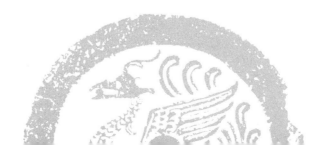

导读

成书背景

《脾胃论》是李杲的晚年著作，1249 年成书，刊行于李氏身后，也是充分体现李东垣学术思想的代表作。《脾胃论》分上、中、下三卷，由医论 36 篇、方论 63 篇组成。全书尤多引用《内经》原文，并依《内经》之旨而阐发脾胃的生理特点和病理机制、脾胃病的治法治则和用药特点及养生调护思想等。李东垣在《脾胃论》中所引经文，涉及 40 余篇。从多个方面彰显了其对《内经》理论的继承与发挥。

李东垣脾胃学术思想的形成，深得《内经》《难经》《脉经》理论及张仲景、张元素学术思想之要旨，而其学术思想亦渊源于此。《脾胃论》之理论基础虽来自于《内经》，但张仲景、张元素的学术思想对李东垣的影响亦较深，尤以张元素的直接经验对李东垣医学理论体系的形成更为重要。李东垣师承张元素，在张元素的学术基础上创立了"脾胃学说"。

作者生平

李杲（1180—1251），字明之，晚年自号东垣老人，真定（今河北省正定县）人，金元时期著名医学家。李东垣从师张元素，是中国医学史上"金元四大家"之一，属易水学派，为中医"脾胃学说"的创始人。李东垣十分强调脾胃的重要作用，因为在五行当中，脾胃属于中央土，因此李东垣的学说也被称作"补土派"。李氏主要著作有《脾胃论》《内外伤辩惑论》《用药法象》《医学发明》《兰室秘藏》《活法机要》等。

李东垣脾胃论的核心是："脾胃内伤，百病由生。"这与《内经》中"有胃气则生，无胃气则死"的论点有异曲同工之妙，都十分强调胃气的作用。同时，他还将内科疾病系统地分为外感和内伤两大类，这对临床上的诊断和治疗有很强的指导意义。对于内伤疾病，他认为以脾胃内伤最为常见，其原因有三：一为饮食不节；二为劳逸过度；三为精神刺激。另外，脾胃属土居中，与其他四脏关系密切，不论哪脏受邪或劳损内伤，都会伤及脾胃。同时，各脏器的疾病也都可以通过脾胃来调和濡养、协调解决。但他绝对不主张使用温热峻补的药物，而是提倡按四时的规律，对实性的病邪采取汗、吐、下的不同治法。他还十分强调运用辨证论治的原则，强调虚者补之，实者泻之，不可犯虚虚实实的错误，这样就使得他的理论更加完善，并与张子和攻中求补，攻中兼补的方法不谋而合了。他的理论学说诞生后，得到其弟子王好古、罗天益等人的继承发展。王好古一方面大量吸收东垣的药物学理论，重视其临床应用，另一方面受东垣内伤脾胃病机理论的启发，创立了"阴证论"。罗天益则比较全面地吸收了东垣的脾胃学说，在脾胃内伤病纲目分类及其临床应用经验的认识上，进一步丰富了东垣的脾胃学说。他的学说对后世医家，尤其是温补学派影响很大。

《四库全书·总目提要》说："医家之门户分于金元。"河间学派和易水学派为中国医学史上承前启后影响最大的两大学派。李东垣为易水学派的中流砥柱，他学医于张元素，但对后世的影响可谓在元素之上。朱丹溪虽为河间学派的三传弟子，但其学说在某些方面也受李东垣启示。明代以后，薛立斋、张景岳、李中梓、叶天士、龚廷贤、龚居中、张志聪等医家都曾研习李东垣的学说，并在其基础上有所发展，自成一家。

学术特点

1. 脾胃为元气之本

《素问·阴阳应象大论》："谷气通于脾，六经为川，肠胃为海，九窍为水注之气，九窍者，五脏主之。五脏皆得胃气，乃能通利。"《素问·平人气象论》："人以水谷为本，故人绝水谷则死，脉无胃气也死，所谓无胃气者，非肝不弦，肾不石也。"《素问·平人气象论》："人以脾胃为本，盖人受水谷之气以生。"李东垣根据上述《内经》理论，提出人受水谷之气以生，脾胃为气血生化之源，人以胃气为本的观点。"真气又名元气，乃先身之精气也，非胃气不能滋之。"（《脾胃论·脾胃虚则九窍不通论》）"元气之充足，皆由脾胃之气无所伤，而后能滋养元气。"（《脾胃论·脾胃虚实传变论》）东垣认为，脾胃为元气之源，而元气又是人身之本，脾胃伤则元气衰，元气衰则疾病生。因此，治疗疾病，必须注重脾胃，这是东垣脾胃学说的基本观点，即"养生当实元气"，"欲实元气，当调脾胃"。

2. 脾胃为升降之枢

李东垣认同《内经》所说的"饮入于胃，游溢精气，上输于脾，脾气散精，上归于肺，通调水道，下输膀胱"，《脾胃论·天地阴阳生杀之理在升降沉浮之间论》曰："盖胃为水谷之海，饮食入胃，而精气先输脾归肺，上行春夏之令，以滋养周身，乃清气为天者也；升已而下输膀胱，行秋冬之令，为传化糟粕，转味而出，乃浊阴为地者也。"表明脾胃是整体气机的枢纽，通过脾的升清、胃的降浊作用，将水谷精微上输心肺，下输肝肾膀胱，外达四末，以滋养全身，才能维护"清阳出上窍，浊阴出下窍；清阳发腠理，浊阴走五脏；清阳实四肢，浊阴归六腑"的正常升降运动。若脾胃升降失常，则内而五脏六腑，外而四肢九窍，均会发生种种病变。在脾胃关系的认识上，东垣特别强调生长和升发的一面。他认为只有谷气上升，脾气升发，元气才能充沛，生机才能活跃，阴火才能潜藏。

3. 阴火理论

东垣所著《脾胃论》明确指出阴火为心火、肾火、肝火、肺火、经脉之火、五志化火、实火、虚火等。这样，阴火的概念就很明确了。阴火是指饮食劳倦、情志所伤导致的内伤之火，有虚有实，可见于各个脏腑。书中提到："饮食失节，寒温不适，脾胃乃伤。此因喜、怒、忧、恐，损耗元气，资助心火。火与元气不两立，火胜则乘其土位，此所以病也。"（《脾胃论·脾胃虚实传变论》）"夫阴火炽盛，由心生凝滞，七情不安故也。"（《脾胃论·安养心神调治脾胃论》）"人之不避大寒伤形，大热伤气，四时节候变更之异气，及饮食失节，妄作劳役，心生好恶，皆令元气不行，气化为火，乃失生夭折之由耳。"（《脾胃论·阴阳升降论》）

由此可将阴火的病因归纳为三：①饮食失节，损伤脾胃；②劳役过度、七情所伤耗损元气；③寒温失常，气候失宜。

在治疗方面，东垣强调阴火的治疗原则是"伤其内为不足，不足者补之"；"大忌苦寒之药损其脾胃"，并根据《内经》"劳者温之，损者益之"的宗旨，提出"以辛甘温之剂，补其中而升其阳，甘寒以泻其火"，以诸风药升发阳气。创立补中益气汤、升阳汤、升阳散火汤等甘温除热的代表方剂，至今仍为临床广泛应用。

4. 甘温除热法

甘温除热是指以味甘性温的药物为主要组成方剂，治疗因中气不足或气虚血亏而导致的内伤发热病的一种治疗方法。其代表方剂为补中益气汤。"甘温除大热"首见于《脾胃论·饮食劳倦所伤始为热中论》。李东垣根据《素问·调经论》"有所劳倦，形气衰少，谷气不盛，上焦不行，下脘不通，而胃气热，热气熏胸中，故内热"的理论，提出"若饮食失节，寒温不适，则脾胃乃伤；喜怒忧恐，损耗元气。既脾胃气衰，元气不足而心火独盛……相火、下焦包络之火，元气之贼也。火与元气不两立，一胜则一负"是脾胃内伤的病因。李东垣根据《内经》"损者益之、劳者温之""热因热用"之旨，结合自己的医疗实践和经验，认为治疗此种内伤虚热证当以"辛甘温之剂，补其中而升其阳，甘寒以泻其火则愈"，此即后世所说的"甘温除热法"。

序

　　天之邪气，感则害人五脏，八风之中，人之高者也；水谷之寒热，感则害人六腑，谓水谷入胃，其精气上注于肺，浊溜于肠胃，饮食不节而病者也；地之湿气，感则害人皮肤筋脉，必从足始者也。《内经》说百病皆由上中下三者，及论形气两虚，即不及天地之邪，乃知脾胃不足，为百病之始，有余不足，世医不能辨之者，盖已久矣。往者，遭壬辰之变，五六十日之间，为饮食劳倦所伤而殁者，将百万人，皆谓由伤寒而殁，后见明之辨内外伤及饮食劳倦伤一论，而后知世医之误。学术不明，误人乃如此，可不大哀耶！明之既著论矣，且惧俗蔽不可以猝悟也，故又著《脾胃论》叮咛之。上发二书之微，下祛千载之惑，此书果行，壬辰药祸，当无从而作。仁人之言，其意博哉！

　　　　　　　　　　　　　　　　己酉七月望日遗山元好问序

脾胃虚实传变论

《五脏别论》云：胃、大肠、小肠、三焦、膀胱，此五者，天气之所生也。其气象天，故泻而不藏，此受五脏浊气，名曰传化之府，此不能久留，输泻者也。所谓五脏者，藏精气而不泻也，故满而不能实；六腑者，传化物而不藏，故实而不能满。所以然者，水谷入口，则胃实而肠虚，食下，则肠实而胃虚，故曰实而不满，满而不实也。

《阴阳应象大论》云：谷气通于脾。六经为川，肠胃为海，九窍为水注之气。九窍者，五脏主之。五脏皆得胃气，乃能通利。《通评虚实论》云：头痛耳鸣，九窍不利，肠胃之所生也。胃气一虚，耳目口鼻，俱为之病。

《经脉别论》云：食气入胃，散精于肝，淫气于筋。食气入胃，浊气归心，淫精于脉。脉气流经，经气归于肺，肺朝百脉，输精于皮毛。毛脉合精，行气于腑，腑精神明，留于四脏。气归于权衡，权衡以平，气口成寸，以决死生。饮入于胃，游溢精气，上输于脾。脾气散精，上归于肺，通调水道，下输膀胱。水精四布，五经并行，合于四时五脏阴阳，揆度以为常也。

又云：阴之所和，本在五味；阴之五官，伤在五味。至于五味，口嗜而欲食之，必自裁制，勿使过焉，过则伤其正也。谨和五味，骨正筋柔，气血以流，腠理以密，如是则骨气以精，谨道如法，长有天命。

《平人气象论》云：人以水谷为本，故人绝水谷则死，脉无胃气亦死。所谓无胃气者，非肝不弦，肾不石也。

历观诸篇而参考之，则元气之充足，皆由脾胃之气无所伤，而后能滋养元气；若胃气之本弱，饮食自倍，则脾胃之气既伤，而元气亦不能充，而诸病之所由生也。

《内经》之旨，皎如日星，犹恐后人有所未达，故《灵枢经》中复申其说。经云：水谷入口，其味有五，各注其海，津液各走其道。胃者，水谷之海，其输上在气街，下至三里。水谷之海有余，则腹满；水谷之海不足，则饥不受谷食。人之所受气者，谷也；谷之所注者，胃也。胃者，水谷气血之海也。海之所行云气者，天下也。胃之所出气血者，经隧也。经隧者，五脏六腑之大络也。又云：五谷入于胃也，其糟粕、津液、宗气，分为三隧。故宗气积于胸中，出于喉咙，以贯心肺，而行呼吸焉。荣气者，泌其津液，注之于脉，化而为血，以荣四末，内注五脏六腑，以应刻数焉。卫者，出其悍气之疾，而行于四末分肉、皮肤之间，而不休者也。又云：中焦之所出，亦并胃中，出上焦之后，此所受气者，泌糟粕，蒸津液，化为精微，上注于肺脉，乃化而为血，以奉生身，莫贵于此。圣人谆复其辞而不惮其烦者，仁天下后世之心亦倦倦矣。

故夫饮食失节，寒温不适，脾胃乃伤。此因喜怒忧恐，损耗元气，资助心火。火与元气不两立，火胜则乘其土位，此所以病也。《调经篇》云：病生阴者，得之饮食居处，阴阳喜怒。又云：阴虚则内热，有所劳倦，形气衰少，谷气不盛，上焦不行，下脘不通，胃气热，热气熏胸中，故为内热。脾胃一伤，五乱互作，其始病遍身壮热，头痛目眩，肢体沉重，四肢不收，怠惰嗜卧，为热所伤，元气不能运用，故四肢困怠如此。圣人着之于经，谓人以胃土为本，成文演义，互相发明，不一而止，粗工不解读，妄意使用，本以活人，反以害人。今举经中言病从脾胃所生，及养生当实元气者陈之。《生气通天论》云：苍天之气清净，则志意治，顺之则阳气固，虽有贼邪，弗能害也，此因时之序。故圣人传精神，服天气，而通神明。失之内闭九窍，外壅肌肉，卫气散解。此谓自伤，气之削也。阳气者，烦劳则张，精绝，辟积于夏，使人煎厥。目盲耳闭，溃溃乎若坏都。故苍天之气贵清净，阳气恶烦劳，病从脾胃生者一也。《五常政大论》云：阴精所奉其人寿，阳精所降其人夭。阴精所奉，谓脾胃既和，谷气上升，春夏令行，故其人寿。阳精所降，谓脾胃不和，谷气下流，收藏令行，故其人夭，病从脾胃生者二也。《六节脏象论》云：脾、胃、大肠、小肠、三焦、膀胱者，仓廪之本，荣之居也。名曰器，能化糟粕，转味而入出者也。其华在唇四白，其充在肌，其味甘，其色黄。此至阴之类，通于土气，凡十一脏，皆取决于胆也。胆者，少阳春生之气，春气升则万化安。故胆气春升，则余脏从之；胆气不升，则飧泄肠澼，不一而起矣。病从脾胃生者三也。经云：天食人以五气，地食人以五味。五气入鼻，藏于心肺，上使五色修明，音声能彰；五味入口，藏于肠胃，味有所藏，以养五气，气和而生，津液相成，神乃自生。此谓之气者，上焦开发，宣五谷味，熏肤充身泽毛，若雾露之溉。气或乖错，人何以生，病从脾胃生者四也。岂特四者，至于经论天地之邪气，感则害人五脏六腑，及形气俱虚，乃受外邪，不因虚邪，贼邪不能独伤人，诸病从脾胃而生明矣。圣人旨意，重见叠出，详尽如此，且垂戒云，法于阴阳，和于术数，食饮有节，起居有常，不妄作劳，故能形与神俱，而尽终其天年，度百岁乃去。由是言之，饮食起居之际，可不慎哉。

脾胃胜衰论

胃中元气盛，则能食而不伤，过时而不饥。脾胃俱旺，则能食而肥；脾胃俱虚，则不能食而瘦。或少食而肥，虽肥而四肢不举，盖脾实而邪气盛也。又有善食而瘦者，胃伏火邪于气分，则能食，脾虚则肌肉削，即食㑊也。叔和云：多食亦肌虚，此之谓也。

夫饮食不节则胃病，胃病则气短精神少而生大热，有时而显火上行，独燎其面，《黄帝针经》云：面热者，足阳明病。胃既病，则脾无所禀受，脾为死阴，不主时也，故亦从而病焉。形体劳役则脾病，脾病则怠惰嗜卧，四肢不收，大便泄泻；脾既病，则其胃不能独行津液，故亦从而病焉。

大抵脾胃虚弱，阳气不能生长，是春夏之令不行，五脏之气不生。脾病则下流乘肾，土克水，则骨乏无力，是为骨蚀，令人骨髓空虚，足不能履地，是阴气重叠，此阴盛阳虚之证。大法云，汗之则愈，下之则死。若用辛甘之药滋胃，当升当浮，使生长之气旺。言其汗者，非正发汗也，为助阳也。

夫胃病其脉缓，脾病其脉迟，且其人当脐有动气，按之牢若痛，若火乘土位，其脉洪缓，更有身热心中不便之证。此阳气衰弱，不能生发，不当于五脏中用药法治之，当从《脏气法时论》中升降浮沉补泻法用药耳。

如脉缓，病怠惰嗜卧，四肢不收，或大便泄泻，此湿胜，从平胃散。若脉弦，气弱自汗，四肢发热，或大便泄泻，或皮毛枯槁，发脱落，从黄芪建中汤。脉虚而血弱，于四物汤中摘一味或二味，以本显证中加之。或真气虚弱，及气短脉弱，从四君子汤。或渴，或小便闭涩，赤黄多少，从五苓散去桂，摘一二味加正药中。

以上五药，当于本证中随所兼见证加减。假令表虚自汗，春夏，加黄芪；秋冬，加桂。

如腹中急缩，或脉弦，加防风；急甚加甘草。腹中狭窄，或气短者，亦加之。腹满气不转者，勿加。虽气不转，而脾胃中气不和者，勿去，但加厚朴以破滞气，然亦不可多用，于甘草五分中加一分可也。腹中夯闷，此非腹胀，乃散而不收，可加芍药收之。

如肺气短促，或不足者，加人参、白芍药。中焦用白芍药，则脾中升阳，使肝胆之邪不敢犯也。腹中窄狭及缩急者，去之，及诸酸涩药亦不可用。

腹中痛者，加甘草、白芍药，稼穑作甘，甘者己也；曲直作酸，酸者甲也。甲己化土，此仲景妙法也。腹痛兼发热，加黄芩；恶寒或腹中觉寒，加桂。

急惰嗜卧，有湿，胃虚不能食，或沉困，或泄泻，加苍术；自汗，加白术。

小便不利，加茯苓，渴亦加之。

气弱者，加白茯苓、人参；气盛者，加赤茯苓、缩砂仁；气复不能转运，有热者，微加黄连；心烦乱亦加之。

小便少者，加猪苓、泽泻；汗多津液竭于上，勿加之。是津液还入胃中，欲自行也。不渴而小便闭塞不通，加炒黄柏、知母。

小便涩者，加炒滑石；小便淋涩者，加泽泻。且五苓散治渴而小便不利，无恶寒者，不得用桂。

不渴而小便自利，妄见妄闻，乃瘀血证，用炒黄柏、知母，以除肾中燥热。

窍不利而淋，加泽泻、炒滑石。只治窍不利者，六一散中加木通亦可。心脏热者，用钱氏方中导赤散。

中满或但腹胀者，加厚朴；气不顺，加橘皮；气滞，加青皮一、橘皮三。

气短小便利者，四君子汤中去茯苓，加黄芪以补之；如腹中气不转者，更加甘草一半。

腹中刺痛，或周身刺痛者；或里急者，腹中不宽快是也；或虚坐大便不得者，皆血虚也，也血虚则里急；或血气虚弱而目睛痛者，皆加当归身。

头痛者，加川芎；苦头痛，加细辛，此少阴头痛也。

发脱落及脐下痛，加熟地黄。

予平昔调理脾胃虚弱，于此五药中加减，如五脏证中互显一二证，各对证加药，无不验，然终不能使人完复，后或有因而再至者，亦由督、任、冲三脉为邪，皆胃气虚弱之所致也。法虽根据证加减，执方料病，不根据《素问》法度耳，是以检讨《素问》《难经》及《黄帝针经》中说脾胃不足之源，乃阳气不足，阴气有余，当从六气不足，升降浮沉法，随证用药治之。盖脾胃不足，不同余脏，无定体故也。其治肝、心、肺、肾，有余不足，或补或泻，惟益脾胃之药为切。

经云：至而不至，是为不及，所胜妄行，所生受病，所不胜乘之也。至而不至者，谓从后来者为虚邪，心与小肠来乘脾胃也。脾胃脉中见浮大而弦，其病或烦躁闷乱，或四肢发热，或口干舌干咽干。盖心主火，小肠主热，火热来乘土位，乃湿热相合，故烦躁闷乱也。四肢者，脾胃也，火乘之，故四肢发热也。饮食不节，劳役所伤，以致脾胃虚弱，乃血所生病，主口中津液不行，故口干咽干也。病患自以为渴，医者治以五苓散，谓止渴燥，而反加渴燥，乃重竭津液，以至危亡。经云：虚则补其母。当于心与小肠中以补脾胃之根蒂者。甘温之药为之主，以苦寒之药为之使，以酸味为之臣佐。以其心苦缓，急食酸以收之。心火旺则肺金受邪，金虚则以酸补之，次以甘温及甘寒之剂，于脾胃中泻心火之亢盛，是治其本也。

所胜妄行者，言心火旺能令母实，母者，肝木也，肝木旺则挟火势，无所畏惧而妄行也，故脾胃先受之。或身体沉重，走疰疼痛，盖湿热相搏，而风热郁而不得伸，附着于有形也。或多怒者，风热下陷于地中也。或目病而生内障者，脾裹血，胃主血，心主脉，脉者，血之腑也，或云心主血，又云肝主血，肝之窍开于目也。或妄见妄闻，起妄心，夜梦亡人，四肢满闭，转筋，皆肝木火盛而为邪也。或生痿，或生痹，或生厥，或中风，或生恶疮，或作肾痿，或为上热下寒，为邪不一，皆风热不得升长，而木火遏于有形中也。

所生受病者，言肺受土火木之邪，而清肃之气伤。或胸满少气短气者，肺主诸气，五脏之气皆不足，而阳道不行也。或咳嗽寒热者，湿热乘其内也。

所不胜乘之者，水乘木之妄行而反来侮土，故肾入心为汗，入肝为泣，入脾为涎，入肺为痰。为嗽、为涕、为嚏，为水出鼻也。一说，下元土盛克水，致督、任、冲三脉盛，火旺煎熬，令水沸腾，而乘脾肺，故痰涎唾出于口也。下行为阴汗，为外肾冷，为足不任身，为脚下隐痛。或水附木势而上为眼涩，为眵，为冷泪，此皆由肺金之虚而寡于畏也。

夫脾胃不足，皆为血病，是阳气不足，阴气有余，故九窍不通。诸阳气根于阴血中，阴血受火邪则阴盛，阴盛则上乘阳分，而阳道不行，无生发升腾之气也。夫阳气走空窍者也，阴气附形质者也，如阴气附于土，阳气升于天，则各安其分也。

今所立方中，有辛甘温药者，非独用也；复有甘苦大寒之剂，亦非独用也。以火、酒二制为之使，引苦甘寒药至顶，而复入于肾肝之下，此所谓升降浮沉之道，自耦而奇，奇而至耦者也。阳分奇，阴分偶。泻阴火以诸风药，升发阳气以滋肝胆之用，是令阳气生，上出于阴分，末用辛甘温药接其升药，使大发散于阳分，而令走九窍也。

经云：食入于胃，散精于肝，淫气于筋。食入于胃，浊气归心，淫精于脉，脉气流经，经气归于肺，肺朝百脉，输精于皮毛，毛脉合精，行气于腑。且饮食入胃，先行阳道，而阳气升浮也。浮者，阳气散满皮毛；升者，充塞头顶，则九窍通利也。若饮食不节，损其胃气，不能克化，散于肝，归于心，溢于肺，食入则昏冒欲睡，得卧则食在一边，气暂得舒，是知升发之气不行者此也。经云：饮入于胃，游溢精气，上输于脾，脾气散精，上归于肺。病患饮入胃，遽觉至脐下，便欲小便，由精气不输于脾，不归于肺，则心火上攻，使口燥咽干，是阴气大盛，其理甚易知也。况脾胃病则当脐有动气，按之牢若痛，有是者乃脾胃虚，无是则非也，亦可作明辨矣。

脾胃不足，是火不能生土，而反抗拒，此至而不至，是为不及也。

白术_君 人参_臣 甘草_佐 芍药_佐 黄连_使 黄芪_臣 桑白皮_佐

诸风药皆是风能胜湿也，及诸甘温药亦可。

心火亢盛，乘于脾胃之位，亦至而不至，是为不及也。

黄连_君 黄柏_臣 生地黄_臣 芍药_佐 石膏_佐 知母_佐 黄芩_佐 甘草_佐

肝木妄行，胸胁痛，口苦舌干，往来寒热而呕，多怒，四肢满闭，淋溲便难，转筋，腹中急痛，此所不胜乘之也。

羌活_佐 防风_臣 升麻_使 柴胡_君 独活_佐 芍药_臣 甘草_臣 白术_佐 茯苓_佐 猪苓 泽泻_佐 肉桂_臣 藁本 川芎 细辛 蔓荆子 白芷 石膏 黄柏_佐 知母 滑石

肺金受邪，由脾胃虚弱，不能生肺，乃所生受病也。故咳嗽气短、气上，皮毛不能御寒，精神少而渴，情惨惨而不乐，皆阳气不足，阴气有余，是体有余而用不足也。

人参_君 白术_佐 白芍药_佐 橘皮_臣 青皮_{以破滞气} 黄芪_臣 桂枝_佐 桔梗_{引用} 桑白皮_佐 甘草_{诸酸之药皆可} 木香_佐 槟榔 五味子_{佐，此三味除客气}

肾水反来侮土，所胜者妄行也。作涎及清涕，唾多，溺多，而恶寒者是也。土火复之，及三脉为邪，则足不任身，足下痛，不能践地，骨之无力，喜睡，两丸冷，腹阴阴而痛，妄闻妄见，腰脊背胛皆痛。

干姜_君 白术_臣 苍术_佐 附子_{佐，炮，少许} 肉桂_{佐，去皮，少许} 川乌头_臣 茯苓_佐 泽泻_使 猪苓_佐

夫饮食入胃，阳气上行，津液与气，入于心，贯于肺，充实皮毛，散于百脉。脾禀气于胃，而灌溉四旁，营养气血者也。今饮食损胃，劳倦伤脾，脾胃虚则火邪乘之，而生大热，当先于心分补脾之源，盖土生于火，兼于脾胃中泻火之亢甚，是先治其标，后治其本也。且湿热相合，阳气日以虚，阳气虚则不能上升，而脾胃之气下流，并于肾肝，是有秋冬而无春夏。春主升，夏主浮，在人则肝心应之。弱则阴气盛，故阳气不得经营。经云：阳本根于阴，惟泻阴中之火，味薄风药，升发以伸阳气，则阴气不病，阳气生矣。传云：履端于始，序则不愆，正谓此也。

《四气调神大论》云：天明则日月不明，邪害空窍，阳气者闭塞，地气者冒明，云雾不精，则上应白露不下，在人则缘胃虚，以火乘之。脾为劳倦所伤，劳则气耗，而心火炽动，血脉沸腾，则血病，而阳气不治，阴火乃独炎上，而走于空窍，以至燎于周身，反用热药以燥脾胃，则谬之谬也。

胃乃脾之刚，脾乃胃之柔，表里之谓也。饮食不节，则胃先病，脾无所禀而后病；劳倦则脾先病，不能为胃行气而后病。其所生病之先后虽异，所受邪则一也。胃为十二经之海，十二经皆禀血气，滋养于身，脾受胃之禀，行其气血也。脾胃既虚，十二经之邪，不一而出。假令不能食而肌肉削，乃本病也。其右关脉缓而弱，本脉也。而本部本证脉中兼见弦脉，或见四肢满闭，淋溲便难，转筋一二证，此肝之脾胃病也。当于本经药中，加风药以泻之。本部本证脉中兼见洪大，或见肌热，烦热，面赤而不能食，肌肉消一二证，此心之脾胃病也。当于本经药中，加泻心火之药。本部本证脉中兼见浮涩，或见气短、气上，喘咳、痰盛，皮涩一二证，此肺之脾胃病也。当于本经药中，兼泻肺之体，及补气之药。本部本证脉中兼见沉细，或见善恐欠之证，此肾之脾胃病也，当于本经药中，加泻肾水之浮，及泻阴火伏炽之药。

经云：病有逆从，治有反正，除四反治法，不须论之。其下云：惟有阳明、厥阴，不从标本，从乎中也。其注者，以阳明在上，中见太阴，厥阴在上，中见少阳为说，予独谓不然，此中，非中外之中也，亦非上中之中也，乃不定之辞，盖欲人临病消息，酌中用药耳，以手足阳明、厥阴者，中气也，在卯酉之分，天地之门户也。春分、秋分，以分阴阳也，中有水火之异者，况手厥阴为十二经之领袖，主生化之源；足阳明为十二经之海，主经营之气，诸经皆禀之。言阳明、厥阴与何经相并而为病，酌中以用药，如权之在衡，在两，则有在两之中；在斤，则有在斤之中也。所以言此者，发明脾胃之病，不可一例而推之，不可一途而取之，欲人知百病皆由脾胃衰而生也，毫厘之失，则灾害立生。假如时在长夏，于长夏之令中立方，谓正当主气衰而客气旺之时也，后之处方者，当从此法，加时令药，名曰补脾胃泻阴火升阳汤。

补脾胃泻阴火升阳汤

柴胡一两五钱　甘草炙　黄芪臣　苍术泔浸，去黑皮，切作片子，日曝干，剉碎炒　羌活以上各一两　升麻八钱　人参臣　黄芩以上各七钱　黄连去须，酒制，五钱炒，为臣为佐　石膏少许，长夏微用，过时去之，从权

上件㕮咀，每服三钱，水二盏，煎至一盏，去渣，大温服，早饭后、午饭前，间日服。服药之时，宜减食，宜美食。服药讫，忌语话一二时辰许，及酒、湿面、大料物之类，恐大湿热之物，复助火邪而愈损元气也。亦忌冷水及寒凉淡渗之物及诸果，恐阳气不能生旺也。宜温食及薄滋味，以助阳气。大抵此法此药，欲令阳气升浮耳，若渗泄淡味，皆为滋阴之味，为大禁也。虽然，亦有从权而用之者。如见肾火旺及督、任、冲三脉盛，则用黄柏、知母，酒洗讫，火炒制加之，若分两则临病斟酌，不可久服，恐助阴气而为害也。小便亦或涩，当利之，大便涩，当行之，此亦从权也，得利，则勿再服。此虽立食禁法，若可食之物，一切禁之，则胃气失所养也，亦当从权而食之，以滋胃也。

肺之脾胃虚论

脾胃之虚，怠惰嗜卧，四肢不收，时值秋燥令行，湿热少退，体重节痛，口苦舌干，食无味，大便不调，小便频数，不嗜食，食不消。兼见肺病，沥沥恶寒，惨惨不乐，面色恶而不和，乃阳气不伸故也。当升阳益胃，名之曰升阳益胃汤。

升阳益胃汤

黄芪二两　半夏汤洗，此一味脉涩者宜用　人参去芦　甘草炙，以上各一两　防风以其秋旺，故以辛温泻之　白芍药　羌活　独活以上各五钱　橘皮连穰，四钱　茯苓小便利、不渴者勿用　泽泻不淋勿用　柴胡　白术以上各三钱　黄连二钱

何故秋旺用人参、白术、芍药之类反补肺，为脾胃虚则肺最受病，故因时而补，易为力也。

上㕮咀。每服三钱，生姜五片，枣二枚，去核，水一盏，同煎至二盏，去渣，温服，早饭、午饭之间服之。禁忌如前。其药渐加至五钱止。服药后，如小便罢而病加增剧，是不宜利小便，当少去茯苓、泽泻。

若喜食，初一二日不可饱食，恐胃再伤，以药力尚少，胃气不得转运升发也。须薄滋味之食，或美食，助其药力，益升浮之气，而滋其胃气也，慎不可淡食，以损药力，而助邪气之降沉也。可以小役形体，使胃与药得转运升发，慎勿大劳役，使复伤。若脾胃得安静尤佳。若胃气少觉强壮，少食果，以助谷药之力。经云：五谷为养，五果为助者也。

君臣佐使法

《至真要大论》云：有毒无毒，所治为主。主病者为君，佐君者为臣，应臣者为使。一法，力大者为君。凡药之所用，皆以气味为主，补泻在味，随时换气。气薄者，为阳中之阴，气厚者，为阳中之阳；味薄者，为阴中之阳，味厚者，为阴中之阴。辛、甘、淡中热者，为阳中之阳，辛、甘、淡中寒者，为阳中之阴；酸、苦咸之寒者，为阴中之阴，酸、苦、咸之热者，为阴中之阳。夫辛、甘、淡、酸、苦、咸，乃味之阴阳，又为地之阴阳也；温、凉、寒、热，乃气之阴阳，又为天之阴阳也。气味生成，而阴阳造化之机存焉。一物之内，气味兼有，一药之中，理性具焉，主对治疗，由是而出。假令治表实，麻黄、葛根；表虚，桂枝、黄芪。里实，枳实、大黄；里虚，人参、芍药。热者，黄芩、黄连；寒者，干姜、附子之类为君。

君药，分两最多，臣药次之，使药又次之，不可令臣过于君，君臣有序，相与宣摄，则可以御邪除病矣。如《伤寒论》云：阳脉涩，阴脉弦，法当腹中急痛。以芍药之酸，于土中泻木为君；饴糖、炙甘草甘温补脾养胃为臣。水挟木势亦来侮土，故脉弦而腹痛，肉桂大辛热，佐芍药以退寒水。姜、枣甘辛温，发散阳气，行于经脉皮毛为使。建中之名，于此见焉。有缓、急、收、散、升、降、浮、沉、涩、滑之类非一，从权立法于后。

如皮毛肌肉之不伸，无大热，不能食而渴者，加葛根五钱；燥热及胃气上冲，为冲脉所逆，或作逆气而里急者，加炒黄柏、知母；觉胸中热而不渴，加炒黄芩；如胸中结滞气涩，或有热病者，亦各加之。如食少而小便少者，津液不足也，勿利之，益气补胃自行矣。

如气弱气短者，加人参，只升阳之剂助阳，尤胜加人参；恶热发热而燥渴，脉洪大，白虎汤主之；或喘者，加人参；如渴不止，寒水石、石膏各等分，少少与之，即钱氏方中甘露散，主身大热而小便数，或上饮下溲，此燥热也；气燥，加白葵花；血燥，加赤葵花。

如脉弦，只加风药，不可用五苓散；如小便行病增者，此内燥津液不能停，当致津液，加炒黄柏、赤葵花。

如心下痞闷者，加黄连一、黄芩三，减诸甘药；不能食，心下软而痞者，甘草泻心汤则愈痞有九种，治有仲景汤五方泻心汤。

如喘满者，加炙厚朴。

如胃虚弱而痞者，加甘草。

如喘而小便不利者，加苦葶苈。小便不利者加之，小便利为禁药也。

如气短气弱而腹微满者，不去人参，去甘草，加厚朴，然不若苦味泄之，而不令大便行。如腹微满而气不转加之。

中满者，去甘草，倍黄连，加黄柏，更加三味，五苓散少许。此病虽宜升宜汗，如汗多亡阳，加黄芪。四肢烦热肌热，与羌活、柴胡、升麻、葛根、甘草则愈。

如鼻流清涕恶风，或项、背、脊背强痛，羌活、防风、甘草等分，黄芪加倍，临卧服之。

如有大热，脉洪大，加苦寒剂而热不退者，加石膏；如脾胃中热，加炒黄连、甘草。

凡治此病脉数者，当用黄柏，或少加黄连，以柴胡、苍术、黄芪、甘草，更加升麻，得汗出则脉必下，乃火郁则发之也。

如证退而脉数不退，不洪大而疾有力者，多减苦药，加石膏。如大便软或泄者，加桔梗，食后服之。此药若误用，则其害非细，用者当斟酌，旋旋加之。如食少者，不可用石膏。石膏善能去脉数疾，病退脉数不退者，不可治也。如不大渴，亦不可用。如脉弦而数者，此阴气也，风药升阳以发火郁，则脉数峻退矣。以上五法，加减未尽，特以明大概耳。

分经随病制方

《脉经》云：风寒汗出，肩背痛，中风，小便数而欠者，风热乘其肺，使肺气郁甚也，当泻风热，以通气防风汤主之。

通气防风汤

柴胡　升麻　黄芪以上各一钱　羌活　防风　橘皮　人参　甘草以上各五分

藁本三分　青皮　白豆蔻仁　黄柏以上各二分

上咬咀。都作一服，水二大盏，煎至一盏，去渣，温服，食后。气盛者，宜服；面白脱色，气短者，勿服。

如小便遗失者，肺气虚也，宜安卧养气，禁劳役，以黄芪、人参之类补之；不愈，当责有热，加黄柏、生地黄。

如肩背痛，不可回顾，此手太阳气郁而不行，以风药散之。如脊痛项强，腰似折，项似拔，上冲头痛者，奶足太阳之经不行也，以羌活胜湿汤主之。

羌活胜湿汤

羌活　独活以上各一钱　甘草炙　藁本　防风以上各五分　蔓荆子三分　川芎二分

上件咬咀。都作一服，水二盏，煎至一盏，去渣，温服，食后。

如身重，腰沉沉然，乃经中有湿热也，更加黄柏一钱，附子半钱，苍术二钱。

如腿脚沉重无力者，加酒洗汉防己半钱，轻则附子，重则乌头少许，以为引用而行经也。

如卧而多惊，小便淋溲者，邪合病也如大便后有白脓，或只便白脓者，因劳役气虚，伤大肠也，以黄芪人参汤补之；如里急频见者，血虚也，更加当归。

如肺胀，膨膨而喘咳，胸高气满，壅盛而上奔者，多加五味子，人参次之，麦门冬又次之，黄连少许。

如甚则交两手而瞀者，真气大虚也，若气短，加黄芪、五味子、人参；气盛，加五味子、人参、黄芩、荆芥穗；冬月，去荆芥穗，加草豆蔻仁。

如嗌痛颔肿，脉洪大，面赤者，如耳鸣目黄，颊颔肿，颈、肩、臑、肘、臂外后廉痛，面赤，脉洪大者，以羌活、防风、甘草、藁本，通其经血，加黄芩、黄连消其肿，以人参、黄芪益其元气而泻其火邪；如脉紧者，寒也，或面白善嚏，或面色恶，皆寒也，亦加羌活等四味，当泻足太阳，不用连、芩，少加附子以通其脉；面色恶，多悲恐者，更加桂、附。

如便白脓，少有滑，频见汗衣者，气脱，加附子皮，甚则加米壳。

如气涩者，只以甘药补气，当安卧不语，以养其气。

用药宜禁论

凡治病服药，必知时禁、经禁、病禁、药禁。夫时禁者，必本四时升降之理，汗、下、吐、利之宜。大法春宜吐，象万物之发生，耕耨科斫，使阳气之郁者易达也。夏宜汗，象万物之浮而有余也。秋宜下，象万物之收成，推陈致新，而使阳气易收也。冬周密，象万物之闭藏，使阳气不动也。经云：夫四时阴阳者，与万物浮沉于生长之门，逆其根，伐其本，坏其真矣。又云：用温远温，用热远热，用凉远凉，用寒远寒，无翼其胜也。故冬不用白虎，夏不用青龙，春夏不服桂枝，秋冬不服麻黄，不失气宜。如春夏而下，秋冬而汗，是失天信，伐天和也。有病则从权，过则更之。

经禁者，足太阳膀胱经为诸阳之首，行于背，表之表，风寒所伤则宜汗，传入本则宜利小便；若下之太早，必变证百出，此一禁也。足阳明胃经，行身之前，主腹满胀，大便难，宜下之，盖阳明化燥火，津液不能停，禁发汗、利小便，为重损津液，此二禁也。足少阳胆经，行身之侧，在太阳、阳明之间，病则往来寒热，口苦胸胁痛，只宜和解；且胆者，无出无入，又主发生之气，下则犯太阳，汗则犯阳明，利小便则使生发之气反陷入阴中，此三禁也。三阴非胃实不当下，为三阴无传，本须胃实得下也。分经用药，有所据焉。

病禁者，如阳气不足，阴气有余之病，则凡饮食及药，忌助阴泻阳。诸淡食及淡味之药，泻升发以助收敛也；诸苦药皆沉，泻阳气之散浮；诸姜、附、官桂辛热之药，及湿面、酒、大料物之类，助火而泻元气；生冷、硬物损阳气，皆所当禁也。如阴火欲衰而退，以三焦元气未盛，必口淡淡，如咸物亦所当禁。

药禁者，如胃气不行，内亡津液而干涸，求汤饮以自救，非渴也，乃口干也，非温胜也，乃血病也。当以辛酸益之，而淡渗五苓之类，则所当禁也。汗多禁利小便，小便多禁发汗。咽痛禁发汗利小便，若大便快利，不得更利。大便秘涩，以当归、桃仁、麻子仁、郁李仁、皂角仁，和血润肠，如燥药则所当禁者。吐多不得复吐；如吐而大便虚软者，此上气壅滞，以姜、橘之属宣之；吐而大便不通，则利大便，上药则所当禁也。诸病恶疮，及小儿后，大便实者，亦当下之，而姜、橘之类，则所当禁也。又如脉弦而服平胃散，脉缓而服黄芪建中汤，乃实实虚虚，皆所当禁也。人禀天之湿化而生胃也，胃之与湿，其名虽二，其实一也。湿能滋养于胃，胃湿有余，亦当泻湿之太过也。胃之不足，惟湿物能滋养。仲景云：胃胜思汤饼，而胃虚食汤饼者，往往增剧，湿能助火，火旺郁而不通主大热。初病火旺不可食，以助火也。察其时，辨其经，审其病，而后用药，四者不失其宜，则善矣。

饮食劳倦所伤始为热中论

古之至人，穷于阴阳之化，究乎生死之际，所著《内外经》，悉言人以胃气为本。盖人受水谷之气以生，所谓清气、营气、运气、卫气，春升之气，皆胃气之别称也。夫胃为水谷之海，饮食入胃，游溢精气，上输于脾；脾气散精，上归于肺；通调水道，下输膀胱；水精四布，五经并行，合于四时五脏阴阳，揆度以为常也。

若饮食失节，寒温不适，则脾胃乃伤。喜、怒、忧、恐，损耗元气。既脾胃气衰，元气不足，而心火独盛。心火者，阴火也。起于下焦，其系系于心。心不主令，相火代之。相火，下焦胞络之火，元气之贼也。火与元气不两立，一胜则一负。脾胃气虚，则下流于肾，阴火得以乘其土位，故脾证始得，则气高而喘，身热而烦，其脉洪大而头痛，或渴不止，其皮肤不任风寒，而生寒热。盖阴火上冲，则气高喘而烦热，为头痛，为渴，而脉洪。脾胃之气下流，使谷气不得升浮，是春生之令不行，则无阳以护其营卫，则不任风寒，乃生寒热，此皆脾胃之气不足所致也。

然而与外感风寒所得之证，颇同而实异，内伤脾胃，乃伤其气，外感风寒，乃伤其形；伤其外为有余，有余者泻之，伤其内为不足，不足者补之。内伤不足之病，苟误认作外感有余之病，而反泻之，则虚其虚也。实实虚虚，如此死者，医杀之耳！然则奈何？惟当以辛甘温之剂，补其中而升其阳，甘寒以泻其火则愈矣。经曰：劳者温之，损者温之。又云：温能除大热，大忌苦寒之药，损其脾胃。脾胃之证，始得则热中，今立治始得之证。

补中益气汤

黄芪 病甚，劳役热者一钱　甘草 以上各五分，炙　人参 去节，三分，有嗽去之

以上三味，初湿热烦热之圣药也。

当归身 二分，酒焙干，或日干，以和血脉　橘皮 不去白，二分或三分，以导气，又能益元气，得诸甘药乃可，若独用泻脾胃　升麻 二分或三分，引胃气上腾而复其本位，便

脾胃论

是行春升之令　柴胡二分或三分，引清气，行少阳之气上升　白术三分，降胃中热，利腰脐间血

上件药㕮咀。都作一服，水二盏，煎至一盏，量气弱气盛，临病斟酌水盏大小，去渣，食远，稍热服。如伤之重者，不过二服而愈；若病日久者，以权立加减法治之。

如恶寒冷痛者，加去皮中桂一分或三分桂心是也。

如恶热喜寒而腹痛者，于已加白芍药二味中更加生黄芩三分或二分。

如夏月腹痛，而不恶热者亦然，治时热也。

如天凉时恶热而痛，于已加白芍药、甘草、黄芩中，更少加桂。

如天寒时腹痛，去芍药，味酸而寒故也，加益智三分或二分，或加半夏五分、生姜三片。

如头痛，加蔓荆子二分或三分。如痛甚者，加川芎二分。

如顶痛脑痛，加藁本三分或五分。

如苦痛者，加细辛二分，华阴者。

诸头痛者，并用此四味足矣；如头上有热，则此不能治，别以清空膏主之。

如脐下痛者，加真熟地黄五分，其痛立止；如不已者，乃大寒也，更加肉桂去皮二分或三分。《内经》所说少腹痛，皆寒证，从复法相报中来也。经云：大胜必大复，从热病中变而作也，非伤寒厥阴之证也仲景以抵当汤并丸主之，乃血结下焦膀胱也。

如胸中气壅滞，加青皮二分；如气促，少气者，去之。

如身有疼痛者，湿，若身重者，亦湿，加去桂五苓散一钱。

如风湿相搏，一身尽痛，加羌活、防风、藁本根，以上各五分，升麻、苍术以上各一钱，勿用五苓，所以然者，为风药已能胜湿，故别作一服与之；如病去，勿再服，以诸风之药，损人元气，而益其病故也。

如大便秘涩，加当归梢一钱。闭涩不行者，煎成正药，先用一口，调玄明粉五分或一钱，得行则止，此病不宜下，下之恐变凶证也。

如久病痰嗽者，去人参；初病者，勿去之；冬月或春寒，或秋凉时，各宜加去根节麻黄五分

如春令大温，只加佛耳草三分，款冬花一分。

如夏月病嗽，加五味子三十二枚，麦门冬去心二分或三分。

如舌上白滑苔者，是胸中有寒，勿用之。

如夏月不嗽，亦加人参三分或二分，并五味子、麦门冬各等分，救肺受火邪也。

如病患能食而心下痞，加黄连一分或三分。

如不能食，心下痞，勿加黄连；如胁下痛，或胁下急缩，俱加柴胡三分，甚则五分。

上一方加减，是饮食劳倦，喜怒不节，始病热中，则可用之；若末传为寒中，则不可用也，盖甘酸适足益其病尔，如黄芪、人参、甘草、芍药、五味子之类也。

今详《内经》《针经》热中寒中之证列于下。

《调经论》云：血并于阳，气并于阴，乃为炅中。血并于上，气并于下，心烦惋善怒。又云：其生于阴者，得之饮食居处，阴阳喜怒。又云：有所劳倦，形气衰少，谷气不盛，上焦不行，下脘不通，胃气热，热气熏胸中，故曰内热。阴盛生内寒，厥气上逆，寒气积于胸中而不泻；不泻则温气去，寒独留；寒独留则血凝泣；血凝泣则脉不通，其脉盛大以涩，故曰寒中。

先病热中证者，冲脉之火附二阴之里，传之督脉；督脉者，第二十一椎下长强穴是也。与足太阳膀胱寒气为附经督脉，其盛也，如巨川之水，疾如奔马，其势不可遏。太阳寒气，细细如线，逆太阳寒气上行，冲顶入额，下鼻尖，入手太阳于胸中，手太阳者，丙，热气也；足膀胱者，壬，寒气也。壬能克丙，寒热逆于胸中，故脉盛大。其手太阳小肠热气不能交入膀胱经者，故十一经之盛气积于胸中，故其脉盛大。其膀胱逆行，盛之极，子能令母实，手阳明大肠经，金，即其母也，故燥旺，其燥气挟子之势，故脉涩而大便不通。以此言脉盛大以涩者，手阳明大肠脉也。

《黄帝针经》：胃病者，腹胀，胃脘当心而痛，上支两胁，膈咽不通，饮食不下，取三里以补之。

若见此病中一证，皆大寒，禁用诸甘酸药，上已明之矣。

脾胃虚弱随时为病随病制方

夫脾胃虚弱，必上焦之气不足，遇夏天气热盛，损伤元气，怠惰嗜卧，四肢不收，精神不足，两脚痿软，遇早晚寒厥，日高之后，阳气将旺，复热如火，乃阴阳气血俱不足，故或热厥而阴虚，或寒厥而气虚。口不知味，目中溜火，而视物睆睆无所见。小便频数，大便难而结秘。胃脘当心而痛，两胁痛或急缩。脐下周遭，如绳束之急，甚则如刀刺，腹难舒伸。胸中闭塞，时显呕哕，或有痰嗽，口沃白沫，舌强。腰、背、胛眼皆痛，头痛时作。食不下，或食入即饱，全不思食。自汗尤甚，若阴气覆在皮毛之上。皆天气之热助本病也，乃庚大肠，辛肺金为热所乘而作。当先助元气，理治庚辛之不足，黄芪人参汤主之。

黄芪人参汤

黄芪一钱，如自汗过多，更加一钱　升麻六分　人参去芦　橘皮不去白　麦门冬去心　苍术无汗更加五分　白术以上各五分　黄柏酒洗，以救水之源　炒曲以上三分　当归身酒洗　炙甘草以上各二分　五味子九个

上件同㕮咀。都和一服，水二盏，煎至一盏，去渣，稍热服，食远或空心服之。忌酒、湿面、大料物之类，及过食冷物。

如心下痞闷，加黄连二分或三分。

如胃脘当心痛，减大寒药，加草豆蔻仁五分。

如胁下痛或缩急，加柴胡二分或三分。

如头痛，目中溜火，加黄连二分或三分、川芎三分。

如头痛，目不清利，上壅上热，加蔓荆子、川芎，以上各三分，藁本、生地黄，以上各二分，细辛一分。

如气短，精神如梦寐之间，困乏无力，加五味子九个。

如大便涩滞，隔一二日不见者，致食少，食不下，血少，血中伏火而不得润也，加当归身、生地黄、麻子仁泥，以上各五分，桃仁三枚汤泡去皮尖，另研；如大便通行，所加之药勿再服。

如大便又不快利，勿用别药，少加大黄，煨，五分。

如不利者，非血结血秘而不通也，是热则生风，其病患必显风证，单血药不可复加之，止常服黄芪人参汤药，只用羌活、防风，以上各五钱，二味，㕮咀，以水四盏，煎至二盏，去渣，空心服之，其大便必大走也，一服便止。

如胸中气滞，加青皮，皮用清香可爱者一分或二分，并去白橘皮倍之，去其邪气。此病本元气不足，惟当补元气，不当泻之。

如气滞大甚，或补药大过，或病患心下有忧滞郁结之事，更加木香、缩砂仁以上各二分或三分，白豆蔻仁二分，与正药同煎；如腹痛不恶寒者，加白芍药五分，黄芩二分，却减五味子。

夫脾胃虚弱，过六七月间，河涨霖雨，诸物皆润，人汗沾衣，身重短气，

甚则四肢痿软，行步不正，脚欹，眼黑欲倒，此肾水与膀胱俱竭之状也，当急救之。滋肺气以补水之上源，又使庚大肠不受邪热，不令汗大泄也。汗泄甚则亡津液，亡津液则七神无所根据。经云：津液相成，神乃自生。津者，庚大肠所主，三伏之义，为庚金受囚也。

若亡津液，汗大泄，湿令亢甚，则清肃之气亡，燥金受囚，风木无可以制，故风湿相搏，骨节烦疼，一身尽痛，亢则害，承乃制是也。孙思邈云：五月常服五味子，是泻丙火，补庚大肠，益五脏之元气。

壬膀胱之寒已绝于巳，癸肾水已绝于午，今更逢湿旺，助热为邪，西方北方之寒清绝矣。圣人立法，夏月宜补者，补天元之真气，非补热火也，令人夏食寒是也。为热伤元气，以人参、麦门冬、五味子生脉。脉者，元气也。人参之甘，补元气，泻热火也；麦门冬之苦寒，补水之源，而清肃燥金也；五味子之酸以泻火，补庚大肠与肺金也。

当此之时，无病之人，亦或有二证，或避暑热，纳凉于深堂大厦得之者，名曰中暑。其病必头痛恶寒，身形拘急，肢节疼痛而烦心，肌肤大热无汗，为房屋之阴寒所遏，使周身阳气不得伸越，世多以大顺散主之是也。若行人或农夫，于日中劳役得之者，名曰中热，其病必苦头痛，发躁热，恶热，扪之肌肤大热，必大渴引饮，汗大泄，无气以动，乃为天热外伤肺气，苍术白虎汤主之。洁古云：动而得之为中热，静而得之为中暑。中暑者，阴证，当发散也。中热者，阳证，为热伤元气，非形体受病也。

若虚损脾胃，有宿疾之人，遇此天暑，将理失所，违时伐化，必困乏无力，懒语气短，气弱气促，似喘非喘，骨乏无力，其形如梦寐，朦朦如烟雾中，不知身所有也，必大汗泄。

若风犯汗眼，皮肤必搐，项筋皮枯毛焦，身体皆重，肢节时有烦疼，或一身尽痛，或渴或不渴，或小便黄涩，此风湿相搏也。

头痛或头重，上热壅盛，口鼻气短气促，身心烦乱，有不乐生之意，情思惨凄，此阴胜阳之极也。病甚，则传肾肝为痿厥。厥者，四肢如在火中，为热厥；四肢寒冷者，为寒厥。寒厥则腹中有寒，热厥则腹中有热，为脾主四肢故也。若肌肉濡渍，痹而不仁，传为肉痿诬。证中皆有肺疾，用药之人，当以此调之。气上冲胸，皆厥证也。痿者，四肢痿软而无力也，其心烦冤不止。厥者，气逆也，甚则大逆，故曰厥逆。其厥痿多相须也，于前已立黄芪人参五味子麦门冬汤中，每服加白茯苓二分、泽泻四分，猪苓、白术，以上各一分。如小便快利，不黄涩者，只加泽泻二分，与二术上下分消其湿。

如行步不正，脚膝痿弱，两足欹侧者，已中痿邪，加酒洗黄柏、知母三分或五分，令二足涌出气力矣。

如汗大泄者，津脱也，急止之，加五味子六枚，炒黄柏五分，炒知母三分。不令妨其食，当以意斟酌；若防食则止，候食进，则再服。三里、气街，以三棱针出血；若汗不减不止者，于三里穴下三寸上廉穴出血。禁酒、湿面。

夫痿者，湿热乘肾肝也，当急去之。不然，则下焦元气竭尽而成软瘫，必腰下不能动，心烦冤而不止也。若身重减，气不短，小便如常，及湿热之令退时，或所增之病气退者，不用五味子、泽泻、茯苓、猪苓、黄柏、知母、苍术、白术之药，只根据本病中证候加减。常服药亦须用酒黄柏二分或三分，如更时令，清燥之气大行，却加辛温泻之。若湿气胜，风证不退，眩运麻木不已，除风湿羌活汤主之。

除风湿羌活汤

羌活一两　防风去芦　苍术酒浸，去皮　黄芪以上各一钱　升麻七分　炙甘草独活　柴胡以上各五分　川芎去头痛　黄柏　橘皮　藁本以上各三分　泽泻去须，一分　猪苓去黑皮　茯苓以上各二分　黄连去须，一分

上㕮咀。每服秤三钱或五钱，水二盏，煎至一盏，去渣，稍热服，量虚实施用。如有不尽证候，根据加减法用之。

夫脉弦洪缓，而沉按之中之下得时一涩，其证：四肢满闷，肢节烦疼，难以屈伸，身体沉重，烦心不安，忽肥忽瘦，四肢懒倦，口失滋味，腹难舒伸，大小便清利而数，或上饮下便，或大便涩滞不行，一二日一见，夏月飧泄，米谷不化，或便后见血，见白脓，胸满短气，膈咽不通，或痰嗽稠黏，口中沃沫，食入反出，耳鸣耳聋，目中流火，视物昏花，胬肉红丝，热壅头目，不得安卧，嗜卧无力，不思饮食，调中益气汤主之。

调中益气汤

黄芪一钱　人参去芦头，有嗽者去之　甘草　苍术以上各五分　柴胡一味为上气不足，胃气与脾气下溜，乃补上气，从阴引阳也　橘皮如腹中气不得运转，更加一分　升麻以上各二分　木香一分或二分

上件剉麻豆大。都作一服，水二大盏，煎至一盏，去渣，带热，宿食消尽服之。宁心绝思，药必神效，盖病在四肢血脉，空腹在旦是也。

如时头热躁，是下元阴火蒸蒸发也，加真生地黄二分、黄柏三分，无此证

则去之。

如大便虚坐不得，或大便了而不了，腹中常逼迫，血虚血涩也，加当归身三分。

如身体沉重，虽小便数多，亦加茯苓二分，苍术一钱，泽泻五分，黄柏三分，时暂从权而祛湿也，不可常用，兼足太阴已病，其脉亦络于心中，故显湿热相合而烦乱。

如胃气不和，加汤洗半夏五分，生姜三片；有嗽，加生姜，生地黄二分，以制半夏之毒。

如痰厥头痛，非半夏不能除，此足太阴脾邪所作也。

如兼躁热，加黄柏、生地黄，以上各二分。

如无以上证，只服前药。

如夏月，须加白芍药三分。

如春月腹中痛，尤宜加。如恶热而渴，或腹痛者，更加芍药五分，生黄芩二分。

如恶寒腹中痛，加中桂三分，去黄芩，谓之桂枝芍药汤，亦于前药中加之同煎。

如冬月腹痛，不可用芍药，盖大寒之药也。只加干姜二分，或加半夏五七分，以生姜少许制之。

如秋冬之月，胃脉四道为冲脉所逆，并胁下少阳脉二道而反上行，病名曰厥逆。《内经》曰：逆气上行，满脉去形，明七神昏绝，离去其形而死矣，其证：气上冲咽不得息，而喘急有音，不得卧，加吴茱萸五分或一钱五分，汤洗去苦，观厥气多少而用之。

如夏月有此证，为大热也，盖此病随四时为寒热温凉也，宜以酒黄连、酒黄柏、酒知母各等分，为细末，热汤为丸。梧桐子大，每服二百丸，白汤送下，空心服。仍多饮热汤，服毕少时，便以美饮食压之，使不令胃中留停，直至下元，以泻冲脉之邪也。大抵治饮食劳倦所得之病，乃虚劳七损证也，当用温平，甘多辛少之药治之，是其本法也。

如时上见寒热，病四时也，又或将理不如法，或酒食过多，或辛热之食作病，或寒冷之食作病，或居大热大寒之处益其病，当临时制宜，暂用大寒大热治法而取效，此从权也，不可以得效之故而久用之，必致难治矣。

《黄帝针经》云：从下上者，引而去之。上气不足，推而扬之。盖上气者，心肺上焦之气，阳病在阴，从阴引阳，宜以入肾肝下焦之药，引甘多辛少之药，使升发脾胃之气，又从而去其邪气于腠理皮毛也。又云：视前痛者，常先取之，是先以缪刺泻其经络之壅者，为血凝而不流，故先去之，而后治他病。

长夏湿热胃困尤甚用清暑益气汤论

《刺志论》云：气虚身热，得之伤暑，热伤气故也。《痿论》云：有所远行劳倦，逢大热而渴，渴则阳气内伐，内伐则热舍于肾；肾者，水脏也。今水不能胜火，则骨枯而髓虚，足不任身，发为骨痿。故《下经》曰：骨痿者，生于大热也。此湿热成痿，令人骨乏无力，故治痿独取于阳明。

时当长夏，湿热大胜，蒸蒸而炽，人感之多四肢困倦，精神短少，懒于动作，胸满气促，肢节沉疼；或气高而喘，身热而烦，心下膨痞，小便黄而数，大便溏而频，或痢出黄如糜，或如泔色；或渴或不渴，不思饮食，自汗体重；或汗少者，血先病而气不病也。其脉中得洪缓，若湿气相搏，必加之以迟，迟病虽互换少瘥，其天暑湿令则一也。宜以清燥之剂治之。

《内经》曰：阳气者，卫外而为固也，炅则气泄。今暑邪干卫，故身热自汗，以黄芪甘温补之为君；人参、橘皮、当归、甘草，甘微温，补中益气为臣；苍术、白术、泽泻，渗利而除湿，升麻、葛根，甘苦平，善解肌热，又以风胜湿也。湿胜则食不消而作痞满，故炒曲甘辛，青皮辛温，消食快气，肾恶燥，急食辛以润之，故以黄柏苦辛寒，借甘味泻热补水虚者滋其化源；以人参、五味子、麦门冬，酸甘微寒，救天暑之伤于庚金为佐。名曰清暑益气汤。

清暑益气汤

黄芪汗少减五分　苍术泔浸，去皮　升麻以上各一钱　人参去芦　泽泻　神曲炒黄　橘皮　白术以上各五分　麦门冬去心　当归身　炙甘草以上各三分　青皮去白，二分半　黄柏酒洗，去皮，二分或三分　葛根二分　五味子九枚

上件同㕮咀。都作一服，水二大盏，煎至一盏，去渣，大温服，食远。剂之多少，临病斟酌。

此病皆由饮食劳倦，损其脾胃，乘天暑而病作也，但药中犯泽泻、猪苓、茯苓、灯心、通草、木通，淡渗利小便之类，皆从时令之旺气，以泻脾胃之客邪，而补金水之不及也。此正方已是从权而立之，若于无时病湿热脾旺之证，或小便已数，肾肝不受邪者误用之，必大泻真阴，竟绝肾水，先损其两目也，

复立变证加减法于后。

心火乘脾，乃血受火邪，而不能升发，阳气伏于地中；地者，人之脾也。必用当归和血，少用黄柏以益真阴。脾胃不足之证，须少用升麻，乃足阳明、太阴引经之药也。使行阳道，自脾胃中右迁，少阳行春令，生万化之根蒂也。更少加柴胡，使诸经右迁，生发阴阳之气，以滋春之和气也。

脾虚，缘心火亢甚而乘其土也，其次肺气受邪，为热所伤，必须用黄芪最多，甘草次之，人参又次之，三者皆甘温之阳药也。脾始虚，肺气先绝，故用黄芪之甘温，以益皮毛之气，而闭腠理，不令自汗而损其元气也。上喘气短懒语，须用人参以补之。心火乘脾，须用炙甘草以泻火热，而补脾胃中元气，甘草最少，恐资满也。若脾胃之急痛，并脾胃大虚，腹中急缩，腹皮急缩者，却宜多用之。经云：急者缓之。若从权，必加升麻以引之，恐左迁之邪坚盛，卒不肯退，反行阴道，故使引之以行阳道，使清气之出地，上迁而上行，以和阴阳之气也。若中满者，去甘草；咳甚者，去人参。如口干嗌干者，加干葛。

脾胃既虚，不能升浮，为阴火伤其生发之气，营血大亏，营气伏于地中，阴火炽盛，日渐煎熬，血气亏少；且心包与心主血，血减则心无所养，致使心乱而烦，病名曰悗。悗者，心惑而烦闷不安也。是清气不升，浊气不降，清浊相干，乱于胸中，使周身血逆行而乱。《内经》云：从下上者，引而去之。故当加辛温、甘温之剂生阳，阳生则阴长。已有甘温三味之论。或曰：甘温何能生血，又非血药也？仲景之法，血虚以人参补之，阳旺则能生阴血也。更加当归和血。又宜少加黄柏，以救肾水。盖甘寒泻热火，火减则心气得平而安也。如烦乱犹不能止，少加黄连以去之，盖将补肾水，使肾水旺而心火自降，扶持地中阳气矣。

如气浮心乱，则以朱砂安神丸镇固之。得烦减，勿再服，以防泻阳气之反陷也。如心下痞，亦少加黄连。气乱于胸，为清浊相干，故以橘皮理之，又能助阳气之升而散滞气，又助诸甘辛为用也。

长夏湿土客邪大旺，可从权加苍术、白术、泽泻，上下分消其湿热之气也。湿气大胜，主食不消化，故食减，不知谷味，加炒曲以消之。复加五味子、麦门冬、人参，泻火益肺气，助秋损也，此三伏中长夏正旺之时药也。

随时加减用药法

浊气在阳，乱于胸中，则膜满闭塞，大便不通。夏月宜少加酒洗黄柏大苦寒之味，冬月宜加吴茱萸大辛苦热之药以从权，乃随时用药，以泄浊气之不降也。借用大寒之气于甘味中，故曰甘寒泻热火也。亦须用发散寒气，辛温之剂多，黄柏少也。

清气在阴者，乃人之脾胃气衰，不能升发阳气，故用升麻、柴胡助辛甘之味，以引元气之升，不令飧泄也。

堵塞咽喉，阳气不得出者曰塞；阴气不得下降者曰噎。夫噎塞、迎逆于咽喉胸膈之间，令诸经不行，则口开、目瞪、气欲绝。当先用辛甘气味俱阳之药，引胃气以治其本，加堵塞之药以泻其标也。寒月阴气大助阴邪于外，于正药内加吴茱萸，大热大辛苦之味，以泻阴寒之气。暑月阳盛，则于正药中加青皮、陈皮、益智、黄柏，散寒气，泻阴火之上逆；或以消痞丸合滋肾丸。滋肾丸者，黄柏、知母，微加肉桂，三味是也。或更以黄连别作丸，二药各七八十丸，空心约宿食消尽服之，待少时，以美食压之，不令胃中停留也。

如食少不饥，加炒曲。

如食已心下痞，别服橘皮枳术丸。

如脉弦，四肢满闭，便难而心下痞，加甘草、黄连、柴胡。

如腹中气上逆者，是冲脉逆也，加黄柏三分，黄连一分半以泄之。

如大便秘燥，心下痞，加黄连、桃仁，少加大黄、当归身。

如心下痞，夯闷者，加白芍药、黄连。

如心下痞，腹胀，加五味子、白芍药、缩砂仁。

如天寒，少加干姜或中桂。

如心下痞，中寒者，加附子、黄连。

如心下痞，呕逆者，加黄连、生姜、橘皮。

如冬月，不加黄连，少入丁香、藿香叶。

如口干嗌干，加五味子、葛根。

如胁下急或痛甚，俱加柴胡、甘草。

如胸中满闷郁郁然，加橘红、青皮，木香少许。

如头痛有痰，沉重懒倦者，乃太阴痰厥头痛，加半夏五分，生姜二分或三分。

如腹中或周身间有刺痛，皆血涩不足，加当归身。

如唠，加五味子多，益智少。

如食不下，乃胸中胃上有寒，或气涩滞，加青皮、陈皮、木香，此三味为定法。

如冬天，加益智仁、草豆蔻仁。

如夏月，少用，更加黄连。

如秋月，气涩滞，食不下，更加槟榔、草豆蔻仁、缩砂仁，或少加白豆蔻仁。

如三春之月，食不下，亦用青皮少，陈皮多，更加风药，以退其寒覆其上。

如初春犹寒，更少加辛热，以补春气之不足，以为风药之佐，益智、草豆蔻皆可也。

如脉弦者，见风动之证，以风药通之。

如脉涩，觉气涩滞者，加当归身、天门冬、木香、青皮、陈皮。有寒者，加桂枝、黄芪。

如胸中窒塞，或气闭闷乱者，肺气涩滞而不行，宜破滞气，青皮、陈皮，少加木香、槟榔。

如冬月，加吴茱萸、人参，或胸中窒塞，闭闷不通者，为外寒所遏，使呼出之气不得伸故也，必寸口脉弦，或微紧，乃胸中大寒也，若加之以舌上有白苔滑者，乃丹田有热，胸中有寒明矣。丹田有热者，必尻臀冷，前阴间冷汗，两丸冷，是邪气乘其本，而正气走于经脉中也。遇寒，则必作阴阴而痛，以此辨丹田中伏火也。加黄柏、生地黄，勿误作寒证治之。

如秋冬天气寒凉而腹痛者，加半夏，或益智，或草豆蔻之类。

如发热，或扪之而肌表热者，此表证也，只服补中益气汤一二服，亦能得微汗则凉矣。

如脚膝痿软，行步乏力，或疼痛，乃肾肝中伏湿热，少加黄柏，空心服之，不愈，更增黄柏，加汉防己五分，则脚膝中气力如故也。

如多唾，或唾白沫者，胃口上停寒也，加益智仁。

如少气不足以息者，服正药二三服，气犹短促者，为膈上及表间有寒所遏，当引阳气上伸，加羌活、独活，藁本最少，升麻多，柴胡次之，黄芪加倍。

肠澼下血论

《太阴阳明论》云：食饮不节，起居不时者，阴受之。阴受之则入五脏，入五脏则䐜满闭塞，下为飧泄，久为肠澼。夫肠澼者，为水谷与血另作一派，如溷桶涌出也。今时值长夏，湿热大盛，正当客气胜而主气弱也，故肠澼之病甚，以凉血地黄芪汤主之。

凉血地黄汤

黄柏去皮，剉，炒　知母剉，炒，以上各一钱　青皮不去皮穰　槐子炒　熟地黄芪　当归以上各五分

上件㕮咀。都作一服，用水一盏，煎至七分，去渣，温服。

如小便涩，脐下闷，或大便则后重，调木香、槟榔细末各五分，稍热服，空心或食前。

如里急后重，又不去者，当下之。

如有传变，随证加减：

如腹中动摇有水声，而小便不调者，停饮也，诊显何脏之脉，以去水饮药泻之；假令脉洪大，用泻火利小便药之类是也。

如胃虚不能食，而大渴不止者，不可用淡渗之药止之，乃胃中元气少故也，与七味白术散补之。

如发热恶热，烦躁，大渴不止，肌热不欲近衣，其脉洪大，按之无力者，或兼目痛鼻干者，非白虎汤证也，此血虚发躁，当以黄芪一两、当归身二钱，㕮咀，水煎服。

如大便闭塞，或里急后重，数至圊而不能便，或少有白脓，或少有血，慎勿利之，利之则必致病重，反郁结而不通也。以升阳除湿防风汤举其阳，则阴气自降矣。

升阳除湿防风汤

苍术泔浸，去皮净，四两　防风二钱　白术　白茯苓　白芍药以上各一钱

上件㕮咀。除苍术另作片子，水一碗半，煮至二大盏，纳诸药，同煎至一大盏，去渣，稍热服，空心食前。

如此证飧泄不禁，以此药导其湿；如飧泄及泄不止，以风药升阳，苍术益胃去湿；脉实，膜胀，闭塞不通，从权以苦多甘少药泄之；如得通，复以升阳汤助其阳，或便以升阳汤中加下泄药。

胃虚元气不足诸病所生论

夫饮食劳役皆自汗，乃足阳明化燥火，津液不能停，故汗出小便数也。邪之大者，莫若中风。风者，百病之长，善行而数变。虽然，无虚邪，则风雨寒不能独伤人，必先中虚邪，然后贼邪得入矣。至于痿、厥逆，皆由汗出而得之也。且冬阳气伏藏于水土之下，如非常泄精，阳气已竭，则春令从何而得，万化俱失所矣。在人则饮食劳役，汗下时出，诸病遂生。予所以谆谆如此者，盖亦欲人知所慎也。

忽肥忽瘦论

《黄帝针经》云：寒热少气，血上下行。夫气虚不能寒，血虚不能热，血气俱虚，不能寒热。而胃虚不能上行，则肺气无所养，故少气；卫气既虚，不能寒也。下行乘肾肝助火为毒，则阴分气衰血亏，故寒热少气。血上下行者，足阳明胃之脉衰，则冲脉并阳明之脉，上行于阳分，逆行七十二度，脉之火大旺，逆阳明脉中，血上行，其血冲满于上；若火时退伏于下，则血下行，故言血上下行，俗谓之忽肥忽瘦者是也。经曰：热伤气。又曰：壮火食气。故脾胃虚而火胜，则必少气，不能卫护皮毛，通贯上焦之气而短少也。阴分血亏，阳分气削，阴阳之分，周身血气俱少，不能寒热，故言寒热也。《灵枢经》云：上焦开发，宣五谷味，熏肤充身泽毛，若雾露之溉，此则胃气平而上行也。

调理脾胃治验 治法用药若不明 升降浮沉差互反损论

予病脾胃久衰，视听半失，此阴盛乘阳，加之气短，精神不足，此由弦脉令虚，多言之过，皆阳气衰弱，不得舒伸，伏匿于阴中耳。癸卯岁六七月间，淫雨阴寒，逾月不止，时人多病泄利，湿多成五泄故也。一日，予体重、肢节疼痛，大便泄并下者三，而小便闭塞。思其治法，按《内经·标本论》：大小便不利，无问标本，先利大小便。又云：在下者，引而竭之，亦是先利小便也。又云：诸泄利，小便不利，先分别之。又云：治湿不利小便，非其治也。皆当利其小便，必用淡味渗泄之剂以利之，是其法也。噫！圣人之法，虽布在方册，其不尽者，可以求责耳。今客邪寒湿之淫，从外而入里，以暴加之，若从以上法度，用淡渗之剂以除之，病虽即已，是降之又降，是复益其阴，而重竭其阳气矣，是阳气愈削，而精神愈短矣，是阴重强而阳重衰矣，反助其邪之谓也。故必用升阳风药即瘥，以羌活、独活、柴胡、升麻各一钱，防风根截半钱，炙甘草根截半钱，同㕮咀，水四中盏，煎至一盏，去渣，稍热服。大法云：湿寒之胜，助风以平之。又曰：下者举之，得阳气升腾而去矣。又法云：客者除之，是因曲而为之直也。夫圣人之法，可以类推，举一而知百病者，若不达升降浮沉之理，而一概施治，其愈者幸也。

戊申六月初，枢判白文举年六十二，素有脾胃虚损病，目疾时作，身面目睛俱黄，小便或黄或白，大便不调，饮食减少，气短上气，怠惰嗜卧，四肢不收。至六月中，目疾复作，医以泻肝散下数行，而前疾增剧。予谓大黄、牵牛，虽除湿热，而不能走经络。下咽，不入肝经，先入胃中。大黄苦寒，重虚其胃；牵牛其味至辛，能泻气，重虚肺本，嗽大作，盖标实不去，本虚愈甚。加之适当暑雨之际，素有黄证之人，所以增剧也。此当于脾胃肺之本脏，泻外经中之湿热，制清神益气汤主之而愈。

清神益气汤

茯苓　升麻以上各二分　泽泻　苍术　防风以上各三分　生姜五分

此药能走经，除湿热而不守，故不泻本脏，补肺与脾胃本中气之虚弱。

青皮一分　橘皮　生甘草　白芍药

此药皆能守本而不走经。不走经者，不滋经络中邪；守者，能补脏之元气。

黄柏一分　麦门冬　人参以上各二分　五味子三分

此药去时令浮热湿蒸。

上件判如麻豆大。都作一服，水二盏，煎至一盏，去渣，稍热，空心服。

火炽之极，金伏之际，而寒水绝体，于此时也。故急救之以生脉散，除其湿热，以恶其太甚。肺欲收，心苦缓，皆酸以收之。心火盛则甘以泻之，故人参之甘，佐以五味子之酸。孙思邈云：夏月常服五味子，以补五脏气是也。麦门冬之微苦寒，能滋水之源于金之位，而清肃肺气，又能除火刑金之嗽，而敛其痰邪。复微加黄柏之苦寒，以为守位，滋水之流，以镇坠其浮气，而除两足之痿弱也。

范天骕之内，素有脾胃之证，时显烦躁，胸中不利，大便不通。初冬出外而晚归，为寒气怫郁，闷乱大作，火不得升故也。医疑有热，治以疏风丸，大便行而病不减。又疑药力小，复加七八十丸，下两行，前证仍不减，复添吐逆，食不能停，痰唾稠黏，涌出不止，眼黑头旋，恶心烦闷，气短促上喘无力，不欲言。心神颠倒，兀兀不止，目不敢开，如在风云中。头苦痛如裂，身重如山，四肢厥冷，不得安卧。余谓前证乃胃气已损，复下两次，则重虚其胃，而痰厥头痛作矣。制半夏白术天麻汤主之而愈。

半夏白术天麻汤

黄柏二分　干姜三分　天麻　苍术　白茯苓　黄芪　泽泻　人参以上各五分
白术　炒曲以上各一钱　半夏汤洗七次　大麦蘖面　橘皮以上各一钱五分

上件㕮咀。每服半两，水二盏，煎至一盏，去渣，带热服，食前。此头痛苦甚，谓之足太阴痰厥头痛，非半夏不能疗。眼黑头旋，风虚内作，非天麻不能除；其苗为定风草，独不为风所动也。黄芪甘温，泻火补元气；人参甘温，泻火补中益气；二术俱苦甘温，除湿补中益气；泽、苓利小便导湿；橘皮苦温，益气调中升阳；曲消食，荡胃中滞气；大麦面宽中助胃气；干姜辛热，以涤中寒；黄柏苦大寒，酒洗以主冬天少火在泉发躁也。

戊申有一贫士，七月中病脾胃虚弱，气促憔悴，因与人参芍药汤。

人参芍药汤

麦门冬二分　当归身　人参以上各三分　炙甘草　白芍药　黄芪以上各一钱
五味子五个

上件㕮咀。分作二服，每服用水二盏，煎至一盏，去渣，稍热服。既愈。继而冬居旷室，卧热炕，而吐血数次。予谓此人久虚弱，附脐有形，而有大热在内，上气不足，阳气外虚，当补表之阳气，泻里之虚热。

冬居旷室，衣服复单薄，是重虚其阳。表有大寒，壅遏里热，火邪不得舒伸，故血出于口。因思仲景太阳伤寒一证，当以麻黄汤发汗，而不与之，遂成衄血，却与之立愈，与此甚同，因与麻黄人参芍药汤。

麻黄人参芍药汤

人参益三焦元气不足而实其表也　麦门冬以上各三分　桂枝以补表虚　当归身和

血养血，各五分　麻黄去其外寒　炙甘草补其脾　白芍药　黄芪以上各一钱　五味子二个，安其肺气

上件㕮咀。都作一服，水三盏，煮麻黄一味，令沸，去沫，至二盏，入余药，同煎至一盏，去渣，热服，临卧。

升阳散火汤　治男子妇人四肢发热，肌热，筋痹热，骨髓中热，发困，热如燎，扪之烙手，此病多因血虚而得之。或胃虚过食冷物，抑遏阳气于脾土，火郁则发之。

生甘草二钱　防风二钱五分　炙甘草三钱　升麻　葛根　独活　白芍药　羌活　人参以上各五钱　柴胡八钱

上件㕮咀。每服秤半两，水三大盏，煎至一盏，去渣，稍热服。忌寒凉之物，及冷水月余。

安胃汤　治因饮食汗出，日久心中虚，风虚邪令人半身不遂，见偏风痿痹之证，当先除其汗，慓悍之气，按而收之。

黄连拣净，去须　五味子去子　乌梅去核　生甘草以上各五分　熟甘草三分升麻梢二分

上㕮咀。分作二服，每服水二盏，煎至一盏，去渣，温服，食远。忌湿面、酒、五辛、大料物之类。

清胃散　治因服补胃热药，而致上下牙痛不可忍，牵引头脑满热，发大痛，此足阳明别络入脑也。喜寒恶热，此阳明经中热盛而作也。

真生地黄　当归身以上各三分　牡丹皮半钱　黄连拣净，六分，如黄连不好，更加二分；如夏月倍之。大抵黄连临时，增减无定　升麻一钱

上为细末。都作一服，水一盏半，煎至七分，去渣，放冷服之。

清阳汤　治口㖞，颊腮急紧，胃中火盛，必汗不止而小便数也。

红花　酒黄柏　桂枝以上各一分　生甘草　苏木以上各五分　炙甘草一钱　葛根一钱五分　当归身　升麻　黄芪以上各二钱

上件㕮咀。都作一服，酒三大盏，煎至一盏二分，去渣，稍热服，食前。服讫，以火熨摩紧结处而愈。夫口筋急者，是筋脉血络中大寒，此药以代燔针劫刺破血以去其凝结，内则泄冲脉之火炽。

胃风汤　治虚风证，能食，麻木，牙关急搐，目内蠕，胃中有风，独面肿。

蔓荆子一分　干生姜二分　草豆蔻　黄柏　羌活　柴胡　藁本以上各三分麻黄五分，不去节　当归身　苍术　葛根以上各一钱　香白芷一钱二分　炙甘草一

钱五分　升麻二钱　枣四枚

上件剉如麻豆大。分二服，每服水二盏，煎至一盏，去渣，热服，食后。

阳明病湿胜自汗论

或曰：湿之与汗，阴乎阳乎？曰：西南坤土也。脾胃也，人之汗，犹天地之雨也。阴滋其湿，则为雾露为雨也。阴湿寒，下行之地气也。汗多则亡阳，阳去则阴胜也，甚为寒中。湿胜则音声如从瓮中出，湿若中水也。相家有说，土音如居深瓮中，言其壅也，远也，不出也，其为湿审矣。又知此二者，一为阴寒也。《内经》曰：气虚则外寒，虽见热中，蒸蒸为汗，终传大寒。知始为热中，表虚亡阳，不任外寒，终传寒中，多成痹寒矣。色以候天，脉以候地。形者，乃候地之阴阳也，故以脉气候之，皆有形无形可见者也。

调卫汤　治湿胜自汗，补卫气虚弱，表虚不任外寒。

苏木　红花以上各一分　猪苓二分　麦门冬三分　生地黄三分　半夏汤洗七次
生黄芩　生甘草　当归梢以上各五分　羌活七分　麻黄根　黄芪以上各一钱　五味
子七枚

上㕮咀，如麻豆大。作一服，水二盏，煎至一盏，去渣，稍热服。中风证必自汗，汗多不得重发汗，故禁麻黄而用根节也。

湿热成痿肺金受邪论

六七月之间，湿令大行，子能令母实而热旺，湿热相合，而刑庚大肠，故寒凉以救之。燥金受湿热之邪，绝寒水生化之源，源绝则肾亏，痿厥之病大作，腰以下痿软瘫，不能动，行走不正，两足欹侧。以清燥汤主之。

清燥汤

黄连去须　酒黄柏　柴胡以上各一分　麦门冬　当归身　生地　黄芪　炙甘
草　猪苓　曲以上各二分　人参　白茯苓　升麻以上各三分　橘皮　白术　泽泻以
上各五分　苍术一钱　黄芪一钱五分　五味子九枚

上㕮咀，如麻豆大。每服半两，水二盏半，煎至一盏，去渣，稍热，空心服。

助阳和血补气汤　治眼发后，上热壅，白睛红，多眵泪，无疼痛而瘾涩难开。此服苦寒药太过，而真气不能通九窍也，故眼昏花不明，宜助阳和血补气。

香白芷二分　蔓荆子三分　炙甘草　当归身酒洗　柴胡以上各五分　升麻　防风以上各七分　黄芪一钱

上㕮咀。都作一服，水一盏半，煎至一盏，去渣，热服，临卧。避风处睡，忌风寒及食冷物。

升阳汤　治大便一日三四次，溏而不多，有时泄泻，腹中鸣，小便黄。

柴胡　益智仁　当归身　橘皮以上各三分　升麻六分　甘草二钱　黄芪三钱红花少许

上㕮咀。分作二服，每服二大盏，煎至一盏，去渣，稍热服。

升阳除湿汤　治脾胃虚弱，不思饮食，肠鸣腹痛，泄泻无度，小便黄，四肢困弱。

甘草　大麦蘖面如胃寒腹鸣者加　陈皮　猪苓以上各三分　泽泻　益智仁　半夏　防风　神曲　升麻　柴胡　羌活以上各五分　苍术一钱

上㕮咀。作一服，水三大盏，生姜三片，枣二枚，同煎至一盏，去渣，空心服。

益胃汤　治头闷，劳动则微痛，不喜饮食，四肢怠惰，躁热短气，口不知味，肠鸣，大便微溏黄芪色，身体昏闷，口干不喜食冷。

黄芪　甘草　半夏以上各二分　黄芩　柴胡　人参　益智仁　白术以上各三分当归梢　陈皮　升麻以上各五分　苍术一钱五分

上㕮咀。作一服，水二大盏，煎至一盏，去渣，稍热服，食前。忌饮食失节、生冷、硬物、酒、湿面。

生姜和中汤　治食不下，口干虚渴，四肢困倦。

生甘草　炙甘草以上各一分　酒黄芩　柴胡　橘皮以上各二分　升麻三分　人参　葛根　藁本　白术以上各五分　羌活七分　苍术一钱　生黄芩二钱

上㕮咀。作一服，水二盏，生姜五片，枣二枚，劈开，同煎至一盏，去渣，稍热服之，食前。

强胃汤　治因饮食劳役所伤，腹胁满闷短气，遇春口淡无味，遇夏虽热而恶寒，常如饱，不喜食冷物。

黄柏　甘草以上各五分　升麻　柴胡　当归身　陈皮以上各一钱　生姜　曲以上各一钱五分　草豆蔻二钱　半夏　人参以上各三钱　黄芪一两

上㕮咀。每服三钱，水二大盏，煎至一盏，去渣，温服，食前。

温胃汤 专治服寒药多，致脾胃虚弱，胃脘痛。

人参　甘草　益智仁　缩砂仁　厚朴以上各二分　白豆蔻　干生姜　泽泻　姜黄以上各三分　黄芪　陈皮以上各七分

上件为极细末。每服三钱，水一盏，煎至半盏，温服，食前。

和中丸 补胃进食。

人参　干生姜　橘红以上各一钱　干木瓜二钱　炙甘草三钱

上为细末，汤浸蒸饼为丸，不进饮食如梧桐子大。每服三五十丸，温水送下，食前服。

藿香安胃散 治脾胃虚弱，不进饮食，呕吐不待腐熟。

藿香　丁香　人参以上各二钱五分　橘红五钱

上件四味为细末。每服二钱，水一大盏，生姜一片，同煎至七分，和渣冷服，食前。

异功散 治脾胃虚冷，腹鸣，腹痛，自利，不思饮食。

人参　茯苓　白术　甘草　橘皮以上各五分

上为粗散。每服五钱，水二大盏，生姜三片，枣二枚，同煎至一盏，去渣，温服，食前。先用数服，以正其气。

饮食伤脾论

《四十九难》曰：饮食劳倦则伤脾。又云：饮食自倍，肠胃乃伤。肠澼为痔。夫脾者，行胃津液，磨胃中之谷，主五味也。胃既伤，则饮食不化，口不知味，四肢倦困，心腹痞满，兀兀欲吐而恶食，或为飧泄，或为肠澼，此胃伤脾亦伤明矣。大抵伤饮伤食，其治不同。伤饮者，无形之气也。宜发汗，利小便，以导其湿。伤食者，有形之物也。轻则消化，或损其谷，此最为妙也，重则方可吐下。今立数方，区分类析，以列于后。

五苓散 治烦渴饮水过多，或水入即吐，心中淡淡，停湿在内，小便不利。

桂一两　茯苓　猪苓　白术以上各一两五钱　泽泻二两五钱

上为细末。每服二钱，热汤调服，不拘时候，服讫，多饮热汤，有汗出即愈。

如瘀热在里，身发黄胆，浓煎茵陈汤调下，食前服之。

如疸发渴，及中暑引饮，亦可用水调服。

论饮酒过伤

夫酒者，大热有毒，气味俱阳，乃无形之物也。若伤之，止当发散，汗出则愈矣；其次莫如利小便，二者乃上下分消其湿。今之酒病者，往往服酒癥丸，大热之药下之，又有用牵牛、大黄下之者，是无形元气受病，反下有形阴血，乖误甚矣！酒性大热，以伤元气，而复重泻之，况亦损肾水，真阴及有形阴血俱为不足，如此则阴血愈虚，真水愈弱，阳毒之热大旺，反增其阴火，是以元气消耗折人长命；不然，则虚损之病成矣。酒疸下之，久久为黑疸。慎不可犯。以葛花解酲汤主之。

葛花解酲汤 治饮酒太过，呕吐痰逆，心神烦乱，胸膈痞塞，手足战摇，饮食减少，小便不利。

莲花青皮去穰，三分 木香五分 橘皮去白 人参去芦 猪苓去黑皮 白茯苓以上各一钱五分 神曲炒黄色 泽泻 干生姜 白术以上各二钱 白豆蔻仁 葛花 砂仁以上各五钱

上为极细末，秤，和匀。每服三钱匕，白汤调下。但得微汗，酒病去矣。此盖不得已而用之，岂可恃赖日日饮酒，此方气味辛辣，偶因酒病服之，则不损元气，何者？敌酒病也。

枳术丸 治痞，消食，强胃。

枳实麸炒黄色，去穰，一两 白术二两

上同为极细末，荷叶裹烧饭为丸，如梧桐子大。每服五十丸，多用白汤下，无时。

白术者，本意不取其食速化，但令人胃气强，不复伤也。

橘皮枳术丸 治老幼元气虚弱，饮食不消，脏腑不调，心下痞闷。

枳实麸炒，去穰 橘皮以上各一两 白术二两

上件为细末，荷叶烧饭为丸，如梧桐子大。每服五十丸，温水送下，食远。

夫内伤用药之大法，所贵服之强人胃气，令胃气益厚，虽猛食、多食、重食而不伤，此能用食药者也。此药久久益胃气，令不复致伤也。

半夏枳术丸 治因冷食内伤。

半夏汤洗七次，焙干 枳实麸炒黄色 白术以上各二两

上同为极细末，荷叶裹烧饭为丸，如梧桐子大。每服五十丸，添服不妨，

无定法。如热汤浸蒸饼为丸亦可。

如食伤，寒热不调，每服加上二黄丸十丸，白汤下。

更作一方，加泽泻一两为丸，有小便淋者用。

木香干姜枳术丸 破除寒滞气，消寒饮食。

木香三钱　干姜五钱，炮　枳实一两，炒　白术一两五钱

上为极细末，荷叶烧饭为丸，如梧桐子大。每服三五十丸，温水送下，食前。

木香人参生姜枳术丸 开胃进食。

干生姜二钱五分　木香三钱　人参三钱五分　陈皮四钱　枳实一两，炒黄　白术一两五钱

上为细末，荷叶烧饭为丸，如梧桐子大。每服三五十丸，温水送下，食前。忌饱食。

和中丸 治病久虚弱，厌厌不能食，而脏腑或秘或溏，此胃气虚弱也。常服则和中理气，消痰去湿，肠胃，进饮食。

木香二钱五分　枳实麸炒　炙甘草以上各三钱五分　槟榔四钱五分　陈皮去白，八钱　半夏汤洗七次　厚朴姜制，以上各一两　白术一两二钱

上为细末，生姜自然汁浸蒸饼为丸，如梧桐子大。每服三五十丸，温水送下，食前或食远。

交泰丸 升阳气，泻阴火，调营气，进饮食，助精神，宽腹中，除急惰嗜卧，四肢不收，沉困懒倦。

干姜炮制，三分　巴豆霜五分　人参去芦　肉桂去皮，以上各一钱　柴胡去苗　小椒炒去汗，并闭目，去子　白术以上各一钱五分　厚朴去皮，剉，炒，秋冬加七钱　酒煮苦楝　白茯苓　砂仁以上各三钱　川乌头炮，去皮脐，四钱五分　知母四钱，一半炒，一半酒炒。此一味，春夏所宜，秋冬去之　吴茱萸汤洗七次，五钱　黄连去须，秋冬减一钱五分　皂角水洗，煨，去皮弦　紫菀去苗，以上各六钱

上除巴豆霜另入外，同为极细末，炼蜜为丸，如梧桐子大。每服十丸，温水送下，量虚实加减。

三棱消积丸 治伤生冷硬物，不能消化，心腹满闷。

丁皮　益智以上各三钱　巴豆炒，和粳，米炒焦黑去米　茴香炒　陈皮　青橘皮以上各五钱　京三棱炮　广术炮　炒曲以上各七钱

上件为细末，醋打面糊为丸，如梧桐子大。每服十丸至二十丸，温生姜汤

送下，食前。量虚实加减。得更衣，止后服。

备急丸　治心腹百病，卒痛如锥刺，及胀满不快，气急并治之。

锦纹川大黄为末　干姜炮，为末　巴豆先去皮膜心，研如泥霜，出油用霜

上件三味等分，同一处研匀，炼蜜成剂，臼内杵千百下，丸如大豌豆大。夜卧温水下一丸；如气实者，加一丸。如卒病，不计时候服。妇人有孕不可服。如所伤饮食在胸膈间，兀兀欲吐，反复闷乱，以物探吐去之。

神保丸　治心膈痛，腹痛，血痛，肾气痛，胁下痛，大便不通，气噎，宿食不消。

木香胡椒以上各二钱五分　巴豆十枚，去皮油心膜，研　干蝎七枚

上件四味为末，汤浸蒸饼为丸，麻子大，朱砂三钱为衣。每服五丸。

如心膈痛，柿蒂、灯心汤下。

如腹痛，柿蒂、煨姜煎汤下。

如血痛，炒姜醋汤下。

如肾气痛、胁下痛，茴香酒下。

如大便不通，蜜调槟榔末一钱下。

如气噎，木香汤下。

如宿食不消，茶酒浆饮任下。

雄黄圣饼子　治一切酒食所伤，心腹满不快。

雄黄五钱　巴豆一百个，去油心膜　白面十两，重罗过

上件三味，内除白面八、九两，余药同为细末，共面和匀，用新水和作饼子，如手大，以浆水煮，煮至浮于水上，漉出，控旋看硬软，捣作剂，丸如梧桐子大，捻作饼子。每服五、七饼子。加至十饼、十五饼，嚼破一饼，利一行，二饼利二行，茶酒任下，食前。

蠲饮枳实丸　逐饮消痰，导滞清膈。

枳实麦炒，去穰　半夏汤洗　陈皮去白，以上各二两　黑牵牛八两，内取头末，三两

上为细末，水煮面糊为丸，如梧桐子大。每服五十丸，食后生姜汤下。

感应丸　治虚中积冷，气弱有伤，停积胃脘，不能传化；或因气伤冷，因饥饱食，饮酒过多，心下坚满，两胁胀痛，心腹大疼，霍乱吐泻，大便频，后重迟涩，久痢赤白，脓血相杂，米谷不消，愈而复发。又治中酒，呕吐痰逆，恶心喜唾，头旋，胸膈痞闷，四肢倦怠，不欲饮食。又治妊娠伤冷，新产有伤。

若久有积寒，吃热药不效者，并悉治之。又治久病形羸，荏苒岁月，渐致虚弱，面黄肌瘦，饮食或进或退，大便或秘或泄，不拘久新积冷，并皆治之。

干姜炮制，一两　南木香去芦　丁香以上各一两五钱　百草霜二两　肉豆蔻去皮，三十个　巴豆去皮心膜油，研，七十个　杏仁一百四十个，汤浸去皮尖，研膏

上七味，除巴豆粉、百草霜、杏仁三味，余四味捣为细末，却与三味同拌，研令细，用好蜡匮和，先将蜡六两溶化作汁，以重绵滤去渣，更以好酒一升，于银、石器内煮蜡溶，滚数沸，倾出，候酒冷，其蜡自浮于上，取蜡秤用丸。春夏修合，用清油一两，于铫内熬令沫散香熟，次下酒煮蜡四两，同化作汁，就锅内乘热拌和前项药末，秋冬修合，用清油一两五钱，同煎煮熟，作汁，和匮药末成剂，分作小锭子，以油单纸裹之，旋丸服耳。

神应丸　治因一切冷物、冷水及潼乳酪水所伤，腹痛肠鸣，米谷不化。

丁香　木香以上各二钱　巴豆　杏仁　百草霜　干姜以上各五钱　黄蜡二钱

上先将黄蜡用好醋煮去渣秽，将巴豆、杏仁同炒黑烟尽，研如泥；余四味为细末。将黄蜡再上火，春夏入小油五钱，秋冬入小油八钱，溶开，入在杏仁、巴豆泥子内同搅，旋下丁香、木香等药末，研匀，搓作锭子，油纸裹了旋丸用。如芥子大，每服三五十丸，温米饮送下，食前，日三服，大有神效。

白术安胃散　治一切泻痢，无问脓血相杂，里急窘痛，日夜无度。又治男子小肠气痛，及妇人脐下虚冷，并产后儿枕块痛；亦治产后虚弱，寒热不止者。

五味子　乌梅取肉炒干，以上各五钱　车前子　茯苓　白术以上各一两　米谷三两，去顶蒂穰，醋煮一宿，炒干

上为末。每服五钱，水一盏半，煎至一盏，去渣，空心温服。

圣饼子　治泻痢赤白，脐腹撮痛，久不愈者。

黄丹二钱　定粉　舶上硫黄　陀僧以上各三钱　轻粉少许

上细剉为末，入白面四钱匕，滴水和如指尖大，捻作饼子，阴干。食前温浆水磨服之，大便黑色为效。

当归和血散　治肠澼下血，湿毒下血。

川芎四分　青皮　槐花　荆芥穗　熟地　黄芪　白术以上各六分　当归身　升麻以上各一钱

上件为细末。每服二、三钱，清米饮汤调下，食前。

诃梨勒丸　治休息痢，昼夜无度，腥臭不可近，脐腹撮痛，诸药不效。

诃子五钱，去核称　椿根白皮一两　母丁香三十个

上为细末，醋面糊丸，如梧桐子大。每服五十丸，陈米饭汤入醋少许送下，五更，三日三服效。

脾胃损在调饮食适寒温

《十四难》曰：损其脾者，调其饮食，适其寒温。又云：夫脾、胃、大肠、小肠、三焦、膀胱，仓廪之本，营之所居，名曰器，能化糟粕，转味而出入者也。若饮食，热无灼灼，寒无怆怆，寒温中适，故气将持，乃不致邪僻。或饮食失节，寒温不适，所生之病，或溏泄无度，或心下痞闷，腹胁胀，口失滋味，四肢困倦，皆伤于脾胃所致而然也。肠胃为市，无物不受，无物不入，若风、寒、暑、湿、燥，一气偏胜，亦能伤脾损胃，观证用药者，宜详审焉。

脾胃右关所主
其脉缓如得 {

弦脉，风邪所伤。甘草芍药汤、黄芪建中汤之类；或甘酸之剂，皆可用之。洪脉。热邪所伤。三黄丸、泻黄散、调胃承气汤；或甘寒之剂，皆可用之。缓脉，本经太过，湿邪所伤。

平胃散加白术、茯苓，五苓散；或除湿渗淡之剂，皆可用之。

涩脉，燥热所伤。异功散加当归，四君子汤加熟地黄；或甘温甘润之剂，皆可用之。

沉细脉，寒邪所伤。益黄散，养胃丸，理中丸，理中汤，如寒甚加附子；甘热之剂，皆可用之。

前项所定方药，乃常道也，如变则更之。

胃风汤 治大人小儿，风冷乘虚，入客肠胃，水谷不化，泄泻注下，腹胁虚满，肠鸣疠痛；及肠胃湿毒，下如豆汁，或下血瘀血，日夜无度，并宜服之。

人参去芦　白茯苓去皮　芎䓖　桂去粗皮　当归去苗　白芍药　白术以上各等分

上为粗散。每服二钱，以水一大盏，入粟米数百余粒，同煎至七分，去渣，稍热服，空心，食前。小儿量力减之。

三黄丸 治丈夫、妇人三焦积热。上焦有热，攻冲眼目赤肿，头项肿痛，口舌生疮；中焦有热，心膈烦躁，不美饮食；下焦有热，小便赤涩，大便秘结。五脏俱热，即生痈、疖、疮、痍。及治五般痔疾，肛门肿痛，或下鲜血。

黄连去芦　黄芩去芦　大黄以上各一两

上为细末，炼蜜为丸，如梧桐子大。每服三十丸，用熟水吞下；如脏腑壅实，加服丸数。小儿积热，亦宜服之。

白术散 治虚热而渴。

人参去芦　白术　木香　白茯苓去皮　藿香叶去土　甘草炒，以上各一两　干葛二两

上件为粗末。每服三钱至五钱，水一盏，煎至五分，温服。如饮水者，多煎与之，无时服。

如不能食而渴，洁古先师倍加葛根；如能食而渴，白虎汤加人参服之。

加减平胃散 治脾胃不和，不思饮食，心腹胁肋，胀满刺痛，口苦无味，胸满气短，呕哕恶心，噫气吞酸，面色萎黄，肌体瘦弱，怠惰嗜卧，体重节痛，常多自利，或发霍乱，及五噎、八痞、膈气、反胃。

甘草剉，炒，二两　厚朴去粗皮，姜制炒香　陈皮去白，以上各三两二钱　苍术去粗皮，米泔浸，五两

上为细末。每服二钱，水一盏，入生姜三片，干枣二枚，同煎至七分，去渣，温服；或去姜、枣，带热服，空心、食前。入盐一捻，沸汤点服亦得。常服调气暖胃，化宿食，消痰饮，辟风寒冷湿，四时非节之气。

如小便赤涩，加白茯苓、泽泻。

如米谷不化，食饮多伤，加枳实。

如胸中气不快，心下痞气，加枳壳、木香。

如脾胃困弱，不思饮食，加黄芪、人参。

如心下痞闷，腹胀者，加厚朴，甘草减半。

如遇夏，则加炒黄芩。

如遇雨水湿润时，加茯苓、泽泻。

如遇有痰涎，加半夏、陈皮。

凡加时，除苍术、厚朴外，根据例加之，如一服五钱，有痰加半夏五分。

如嗽，饮食减少，脉弦细，加当归、黄芪，用身。

如脉洪大缓，加黄芩、黄连。

如大便硬，加大黄芪三钱，芒硝二钱，先嚼麸炒桃仁烂，以药送下。

散滞气汤 治因忧气结，中脘腹皮底微痛，心下痞满，不思饮食，虽食不散，常常有痞气。

当归身二分　陈皮三分　柴胡四分　炙甘草一钱　半夏一钱五分　生姜五片

红花少许

上件剉如麻豆大。都和一服，水二盏，煎至一盏，去渣，稍热服，食前。忌湿面、酒。

通幽汤 治幽门不通，上冲，吸门不开，噎塞，气不得上下，治在幽门闭，大便难，此脾胃初受热中，多有此证，名之曰下脘不通。

桃仁泥 红花以上各一分 生地 黄芪 熟地黄以上各五分 当归身 炙甘草 升麻以上各一钱

上㕮咀。都作一服，水二大盏，煎至一盏，去渣，稍热服之，食前。

润肠丸 治饮食劳倦，大便秘涩，或干燥，闭塞不通，全不思食，及风结、血秘，皆能闭塞也。润燥和血疏风，自然通利也。

大黄去皮 当归梢 羌活以上各五钱 桃仁汤浸，去皮尖，一两 麻子仁去皮取仁，一两二钱五分

上除桃仁、麻仁另研如泥外，捣罗为细末，炼蜜为丸，如梧桐子大。每服五十丸，空心用白汤送下。

导气除燥汤 治饮食劳倦，而小便闭塞不通，乃血涩致气不通而窍涩也。

滑石炒黄 茯苓去皮，以上各二钱 知母细剉，酒洗 泽泻以上各三钱 黄柏去皮，四钱，酒洗

上㕮咀。每服半两，水二盏，煎至一盏，去渣，稍热服，空心。如急，不拘时候。

丁香茱萸汤 治胃虚呕哕吐逆，膈咽不通。

干生姜 黄柏以上各二分 丁香 炙甘草 柴胡 橘皮 半夏以上各五分 升麻七分 吴茱萸 草豆蔻 黄芪 人参以上各一钱 当归身一钱五分 苍术二钱

上件剉如麻豆大。每服半两，水二盏，煎至一盏，去渣，稍热服，食前。忌冷物。

草豆蔻丸 治脾胃虚而心火乘之，不能滋荣上焦元气，遇冬肾与膀胱之寒水旺时，子能令母实，致肺金大肠相辅而来克心乘脾胃，此大复其仇也。经云：大胜必大复。故皮毛血脉分肉之间，元气已绝于外，又大寒大燥二气并乘之，则苦恶风寒，耳鸣，及腰背相引胸中而痛，鼻息不通，不闻香臭，额寒脑痛，目时眩，目不欲开。腹中为寒水反乘，痰唾沃沫，食入反出，腹中常痛，及心胃痛，胁下急缩，有时而痛，腹不能努，大便多泻而少秘，下气不绝，或肠鸣，此脾胃虚之极也。胸中气乱，心烦不安，而为霍乱之渐。膈咽不通，噎塞，极

则有声，喘喝闭塞。或日阳中，或暖房内稍缓，口吸风寒则复作。四肢厥逆，身体沉重，不能转侧，头不可以回顾，小便溲而时躁。此药主秋冬寒凉大复气之药也。

泽泻一分，小便数减半　柴胡二分或四分，须详胁痛多少用　神曲　姜黄以上各四分　当归身　生甘草　熟甘草　青皮以上各六分　桃仁汤洗，去皮尖，七分　白僵蚕　吴茱萸汤洗去苦烈味，焙干　益智仁　黄芪　陈皮　人参以上各八分　半夏一钱，汤洗七次　草豆蔻仁一钱四分，面裹烧，面熟为度，去皮用仁　麦蘖面炒黄，一钱五分

上件一十八味，同为细末，桃仁另研如泥，再同细末一处研匀，汤浸蒸饼为丸，如梧桐子大。每服三五十丸，熟白汤送下，旋斟酌多少。

神圣复气汤　治复气乘冬，足太阳寒气，足少阴肾水之旺。子能令母实，手太阴肺实，反来侮土，火木受邪。腰背胸膈闭塞，疼痛，善嚏，口中涎，目中泣，鼻中流浊涕不止，或如息肉，不闻香臭，咳嗽痰沫，上热如火，下寒如冰。头作阵痛，目中流火，视物䀮䀮，耳鸣耳聋，头并口鼻，或恶风寒，喜日阳，夜卧不安，常觉痰塞，膈咽不通，口失味，两胁缩急而痛，牙齿动摇，不能嚼物，阴汗出，前阴冷，行步欹侧，起居艰难，掌中寒，风痹麻木，小便数而昼多夜频，而欠，气短喘喝，少气不足以息，卒遗失无度。妇人白带，阴户中大痛，牵心而痛，黧黑失色；男子控睾牵心腹，阴阴而痛，面如赭色；食少，大小便不调，烦心霍乱，逆气里急而腹；皮色白，后出余气，腹不能努，或肠鸣；膝下筋急，肩胛大痛，此皆寒水来复，火土之仇也。

黑附子炮裹，去皮脐　干姜炮，为末，以上各三分　防风剉如豆大　郁李仁汤浸去皮尖，另研如泥　人参以上各五分　当归身酒洗，六分　半夏汤泡七次　升麻剉，以上各七分　甘草剉　藁本以上各八分　柴胡剉如豆大　羌活剉如豆大，以上各一钱　白葵花五朵，去心，细剪入

上件药都一服，水五盏，煎至二盏，入：
橘皮五分　草豆蔻仁面裹烧熟，去皮　黄芪以上各一钱
上件入在内，再煎至一盏，再入下项药：
生地黄二分，酒洗　黄柏酒浸　黄连酒浸　枳壳以上各三分
以上四味，预一日另用新水浸，又以：
细辛二分　川芎细末　蔓荆子以上各三分
预一日用新水半大盏，分作二处浸。此三味并黄柏等煎正药作一大盏，不

去渣，入此浸者药，再上火煎至一大盏，去渣，稍热服，空心。又能治啮颊、啮唇、啮舌，舌根强硬等证，如神。忌肉汤，宜食肉，不助经络中火邪也。大抵肾并膀胱经中有寒，元气不足者，皆宜服之。

丹溪心法

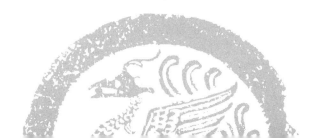

导读

成书背景

《丹溪心法》是一部综合性医书，共 5 卷（一作 3 卷）。元代朱震亨著述，明代程充校订，刊于 1481 年。本书并非朱氏自撰，而是由他的学生根据其学术经验和平素所述纂辑而成，因主要体现了朱丹溪的学术思想，故称其为本书作者。

据考证，《丹溪心法》最早的版本名为《丹溪心法类集》，《中国医籍考》据《医藏目录》定此书为杨珣所辑，成书于明景泰年间（1450—1456）。程充曾言："景泰中，杨楚玉类集心法，刊于陕右。"故本版《丹溪心法》被称作"陕本"。成化初年（1465），王季瑞又增附方，重梓于西蜀，称为"蜀板"。程充认为二板或篇目重出，或增附他论别方，失却丹溪本旨，因而又"窃取《平治荟萃》经验等方，及《玉机微义》《卫生宝鉴》《济生拔粹》、东垣、河间诸书校之，究尾会首，因证求方"。编集成《丹溪心法》，刊刻于新安，称为"徽板"。

徽板《丹溪心法》卷首载《十二经见证》等总论 6 篇，末附宋濂《石表辞》和戴良《丹溪翁传》。证治分列 100 门，将《金匮钩玄》139 门合并成 78 门，增补 22 门，以内科杂病为主，兼及外、妇、儿各科。程充谓："以丹溪原论，考订无误，录于症首；次附戴元礼辨证；次录正方，以见正法不杂。"收录的方剂分入方和附方，入方为丹溪所订，附方则取其它医家所拟，各门又设"附录"以"存编者之意"，并非丹溪原论。曹炳章评价说："其书虽有后人纂集，法宗丹溪，能阐明学理，犹为医学切要，可谓师传心法也。"因此，本书作为后学编集的丹溪证治心法的代表作，流传尤广，影响颇大。

程氏《丹溪心法》之后，成化、嘉靖间又有《丹溪纂要》《丹溪心法附余》《丹溪先生治法心要》等书刊行，但流传、影响均远远不及徽板。

作者生平

朱震亨（1281—1358），字彦修，义乌（今浙江义乌市）赤岸人。他所居的赤岸村，原名蒲墟村，南朝时改名赤岸村，继而又改为丹溪村。所以人们尊称他为"丹溪先生"或"丹溪翁"。朱丹溪倡导滋阴学说，创立丹溪学派，对中医学贡献卓著，后人将他和刘完素、张从正、李东垣一起，誉为"金元四大家"。

朱丹溪的医学成就，主要是"相火论""阳有余阴不足论"。朱丹溪"相火论"，是在师承寒凉派刘完素火热病机的基础上，又参之以"太极"之理，进一步加以阐发和补充而发展起来的。首先，他说："天主生物，故恒于动"；"人有此生，亦恒于动"。认为天地万物，都是恒动的，而"凡动皆属火"。火有君火、相火之分。丹溪说："心，君火也。"《内经》"心主神明"，可见，君火主持人身的思维活动。关于相火，丹溪说："生于虚无，守位禀命，因其动而可见。"又说："天非此火不能生物，人非此火不能有生。"可见相火指推动人身生生不息的原动力，又指出肝、肾、胆、三焦为相火的根源，主要发源于肾。君火、相火只有互相配合，才能温养脏腑，推动人身的各种功能活动，所以，丹溪说："彼五火之动皆中节，相火惟有裨补造化，以为生生不息之运用耳。"但是，相火之性易起，若五志之火变动反常，则"五性厥阳之火相扇"，相火就会妄动，产生病理性的变化，以致"火起于妄，变化莫测，无时不有，煎熬其阴，阴虚则病，阴绝则死"。可以看出，相火既有推动人身生命活动的一面，如果反常妄动，又有"煎熬真阴"而使人生病的一面。

在"相火论"的基础上，丹溪又于"阳有余阴不足论"中创立"阳常有余，阴常不足"之说。首先从天人合一的观点出发，用天地日月这些自然界的现象来说明阴阳的变化。他说："天，大也，为阳，而运于地之外；地，居天之中，为阴，天之大气举之。"由于"人受天地之气以生，天之阳气为气，地之阴气为血"故"气常有余，血常不足"。

根据"相火论""阳有余阴不足论"，朱丹溪确立了"滋阴降火"的治则，倡导滋阴学说，对杂病创气、血、痰、郁的辨证方面也多有建树。此外，如恶寒非寒、恶热非热之论，养老、慈幼、茹淡、节饮食、节情欲等论，大都从养阴出发，均对后世有深远的影响。

学术特点

1. 重视病证名称的明确和鉴别

在病证辨治中，朱丹溪非常重视对病证名称的明确和相似病证的鉴别，体现了他辨证论治与辨病论治相结合的先进的学术思想。《丹溪心法》中许多病证的附录部分均有对病证名称的阐释，并且对其因机证治均有扼要分析。如在《丹溪心法·咳血》分析各血证曰："咳血者，嗽出，痰内有血者是；呕血者，呕全血者是；咯血者，每咳出皆是血疙瘩；衄血者，鼻中出血也；溺血，小便出血也；下血者，大便出血也。"这些均是朱丹溪为明确与鉴别各种血证病名而作的精辟论述。

2. 用药灵活，因时、因地、因人制宜

因时用药，即依据四时气候对疾病的影响，而选用针对性的药物。如《中风·附方》所选愈风汤下载："此药常服之，不可失四时之辅，如望春大寒之后，本方加半夏、人参、柴胡各二两。通前（即"木通"）四两，谓迎而夺少阳之气也；如望夏谷雨之后，本方加生石膏、黄芩、知母各三两，谓迎而夺阳明之气也；季夏之月，本方加防已、白术、茯苓各二两，谓胜脾土之气也；初秋大暑之后，本方加厚朴一两、藿香一两、桂一两，谓迎而夺太阴之气也；望冬霜降之后，本方中加附子、官桂各一两、当归二两，谓胜少阴之气也；如得春气候，减冬所加。"

因地用药，即根据地域环境对疾病的影响而选用相应的药物。如前所述，朱氏认为中风发于西北者，亦有少数真中风，发于东南者，则多痰生风，属类中风。真中类中虽同为中风病，但因其性质不同，治疗用药截然不同。

因人用药，即依据个人的体质差异，对同一种疾病的用药也是不同的。有根据患者素体强弱、肥瘦用药者，如《丹溪心法·痞》载："如禀受充实，面青骨露，气实之人心下痞者，宜枳实、黄连、青皮、陈皮、枳壳；如禀受素弱，转运不调，饮食不化而心下痞者，宜白术、山楂、曲蘗、陈皮。如肥人心下痞者，乃是实痰，宜苍术、半夏、砂仁、茯苓、滑石；如瘦人心下痞者，乃是郁热在中焦，宜枳实、黄连、葛根、升麻。"又如《丹溪心法·中湿》载："凡肥人沉困怠惰者，是湿热，宜苍术、茯苓、滑石；凡肥白之人，沉困怠惰，是气虚，宜二术、人参、半夏、草果、厚朴、芍药；凡黑瘦而沉困怠惰者，是热，宜白术、黄芩。"上述同为痞病、中湿，但因素质强弱、肥瘦、面色等情况不同，其用药差异明显。

3. 创立"六郁"理论，发明治郁名方

丹溪治疗杂病以气、血、痰、郁为纲，其中关于"郁"的学术思想，集中体现在《丹溪心法·六郁》篇，并于该篇中创制名方——越鞠丸。众所周知，《内经》早有五气之郁的名称。而朱氏在《内经》五郁论的基础上，阐发了气郁、湿郁、痰郁、食郁、热郁、血郁之"六郁"论，强调"气血冲合，万病不生；一有怫郁，诸病生焉。故人身诸病多生于郁"。开篇即指出气失通畅，是郁证病机关键之所在。

人以气和为本，气和则病无由生。若喜怒无常，忧思过度，或饮食失节，寒温不适等因素，均可引起气机郁滞。气机郁结日久，由于病机的发展变化，一般在肝郁气滞的基础上，常可继发血郁、火郁、痰郁、湿郁、食郁等多种病变。如气郁不解，日久影响及血，致使血运不畅，脉络阻滞，则成血郁；若气郁日久化火，则成火郁；若气机郁滞，日久不解，亦可影响津液的输布，致使津液运行不畅而酿生痰涎，形成痰郁；若脾胃气郁则运化失司，食湿必成。总之，郁证发展演变多由气郁导致火郁及其他各种郁证，致使人体各种气血津液运行障碍，而百病丛生。

"凡郁皆在中焦"一句明确指出郁证病变中心在于中焦。中焦即脾胃，胃为水谷之海，法天地，生万物。人身之清气、荣气、卫气、春升之气，都是胃气的别称。脾胃居中，心肺在上，肝肾在下。六淫、七情、劳役妄动，常导致脏气不和，而有虚实克胜之变。而中气之病常先于四脏，一有不平，中气不和而先郁，再加上饮食失节，积于脾胃，所以中焦致郁者多。

越鞠丸方中以苍术、川芎升降气机，总解诸郁，并以合香附以行气开郁。汪昂有云："此方药兼升降者，将欲升之，必先降之，将欲降之，必先升之。苍术辛烈雄壮，固胃强脾，能径入诸经，疏泄阳明之湿，通行敛涩；香附阴中快气之药，下气最速，一升一降，故郁散而平；抚芎足厥阴药，直达三焦，上行头目，下行血海，为通阴阳血气之使。"至于方中神曲、山栀，均有理气开郁之功。神曲调中下气，行脾胃滞气。清代周岩在其《本草思辨录》中云："独取其秉肃降之气以敷条达之用………栀子解郁而性终下行。"诸药合用，行气开郁，统治六郁。

丹溪心法序

医之先，谓出于神农、黄帝，儒者多不以为然。予尝考医之与卜，并见于《周礼》，曰：医师隶冢宰，筮人隶宗伯。并称于孔子，曰：人而无恒，不可以作巫医。巫，筮字，盖古通也。然卜之先，实出于羲文、周孔，则医之先，谓出于神农、黄帝，亦必有所从来。大约羲文、周孔之书存，故卜之道尊；神农、黄帝之书亡，故医之道卑。然其书虽亡，而余绪之出于先秦者，殆亦有之。若今《本草》《素问》《难经》《脉经》，此四书者，其察草木、鸟兽、金石之性，论阴阳、风寒、暑湿之宜，标其穴以施针炳，诊其脉以究表里，测诸秋毫之末，而活之危亡之余，类非神人异士，不足以启其机缄，而发其肯綮。则此四书者，诚有至理，不可谓非出于圣笔而遂少之也。然则医之与卜，皆圣人之一事，必儒者乃能知之，其不以为然者，不能通其说者也。医之方书，皆祖汉张仲景，仲景之言，实与前四书相出入，亦百世不能易者。自汉而后，代不乏贤，中古以来，予所取五人，曰孙思邈氏，其言尝见录于程子；曰张元素氏，曰刘守真氏，曰李杲氏，皆见称于鲁斋许文正公；曰朱震亨氏，实白云许文懿公高第弟子，斯五人皆儒者也。而朱氏实渊源于张、刘、李三君子，尤号集其大成。朱氏每病世之医者，专读宋之《局方》，执一定之法，以应无穷之疾，譬之儒者，专诵时文，以幸一第，而于圣经贤传，反不究心。乃作《局方发挥》《格致余论》等书，深有补于医道，而方书所传，则有《丹溪心法》若干卷，推脉以求病，因病而治药，皆已试之方也。朱氏没而其传泯焉，近世儒者始知好之，稍稍行世。然业医者乐检方之易，而惮读书之难，于《素》《难》诸书，盖皆不能以句，而于五人者之著述，则亦视为迂阔之论，其茫然不知所用力，无足怪者。其以药试人之疾，间一获效，则亦如村氓牧竖，望正鹄而射之，偶尔中焉。或从其旁问之射法，瞠目相视，不知所对。彼老成者，日从事乎内志外体之间，虽或小有所失，而矢之所向，终无大远，此观射之法也。审医之能，何以异此？予宗人用光，世业儒而好医，其读《素》《难》之书甚稔，最喜朱氏之说。尝以《丹溪心法》有川、陕二本，妄为世医所增附，深惧上有累于朱氏，乃为之彪分胪列，厘其误而去其复，以还其旧。凡朱氏之方有别见者，则以类入之。书成，将刻梓以传，请予序。予故以多病好医而未能也，辄以医卜并言于编首，使业医者知其道本出于圣人，其书本足以比冀，而非可以自卑，则日勉焉。以致力乎《本草》《素》《难》《脉经》之书，以及五君子之说，而尤以朱氏为入道之门，则庶几乎上可以辅圣主拯世之心，下可以见儒者仁民之效，而医不失职矣。用光名充，休宁汉口人，与予同出梁将军忠壮公后。

成化十八年岁次壬寅春二月既望赐进士及第奉训大夫左春坊
左谕德同修国史经筵官兼太子讲读官休宁程敏政序

丹溪先生心法序

夫驱邪扶正，保命全真，拯天阏于长年，济疲癃于仁寿者，非资于医，则不能致之矣。医之道，肇自轩岐，论《难》《灵》《素》出焉，降而和、缓、扁、仓，咸神其术，至汉张仲景作《伤寒杂病论》，始制方剂，大济烝民。晋王叔和撰次其书，复集《脉经》，全生之术，于斯备矣。他如华氏剖腹、王氏针妖，与夫奇才异士，间有一节一法取炫于时者亦多，非百代可行之活法也。嗟夫！去古愈远，正道湮微，寥寥千载之下，孰能继往开来而垂法于无穷者？宋金间，上谷张元素、河间刘守真，俱以颖特之资，深达阃奥，高出前古。元素之学，东垣李杲深得之，明内伤之旨，大鸣于时。王海藏、罗谦甫又受业于东垣，罗太无亦私淑诸贤者也。明哲迭兴，肩摩踵接，著为方论，究极精微，犹水火谷粟之在天下，不可一日无。遵而用之，困苏废起，斯民何其幸欤！泰定中，丹溪朱先生起江东。先生许文懿公高第，讳震亨，字彦修，婺之乌伤人，为元钜儒。因母病脾，刻志于医，曰：医者，儒家格物致知一事，养亲不可缺。遂遍游江湖寻师，无所遇。还杭拜罗太无，乃得刘、张、李之学以归。穷研《素问》之旨，洞参运气之机，辟《局方》之非宜，悟戴人之攻击，别阴阳于疑似，辨标本于隐微，审察血气实虚，探究真邪强弱，一循活法，无泥专方。诚医道之宗工，性命之主宰，而集先贤之大成者也。其徒赵以德、刘叔渊、戴元礼氏，咸能翼其道，遗书传播有年。景泰中，杨楚玉集其心法，刊于陕右。成化初，王季璜附方重梓于西蜀，志欲广布海内，使家传人诵，不罹夭枉，其用心仁矣。而杨之集，篇目或有重出，而亦有遗，附以他论，使玉石不分。王因之附添诸方，多失本旨。充，江左一愚，夙志于此，每阅是书，实切病焉。辄不自揆妄意，窃取《平治会萃》、经验等方，及《玉机微义》《卫生宝鉴》《济生拔萃》、东垣、河间诸书校之。究尾会首，因证求方，积日既久，复得今中书乌伤王允达先生，以丹溪曾孙朱贤家藏的本寄示，合而参考。其或文理乖讹、意不相贯者，详求原论以正其误；篇目错综、前后重叠者，芟去繁冗以存其要；此有遗而彼有载者，采之以广其法；论既详而方未备者，增之以便检阅。一言去取，无敢妄有损益。庶几丹溪之书，犹泾渭合流，清浊自别，乌鹭同栖，皂白攸分。学者免惑于他歧，疾疢得归于正治，未知其然否乎？极知僭逾，无所逃罪，同志之士，倘矜其愚，正其讹舛而赐教之，则充之至愿也，于是乎书。

成化十七年岁次辛丑仲冬休宁后学复春居士程充谨识

十二经见证

足太阳膀胱经见证

头苦痛　目似脱　头两边痛　泪出　脐反出　下肿，便脓血　肌肉痿　项似拔　小腹胀痛，按之欲小便不得

足阳明胃经见证

恶与火，闻木声则惊狂，上登而歌，弃衣而走　颜黑　不能言　唇胗　呕呵欠　消谷善饮　颈肿　膺、乳、冲、股、伏兔、胻外廉、足跗皆痛　胸傍过乳痛　口喎　腹大水肿　奔响腹胀　跗内廉胕痛　髀不可转，腘似结，腨似裂　膝膑肿痛　遗溺失气　善伸数欠　癫疾　湿浸心欲动，则闭户独处　惊　身前热，身后寒栗

足少阳胆经见证

口苦　马刀挟瘿　胸中、胁肋、髀、膝外至胻绝骨外踝前诸节痛　足外热　寝寒憎风　体无膏泽　善太息

手太阳小肠经见证

面白　耳前热，苦寒　颊颔肿不可转　腰似折　肩、臑、肘、臂外后廉肿痛　臑、臂内前廉痛

手阳明大肠经见证

手大指、次指难用　耳聋辉辉焞焞，耳鸣嘈嘈　耳后、肩、臑、肘、臂外背痛　气满，皮肤壳壳然，坚而不痛

足太阴脾经见证

五泄注下五色　大小便不通　面黄　舌本强痛，口疮　食即吐，食不下咽　怠惰嗜卧　抢心　善饥善味，不嗜食，不化食　尻、阴、股、膝、臑、胻、足背痛　烦闷，心下急痛　有动痛，按之若牢，痛当脐　心下若痞　腹胀肠鸣，飧泄不化　足不收，行善瘈，脚下痛　九窍不通　溏泄，水下后出余气则快然　饮发中满，食减善噫，形醉，皮肤润而短气，肉痛，身体不能动摇　足胻肿若水

足少阴肾经见证

面如漆　眇中清　面黑如炭　咳唾多血　渴　脐左、胁下、背、肩、髀间

痛　胸中满，大小腹痛　大便难　饥不欲食，心悬如饥　腹大颈肿，喘嗽　脊、臀、股后痛，脊中痛，脊、股内后廉痛，腰冷如冰及肿　足痿、厥，脐下气逆，小腹急痛，泄　下踵、足胕寒而逆　肠澼，阴下湿　四指正黑　手指清，厥足下热，嗜卧，坐而欲起　冻疮　下痢　善思　善恐　四肢不收，四肢不举

足厥阴肝经见证

头痛　脱色善洁　耳无闻　颊肿　肝逆颊肿　面青　目赤肿痛　两胁下痛引小腹　胸痛，背下则两胁肿痛　妇人小腹肿　腰痛不可俯仰　四肢满闷　挺长热　呕逆　血　肿睾，疝　暴痒　足逆寒　胕善瘈，节时肿　遗沥，淋溲，便难，癃，狐疝，洞泄，大人癞疝　眩冒转筋　阴缩，两筋挛　善恐，胸中喘，骂詈　血在胁下　喘

手太阴肺经见证

善嚏　缺盆中痛　脐上、肩痛　肩背痛　脐右、小腹胀引腹痛　小便数溏泄　皮肤痛及麻木　喘，少气，颊上气见　交两手而瞀，悲愁欲哭　洒淅寒热

手少阴心经见证

消渴　两肾内痛　后廉、腰背痛　浸淫　善笑　善恐善忘　上咳吐，下气泄　眩仆　身热而腹痛　悲

手厥阴别脉经见证 心主

笑不休　手心热　心中大热　面黄目赤　心中动

手足阴阳经合生见证

头顶痛：足太阳、手少阴　黄疸：足太阴、少阴　面赤：手少阴、厥阴，手、足阳明　目黄：手阳明、少阴、太阳、厥阴，足太阳　耳聋：手太阳、阳明、少阳、太阴，足少阴　喉痹：手、足阳明，手少阳　鼻鼽衄：手足阳明、太阳　目䀮䀮无所见：足少阴、厥阴　目瞳仁痛：足厥阴　面尘：足厥阴、少阳　咽肿：足少阴、厥阴　嗌干：手太阴，足少阴、厥阴，手少阴、太阳　哕：手少阳，足太阴　膈咽不通，不食：足阳明、太阴　胸满：手太阴，足厥阴，手厥阴　胸支满：手厥阴、少阴　腋肿：手厥阴，足少阳　胁痛：手少阴，足少阳　胸中痛：手少阴，足少阳　善呕苦汁：足少阳、足阳明　逆，少气咳嗽，喘渴上气：手太阴，足少阴　喘：手阳明，足少阴，手太阴　臂外痛：手太阳、

少阳　掌中热：手太阳、阳明、厥阴　肘挛急：手厥阴、太阴　肠满胀：足阳明、太阴　心痛：手少阴、厥阴，足少阴　痔：足太阳，手、足太阴　热，凄然振寒：足阳明、少阳　如人将捕：足少阴、厥阴　疟：足太阴，足三阳　汗出：手太阳、少阴，足阳明、少阳　身体重：手太阴、少阴

不治已病治未病

与其救疗于有疾之后，不若摄养于无疾之先，盖疾成而后药者，徒劳而已。是故已病而不治，所以为医家之法；未病而先治，所以明摄生之理。夫如是则思患而预防之者，何患之有哉？此圣人不治已病治未病之意也。尝谓备土以防水也，苟不以闭塞其涓涓之流，则滔天之势不能遏；备水以防火也，若不以扑灭其荧荧之光，则燎原之焰不能止。其水火既盛，尚不能止遏，况病之已成，岂能治欤？故宜夜卧早起于发陈之春，早起夜卧于蕃秀之夏，以之缓形无怒而遂其志，以之食凉食寒而养其阳，圣人春夏治未病者如此；与鸡俱兴于容平之秋，必待日光于闭藏之冬，以之敛神匿志而私其意，以之食温食热而养其阴，圣人秋冬治未病者如此。或曰：见肝之病，先实其脾脏之虚，则木邪不能传；见右颊之赤，先泻其肺经之热，则金邪不能盛，此乃治未病之法。今以顺四时调养神志，而为治未病者，是何意邪？盖保身长全者，所以为圣人之道；治病十全者，所以为上工术。不治已病治未病之说，著于《四气调神大论》，厥有旨哉。昔黄帝与天师难疑答问之书，未曾不以摄养为先，始论乎天真，次论乎调神，既以法于阴阳，而继之以调于四气，既曰食饮有节，而又继之以起居有常，谆谆然以养身为急务者，意欲治未然之病，无使至于已病难图也。厥后秦缓达乎此，见晋侯病在膏肓，语之曰不可为也；扁鹊明乎此，视齐侯病至骨髓，断之曰不可救也。噫！惜齐、晋之侯不知治未病之理。

亢则害承乃制

气之来也，既以极而成灾，则气之承也，必以复而得平，物极则反，理之自然也。大抵寒、暑、燥、湿、风、火之气，木、火、土、金、水之形，亢极则所以害其物，承乘则所以制其极，然则极而成灾，复而得平，气运之妙，灼然而明矣，此亢则害承乃制之意。原夫天地阴阳之机，寒极生热，热极生寒，

鬼神不测，有以斡旋宰制于其间也。故木极而似金，火极而似水，土极而似木，金极而似火，水极而似土。盖气之亢极，所以承之者，反胜于己也。夫惟承其亢而制其害者，造化之功可得而成也。今夫相火之下，水气承而火无其变；水位之下，土气承而水气无其灾；土位之下，木承而土顺；风位之下，金乘而风平；火热承其燥金，自然金家之疾；阴精承其君火，自然火家之候，所谓亢而为害，承而乃制者，如斯而已。且尝考之《六元正纪大论》云：少阳所至为火生，终为蒸溽。火化以生，则火生也。阳在上，故终为蒸溽。是水化以承相火之意。太阳所至为寒雪、冰雹、白埃，是土化以承寒水之意也。霜雪、冰雹，水也。白埃，下承土也。以至太阴所至为雷霆骤注、烈风。雷霆骤注，土也。烈风，下承之木气也。厥阴所至为风生，终为肃。风化以生，则风生也。肃，静也。阳明所至为散落，温。散落，金也。温，下乘之火气也。少阴所至为热生，中为寒。热化以生，则热生也。阴精承上，故中为寒也。岂非亢为害，则承乃制者欤？昔者黄帝与岐伯，上穷天纪，下极地理，远取诸物，近取诸身，更相问难，以作《内经》。至于《六微旨大论》有极于六气相承之言，以为制则生化，外列盛衰，害则败乱，生化大病，诸以所胜之气来于下者，皆折其标盛也。不然，曷以水发而雹雪，土发而骤飘，木发而毁折，金发而清明，火发而曛昧？此皆郁极乃发，以承所亢之意也。呜呼！通天地人曰儒，医家者流，岂止治疾而已？当思其"不明天地之理，不足以为医工"之语。

审察病机无失气宜

邪气各有所属也，当穷其要于前；治法各有所归也，当防其差于后。盖治病之要，以穷其所属为先，苟不知法之所归，未免于无差尔。是故疾病之生，不胜其众，要其所属，不出乎五运六气而已。诚能于此审察而得其机要，然后为之治，又必使之各应于运气之宜，而不至有一毫差误之失。若然，则治病求属之道，庶乎其无愧矣。《至真要大论》曰：审察病机，无失气宜。意蕴诸此。尝谓医道有一言而可以尽其要者，运气是也。天为阳，地为阴，阴阳二气，各分三品，谓之三阴三阳。然天非纯阳而亦有三阴，地非纯阴而亦有三阳，故天地上下，各有风、热、火、湿、燥、寒之六气，其斡旋运动乎两间者，而又有木、火、土、金、水之五运。人生其中，脏腑气穴亦与天地相为流通，是知众疾之作，而所属之机无出乎是也。然而医之为治，当如何哉？惟当察乎此，使无失其宜而后可。若夫诸风掉眩，皆属肝木；诸痛痒疮，皆属心火；诸湿肿满，皆属脾土；诸气膹郁，皆属肺金；诸寒收引，皆属肾水。此病属于五运者也。诸暴强直，皆属于风；诸呕吐酸，皆属于热；诸躁扰狂越，皆属于火；诸痉强直，皆属于湿；诸涩枯涸，皆属于燥；诸病水液，澄彻清冷，皆属于寒。此病机属于六气者也。夫惟病机之察，虽曰既审，而治病之施，亦不可不详。故必别阴阳于疑似之间，辨标本于隐微之际。有无之殊者，求其有无之所以殊；虚实之异者，责其虚实之所以异。为汗、吐、下，投其所当投，寒、热、温、凉，用其所当用，或逆之以制其微，或从之以导其甚，上焉以远司气之犯，中焉以辨岁运之化，下焉以审南北之宜，使小大适中，先后合度，以是为治，又岂有差殊乖乱之失耶？又考之《内经》曰：治病必求其本。《本草》曰：欲疗病者，先察病机。此审病机之意也。《六元正纪大论》曰：无失天信，无逆气宜。《五常大论》曰：必先岁气，无伐天和。此皆无失气宜之意也。故《素问》《灵枢》之经，未尝不以气运为言，既曰先立其年以明其气，复有以戒之曰，治病者必明天道、地理、阴阳更胜，既曰不知年之所加，气之盛衰虚实之所起，不可以为工矣。谆谆然若有不能自已者，是岂圣人私忧过计哉？以医道之要，悉在乎此也。观乎《原病式》一书，比类物象，深明乎气运造化之妙，其于病机气宜之理，不可以有加矣。

能合色脉可以万全

欲知其内者，当以观乎外，诊于外者，斯以知其内。盖有诸内者形诸外，苟不以相参，而断其病邪之逆顺，不可得也。为工者深烛厥理，故望其五色，以青、黄、赤、白、黑以合于五脏之脉，穷其应与不应；切其五脉，急、大、缓、涩、沉以合其五脏之色，顺与不顺。诚能察其精微之色，诊其微妙之脉，内外相参而治之，则万举万全之功，可坐而致矣。《素问》曰：能合色脉，可以万全。其意如此。原夫道之一气，判而为阴阳，散而为五行，而人之所禀皆备焉。夫五脉者，天之真，行血气，通阴阳，以荣于身；五色者，气之华，应五行，合四时，以彰于面。惟其察色按脉而不偏废，然后察病之机，断之以寒热，归之以脏腑，随证而疗之，而获全济之效者，本于能合色脉而已。假令肝色如翠羽之青，其脉微弦而急，所以为生，若浮涩而短，色见如草滋者，岂能生乎？心色如鸡冠之赤，其脉当浮大而散，所以为顺，若沉濡而滑，色见如衃血者，岂能顺乎？脾色如蟹腹之黄，其脉当中缓而大，所以为从，若微弦而急，色见如枳实者，岂能从乎？肺色如豕膏之白，其脉当浮涩而短，所以为吉，若浮大而散，色见如枯骨者，岂能吉乎？以至肾色见如乌羽之黑，其脉沉濡而滑，所以为生，或脉来缓而大，色见如炲者，死。死生之理，夫惟诊视相参，既以如此，则药证相对，厥疾弗瘳者，未之有也。抑尝论之，容色所见，左右上下各有其部；脉息所动，寸关尺中皆有其位。左颊者，肝之部，以合左手关位，肝胆之分，应于风木，为初之气；颜为心之部，以合于左手寸口，心与小肠之分，应于君火，为二之气；鼻为脾之部，合于右手关脉，脾胃之分，应于湿土，为四之气；右颊肺之部，合于右手寸口，肺与大肠之分，应于燥金，为五之气；颐为肾之部，以合于左手尺中，肾与膀胱之分，应于寒水，为终之气；至于相火，为三之气，应于右手，命门、三焦之分也。若夫阴阳五行，相生相胜之理，当以合之于色脉而推之也，是故《脉要精微论》曰：色合五行，脉合阴阳。《十三难》曰：色之与脉，当参相应，然而治病，万全之功，苟非合于色脉者，莫之能也。《五脏生成篇》云：心之合脉也，其荣色也。夫脉之大小、滑涩、沉浮，可以指别，五色微诊可以目察，继之以能合色脉可以万全。谓夫赤脉之至也，喘而坚；白脉之至也，喘而浮；青脉之至也，长而左右弹；黄脉之至也，大而虚；黑脉之至也，上坚而大。此先言五色，次言五脉，欲后之学者，望而切之以相合也。厥后扁鹊明乎此，述之曰：望而知之谓之神，切脉而知之谓之巧。深得《内经》之理也。下逮后世，有立方者，目之曰神巧万全，厥有旨哉！

治病必求于本

将以施其疗疾之法，当以穷其受病之源。盖疾疢之原，不离于阴阳之二邪也，穷此而疗之，厥疾弗瘳者鲜矣。良工知其然，谓夫风、热、火之病，所以属乎阳邪之所客，病既本于阳，苟不求其本而治之，则阳邪滋蔓而难制；湿、燥、寒之病，所以属乎阴邪之所客，病既本于阴，苟不求其本而治之，则阴邪滋蔓而难图。诚能穷原疗疾，各得其法，万举万全之功，可坐而致也。治病必求于本，见于《素问·阴阳应象大论》者如此。夫邪气之基，久而传化，其变证不胜其众也。譬如水之有本，故能游至汪洋浩瀚，派而趋下以渐大；草之有本，故能荐生茎叶实秀，而在上以渐蕃。若病之有本，变化无穷，苟非必求其本而治之，欲去深感之患，不可得也。今夫厥阴为标，风木为本，其风邪伤于人也，掉摇而眩转，瞤动而瘛疭，卒暴强直之病生矣；少阴为标，君火为本，其热邪伤于人也，疮疡而痛痒，暴注而下迫，水液浑浊之病生矣；少阳为标，相火为本，其热邪伤于人也，为热而瞀瘛，躁扰而狂越，如丧神守之病生矣。善为治者，风淫所胜，平以辛凉；热淫所胜，平以咸寒；火淫所胜，平以咸冷，以其病本于阳，必求其阳而疗之，病之不愈者，未之有也。太阴为标，湿土为本，其湿邪伤于人也，腹满而身肿，按之而没指，诸痉强直之病生矣；阳明为标，燥金为本，其燥邪伤于人也，气滞而膹郁，皮肤以皱揭，诸涩枯涸之病生矣；太阳为标，寒水为本，其寒邪伤于人也，吐利而腥秽，水液以清冷，诸寒收引之病生矣。善为治者，湿淫所胜，平以辛热，以其病本于阴，必求其阴而治之，病之不愈者，未之有也。岂非将以疗疾之法，当以穷其受病之源者哉？抑尝论之，邪气为病，各有其候，治之之法，各有其要，亦岂止于一端而已。其在皮者，汗而发之；其入里者，下而夺之；其在高者，因而越之，谓可吐也；慓悍者，按而收之，谓按摩也；藏寒虚夺者，治以灸焫；脉病挛痹者，治以针刺；血实蓄结肿热者，治以砭石；气滞、痿厥、寒热者，治以导引；经络不通，病生于不仁者，治以醪醴；血气凝泣，病生于筋脉者，治以熨药。始焉求其受病之本，终焉蠲其为病之邪者，无出于此也。噫！昔黄帝处于法宫之中，坐于明堂之上，受业于岐伯，传道于雷公，曰：阴阳者，天地之道也，纲纪万物，变化生杀之妙。盖有不测之神，斡旋宰制于其间也。人或受邪生病，不离于阴阳也，病既本于此，为工者岂可他求哉？必求于阴阳可也。《至真要大论》曰：有者求之，无者求之。此求其病机之说，与夫求于本其理一也。

丹溪先生心法卷一

中风一

中风大率主血虚有痰，治痰为先，次养血行血。或属虚挟火—作痰与湿，又须分气虚、血虚。半身不遂，大率多痰，在左属死血、瘀—作少。血，在右属痰、有热，并气虚。左以四物汤加桃仁、红花、竹沥、姜汁；右以二陈汤、四君子等汤，加竹沥、姜汁。痰壅盛者，口眼㖞斜者，不能言者，皆当用吐法，一吐不已再吐。轻者用瓜蒂一钱，或稀涎散，或虾汁。以虾半斤，入酱、葱、姜等料物水煮，先吃虾，次饮汁，后以鹅翎探引吐痰。用虾者，盖引其风出耳。重者用藜芦半钱，或三分，加麝香少许，齑汁调，吐。若口噤昏迷者，灌入鼻内吐之。虚者不可吐。气虚卒倒者，用参、芪补之。有痰，浓煎参汤加竹沥、姜汁。血虚用四物汤，俱用姜汁炒，恐泥痰故也。有痰再加竹沥、姜汁入内服。能食者，去竹沥，加荆沥。肥白人多湿，少用乌头、附子行经。凡用乌、附，必用童便煮过，以杀其毒。初昏倒，急掐人中至醒，然后用痰药，以二陈汤、四君子汤、四物汤加减用之。瘦人阴虚火热，用四物汤加牛膝、竹沥、黄芩、黄柏，有痰者，加痰药。治痰，气实而能食，用荆沥；气虚少食，用竹沥。此二味开经络，行血气故也。入四物汤必用姜汁助之。遗尿属气，以参、芪补之。筋枯者，举动则痛，是无血，不能滋养其筋，不治也。《脉诀》内言诸不治证：口开手撒，眼合遗尿，吐沫直视，喉如鼾睡，肉脱筋痛，发直摇头上窜，面赤如妆，或头面青黑，汗缀如珠，皆不可治。

案：《内经》已下皆谓外中风邪，然地有南北之殊，不可一途而论。惟刘守真作将息失宜，水不能制火，极是。由今言之，西北二方，亦有真为风所中者，但极少尔。东南之人，多是湿土生痰，痰生热，热生风也。邪之所凑，其气必虚，风之伤人，在肺脏为多。许学士谓：气中者，亦有此七情所伤，脉微而数，或浮而紧，缓而迟必也。脉迟浮可治，大数而极者死。若果外中者，则东垣所谓中血脉、中腑、中脏之理。其于四肢不举，亦有与痿相类者，当细分之。《局方》风痿同治，大谬，《发挥》甚详。子和用三法，如的系邪气卒中、痰盛实热者可用，否则不可。

入方

肥人中风，口㖞，手足麻木，左右俱作痰治。

贝母　瓜蒌　南星　荆芥　防风　羌活　黄柏　黄芩　黄连　白术　陈皮　半夏　薄桂　甘草　威灵仙　天花粉

多食湿面，加附子、竹沥、姜汁、酒一匙，行经。

一妇手足左瘫，口不能语，健唛。

防风　荆芥　羌活　南星　没药　乳香　木通　茯苓　厚朴　桔梗　麻黄　甘草　全蝎

上为末，汤酒调下。不效，时春脉伏，渐以淡盐汤、齑汁，每早一碗，吐五日。仍以白术、陈皮、茯苓、甘草、厚朴、菖蒲，日二贴。后以川芎、山栀、豆豉、瓜蒂、绿豆粉、齑汁、盐汤吐之，吐甚快。不食，后以四君子汤服之，以当归、酒芩、红花、木通、粘子、苍术、姜南星、牛膝、茯苓为末，酒糊丸。服十日后，夜间微汗，手足动而能言。

一人瘫左。

酒连　酒芩　酒柏　防风　羌活　川芎　当归半两　南星　苍术　人参一两　麻黄　甘草三钱　附子三片

上丸如弹子，酒化下。

一人体肥中风，先吐，后以药：

苍术　南星　酒芩　酒柏　木通　茯苓　牛膝　红花　升麻　厚朴　甘草

【附录】风者，百病之始，善行而数变。行者，动也。风本为热，热胜则风动，宜以静胜其燥，养血是也。治须少汗，亦宜少下。多汗则虚其卫，多下则损其荣。治其在经，虽有汗下之戒，而有中脏中腑之分。中腑者，宜汗之；中脏者，宜下之。此虽合汗下，亦不可太过，汗多则亡阳，下多则亡阴，亡阳则损其气，亡阴则损其形。初谓表里不和须汗下之，表里已和是宜治之在经。其中腑者，面显五色，有表证而脉浮，恶风恶寒，拘急不仁，或中身之后、身之前、身之侧，皆曰中腑也，其治多易。中脏者，唇吻不收，舌不转而失音，鼻不闻香臭，耳聋而眼瞀，大小便秘结，或眼合直视，摇头口开，手撒遗溺，痰如拽锯，鼻鼾，皆曰中脏也。中脏者，多不治也。六腑不和，留结为痈；五脏不和，九窍不通。无此乃在经也。辨证既真，宜以大药养之，当顺时令而调阴阳，安脏腑而和营卫，少有不愈者也。风中腑者，先以加减续命汤，随证发其表，如兼中脏，则大便多秘涩，宜以三化汤通其滞，初证已定，别无他变，以大药和治之。大抵中腑者多著四肢，中脏者多滞九窍。中腑者，多兼中脏之证，至于舌强失音，久服大药能自愈也。又因气中，其证与中风相似，但风中多痰涎，气中口中无涎，治之之法，调气为先。经言：治风者以理气，气顺则痰消，徐理其风庶可收效。又有中暑，言不变，志不乱，病在分腠之间者，只宜温卧取小汗为可复也。凡中风，脉多沉伏，大法浮迟者吉，沉实者凶。先用麻油调苏合香丸，或用姜汁，或葱白汤调。如口噤，抉开灌之，稍苏则服八味顺气散。若痰盛者，只以省风导痰汤服之，若卧则昏沉不省人事，口噤，急以生半夏末吹入鼻中，或用细辛、皂角为末吹之，喷嚏则苏，无嚏者不治。肥人中者，以其气盛于外而歉于内也。肺为气出入之道，肥者气必急，气急必肺邪盛，肺金克木，胆为肝之腑，故痰涎壅盛，所以治之必先理气为急。中后气未顺，痰未除，调理之剂惟当以藿香正气散和星香散煎服。此药非特可治中风之证，治中气、中恶尤宜，寻常止呕多痰者，亦可用之。若前症多怒，宜小续命汤加羚羊角；热而渴者，汤中去附子，加秦艽半钱；恍惚错语，加茯神、远志各半钱；不得睡，加酸枣仁半钱；不能言，加竹沥一蚬壳许；人虚无力者，去麻黄，加人参如其数。若人自苏，能言能食，惟身体不遂，急则挛蜷，缓则弹曳，经年不愈，以加减地仙丹常服。若饮食坐卧如常，但失音不语，只以小续命去附子，加石菖蒲一钱。治风之法，初得之即当顺气，及日久即当活血，此万古不易之理，惟可以四物汤吞活络丹，愈者正是此义。若先不顺气化痰，遽用乌、附，又不活血，徒用防风、天麻、羌活辈，吾未见能治也。又见风中于肤腠，辄用脑、麝治之者，是引风入骨髓也，尤为难治，深可戒哉。如口㖞斜未正者，以蓖麻去壳烂捣，右㖞涂左，左㖞涂右，或鳝鱼血入麝香少许，涂之即正。嚏嚏，初卒倒僵仆，不知人事，急以皂角末或不卧散于鼻内吹之，就提头顶发，立苏。若有嚏者可治，无嚏者不治。经曰：风从汗泄，以可微汗。正如解表，表实无汗者，散之劫之；表虚自汗者，温之解之。若气滞者，难治，宜吐之。余证见前。可下者，此因内有便溺之阻隔，故里实，若三五日不大便者，可与《机要》三化汤，或子和搜风丸，老人只以润肠丸。理气者，气滞、气郁、肩膊麻痛之类，此七情也，宜乌药顺气、八味顺气之类；理血者，无表里之急，血弱举发不时者，用大秦艽汤，或羌活愈风汤，兼用化痰丸子。灸，可灸风池、百会、曲池、合谷、风市、绝骨、环跳、肩髃、三里等穴，皆灸之以凿窍疏风。

【附方】

二陈汤

半夏泡　陈皮二两半　白茯苓半两　甘草炙，七钱半

上㕮咀，每服四钱，水一盏，生姜七片，乌梅一个，煎。

四君子汤见脾胃类。

四物汤见妇人类。

稀涎散　治中风，忽然若醉，形体昏闷，四肢不收，涎潮搐搦。

猪牙皂角四条，去黑皮　白矾一两

上为末，每服三字，温水灌下，但吐出涎便醒。虚人不可大吐。

通顶散　治中风中气，昏愦不知人事，急用吹鼻即苏。

藜芦　生甘草　川芎　细辛　人参各一钱　石膏五钱

上为末，吹入鼻中一字，就提头顶中发，立苏。有嚏者可治。

八味顺气散

白术　白茯苓　青皮　白芷　陈皮去白　台乌　人参各一两　甘草五钱

每服五钱，水一钟半，煎七分，温服。仍以酒化苏合香丸间服。

乌药顺气散

麻黄　陈皮　台乌各二两　白僵蚕炒　川芎　枳壳炒　甘草炙　白芷　桔梗各一两　干姜炮，半两

上为末，每服三钱，水二盏，生姜三斤，枣一枚，煎服。

星香汤

南星八钱　木香一钱

分二服，水一钟，姜十片，煎服。

省风汤

南星生，八两　防风四两　独活　附子生，去皮脐　全蝎炒　甘草生。各二两

每服四钱，水一钟半，生姜十片，煎服。

小省风汤　与导痰汤相合煎服。导痰汤见痰类。

防风　南星生。各四两　半夏米泔浸　黄芩　甘草生。各二两

每服四钱，姜十片。

小续命汤

麻黄去节　人参　黄芩　芍药　川芎　甘草炙　杏仁炒，去皮尖　防己　桂各一两　防风一两半　附子炮，去皮脐，半两

每服五钱，水一盏半，姜五片，枣一枚，煎温服，取微汗。随人虚实与所中轻重加减于后：若热者，去附子，入白附子亦可；筋急拘挛，语迟脉弦，加薏苡仁；若筋急，加人参，去黄芩、芍药，以避中寒，服后稍轻，再加当归；烦躁不大便，去附、桂，倍加芍药、竹沥；如大便三五日不去，胸中不快，加枳壳、大黄；如言语謇涩，手足颤掉，加菖蒲、竹沥；若发渴，加麦门冬、葛根、栝楼根；身体痛，加羌活，搐者亦加之；烦躁多惊，加犀角、羚羊角；汗多者，去麻黄。

家宝丹 治一切风疾瘫痪，痿痹不仁，口眼㖞僻者。邪入骨髓可服。

川乌 南星 五灵脂姜汁制，另研 草乌各六两 白附子 全蝎 没药 辰砂各二两 羌活 乳香 僵蚕炒，三两 片脑五钱 天麻三两 麝香二钱半 地龙四两 雄黄 轻粉各一两

上为末，作散，调三分，不觉，半钱，或蜜丸如弹子大，含化，茶酒皆可。

如神救苦散 治瘫痪，风湿痹走注疼痛不止。此劫剂也，非痛不可服，痛止则已。

米壳一两，去顶膜，蜜炒 陈皮五钱 虎骨酥炙 乳香研 没药研 甘草各二钱半

上为末，每服三钱，水一盏煎，连渣服。病在上食后，在下食前。煎时须顺搅之。

大秦艽汤 治中风，外无六经之形证，内无便溺之阻隔，知血弱不能养筋，故手足不能运动，舌强不能言语，宜养血而筋自荣。

秦艽 石膏各二两 甘草 川芎 当归 白芍 羌活 防风 黄芩 白芷 白术 生芐 熟芐 茯苓 独活各一两 细辛半两 春夏加知母一两

上㕮咀，每服一两，水煎服，无时。如遇天阴，加生姜七片；心下痞，加枳实一钱。

三化汤 外有六经之形证，先以加减续命汤治之，若内有便溺之阻隔，以此汤主之。

厚朴 大黄 枳实 羌活等分

每服三两，水煎服，以利为度。

【附录】 法曰：四肢不举，俗曰瘫痪。故经所谓大过则令人四肢不举。又曰：土太过则敦阜。阜，高也；敦，厚也。既厚而又高，则令除去，此真所谓膏粱之疾，非肾肝经虚，何以明之？经所谓三阳三阴发病，偏枯痿易，四肢不

举。三阴不足则发偏枯，三阳有余则为痿易，易为变易，常用而痿弱无力也。其治则泻，令气弱阳衰，土平而愈，故以三化汤下之，若脾虚则不用也。经所谓土不及则卑陷。卑，下也；陷，坑也。故脾病四肢不用，四肢皆禀气于胃，而不能至经，必因脾方可得禀受也。今脾不能与胃行其津液，四肢不得禀水谷，气日以衰，脉道不利，筋骨肌肉皆无气以生，故不用焉。其治可大补十全散加减，四物汤去邪留正。

愈风汤 中风症，内邪已除，外邪已尽，当服此药，以行导诸经。久服大风悉去，纵有微邪，只从此药加减治之。然治病之法不可失于通塞，或一气之微汗，或一旬之通利，如此乃常治之法也。久则清浊自分，荣卫自和。如初觉风动，服此不至倒仆。

羌活 甘草炙 防风 防己 黄芪 蔓荆子 川芎 独活 细辛 枳壳 麻黄去根 地骨皮 人参 知母 甘菊 薄荷去梗 白芷 枸杞子 当归 杜仲炒 秦艽 柴胡 半夏 厚朴姜制 前胡 熟节各二两 白茯苓 黄芩三两 生节 苍术 石膏 芍药各四两 桂一两

上剉，每服一两，水二盏，生姜三片，煎，空心一服。临卧煎渣，空心一服，吞下二丹丸，为之重剂；临卧一服，吞下四白丹，为之轻剂。立其法是动以安神，静以清肺。假令一气之微汗，用愈风汤三两，加麻黄一两，匀作四服，加生姜，空心服，以粥投之，得微汗则佳。如一旬之通利，用愈风汤三两，加大黄一两，亦匀作四服，如前服，临卧服，得利为度。此药常服之，不可失四时之辅。如望春大寒之后，本方中加半夏、人参、柴胡各二两，通前四两，谓迎而夺少阳之气也；如望春谷雨之后，本方中加石膏、黄芩、知母各二两，谓迎而夺阳明之气也；季夏之月，本方中加防己、白术、茯苓各二两，谓胜脾土之湿也；初秋大暑之后，本方中加厚朴一两，藿香一两，桂一两，谓迎而夺太阴之气也；望冬霜降之后，本方中加附子、官桂各一两，当归二两，谓胜少阴之气也。如得春气候，减冬所加，四时类此。此虽立四时加减，更宜临病之际，审察虚实寒热，土地之宜，邪气多少。此药具七情六欲四气，无使五脏偏胜，及不动于荣卫，如风秘服之，永不结燥。此药与天麻丸相为表里，治未病之圣药也。若已病者，更宜常服。无问男女老幼，惊痫搐搦、急慢惊风、四时伤寒等病，服之神效。

四白丹 能清肺气养魄，谓中风者多昏冒，气不清利也。

白术 砂仁 白茯苓 香附 防风 川芎 甘草 人参各半两 白芷一两

羌活　独活　薄荷各二钱半　藿香　白檀香各一钱半　知母　细辛各一钱　甜竹叶二两　麝香一钱，另研　龙脑另研　牛黄各半钱。另研

上为末，炼蜜丸，每两作十丸，临卧嚼一丸，分五七次，细嚼之，煎愈风汤咽下。能上清肺气，下强骨髓。

二丹丸　治健忘，养神定志和血。内以安神，外华腠理。

丹参　天门冬　熟苄各一两半　甘草　麦门冬　白茯苓各一两　人参　远志去心　朱砂各半两。研为末　菖蒲半两

上为末，炼蜜丸如梧桐子大，每服五十丸至百丸，空心食前，煎愈风汤送下。

泻青丸　治中风自汗，昏冒，发热不恶寒，不能安卧。此是风热烦躁之故也。

当归　川芎　栀子　羌活　大黄　防风　龙胆草等分

上末，蜜丸弹子大，每服一丸，竹叶汤化下。

天麻丸　治风因热而生，热胜则动，宜以静胜其躁，是养血也。

天麻　牛膝二味用酒同浸三日，焙干　萆薢另研　玄参各六两　杜仲炒，去丝，七两　附子炮，一两　羌活十四两　川归十两　生苄一斤

上为末，蜜丸，梧桐子大，每服五七十丸，空心，温酒、白汤皆可下。一方有独活五两，去肾间风。

藿香正气散

大腹皮　茯苓　白芷　紫苏各一两　陈皮　苦梗　白术　厚朴　半夏曲　甘草各二两　藿香三两

上为末，每服二钱，姜三片，枣一枚，煎服。

地仙丹

牛膝　苁蓉　附子　川椒各四两　地龙　木鳖子各二两　覆盆子　白附子菟丝子　赤豆　南星　骨碎补　羌活　何首乌　狗脊　萆薢　防风　乌药各二两白术　甘草　白茯苓　川乌各一两　人参　黄芪各一两半

上为末，酒糊丸，每服三四十丸，空心，酒下。

活络丹

南星炮　川乌　草乌并炮，去皮尖　地龙去土。各六两　乳香研　没药研。各二两二钱

上为末，酒糊丸，桐子大，每服二十丸，空心，日午冷酒下，荆芥茶亦得。

不卧散子和方。

川芎两半　石膏七钱半　藜芦五钱　甘草生，二钱半

上为细末，口噙水嗜之。

子和搜风丸

人参　茯苓　南星　薄荷各半两　干姜　寒水石　生白矾　蛤粉　黄芩　大黄各一两　滑石　牵牛各四两　藿香一分　半夏一两

上为末，水丸如小豆大，生姜汤下，日三。

润肠丸

麻子仁另研　大黄酒煨。各一两半　桃仁泥　归尾　枳实麸炒　白芍　升麻半两　人参　生甘草　陈皮各三钱　木香　槟榔各二钱

上除麻仁、桃仁外，为末，却入二仁泥，蜜丸梧子大，每服七八十丸，温水食前下。

中寒二附伤寒　伤风

主乎温散。有卒中天地之寒气者，有口得寒物者。从补中益气汤中加发散药。属内伤者十居八九，其法邪之所凑，其气必虚，只用前汤中从所见之证出入加减。必先用参、芪托住正气，气虚甚者少加附子，以行参、芪之剂，如果气虚者，方可用此法。胃气大虚，必当温散，理中汤相宜，甚者加附子。仓卒感受大寒之气，其病即发，非若伤寒之邪，循经以渐而深也。已上治法，宜用于南，不宜北。

戴云：此伤寒谓身受肃杀之气，口伤生冷物之类，因胃气大虚，肤腠疏豁，病者脉必沉细，手足厥冷，息微身倦，虽身热亦不渴，倦言动者是也。宜急温之，迟则不救矣。与热证若相似而实不同，凡脉数者，或饮水者，烦躁动摇者，皆热病。寒热二证，若水火，然不可得而同治，误即杀人。

【附录】凡证与伤寒相类者极多，皆杂证也，其详出《内经·热论》。自长沙以下，诸家推明至甚，千世之下，能得其粹者，东垣也。其曰：内伤极多，外伤间而有之。此发前人之所未发，后人徇俗，不能真切，雷同指为外伤，极谬。其或可者，盖亦因其不敢放肆，而多用和解及平和之药散之尔，若粗率者，则必杀人。初有感冒等轻证，不可便认作伤寒妄治。西北二方极寒，肃杀之地，故外感甚多；东南二方温和之地，外伤极少。杂病亦有六经所见之证，故世俗

混而难别。

正治温散，宜桂枝汤、四逆汤辈，甚者三建汤、霹雳散。从治用热药，加凉剂引之，或热药须俟冷饮最妙。经曰：从而逆之。此之谓也。反攻用煎乌头之类。

伤风属肺者多，宜辛温或辛凉之剂散之。

戴云：新咳嗽，鼻塞声重者是也。

【附方】

补中益气汤见内伤类。

理中汤

人参　甘草　干姜　白术等分

上剉，每服五钱，水煎温服。

桂枝汤

桂枝　赤芍各一两半　甘草一两　生姜一两半　大枣

上剉，每服五钱，水煎温服。

四逆汤

甘草炙，二两　干姜一两半　附子半两

上剉，每服五钱，水煎温服。

三建汤

大川乌　附子　天雄并炮，等分

上剉，每四钱，水二盏，姜十五片，煎服。

霹雳散

附子一枚，及半两者，炮熟取出，用冷灰焙之，细研，入真腊茶一大钱同和，分二服，每服水一盏，煎六分，临熟入蜜半匙，放温服之。

姜附汤　治中寒身体强直，口噤不语，逆冷。

干姜一两　附子生，去皮脐，一斤

上剉，每服三钱，水煎服。挟气攻刺，加木香半钱；挟气不仁，加防风一钱；挟湿者，加白术；筋脉牵急，加木瓜；肢节痛，加桂二钱。

消风百解散　治伤风头疼发热，鼻塞声重。

荆芥　白芷　陈皮　麻黄　苍术　甘草等分

上剉，用姜三片，葱白三根，水煎服。

神术散　治伤风头痛，鼻塞声重。方见痢类。

火六

火，阴虚火动难治。火郁当发，看何经。轻者可降，重者则从其性而升之。实火可泻，黄连解毒之类，虚火可补。小便降火极速。凡气有余便是火，不足者是气虚。火急甚重者，必缓之，以生甘草兼泻兼缓，参术亦可。人壮气实，火盛颠狂者，可用正治，或硝黄冰水之类。人虚火盛狂者，以生姜汤与之，若投冰水正治立死。有补阴即火自降，炒黄柏、生地黄之类。凡火盛者，不可骤用凉药，必兼温散。可发有二：风寒外来者可发，郁者可发。气从左边起者，乃肝火也；气从脐下起者，乃阴火也；气从脚起，入腹如火者，乃虚之极也。盖火起于九泉之下多死，一法用附子末津调，塞涌泉穴，以四物汤加降火药服之妙。阴虚证本难治，用四物汤加炒黄柏，降火补阴。龟板补阴，乃阴中之至阴也。四物加白马胫骨，降阴中火，可代黄连、黄芩。黄连、黄芩、栀子、大黄、黄柏降火，非阴中之火不可用。生甘草缓火邪，木通下行泻小肠火。人中白泻肝火，须风露中二三年者。人中黄大凉，治疫病须多年者佳。中气不足者，味用甘寒。山栀子仁大能降火，从小便泄去，其性能屈曲下降，人所不知，亦治痞块中火邪。

入方

左金丸治肝火。一名回令丸。

黄连六两，一本作芩　　吴茱萸一两或半两

上为末，水丸或蒸饼丸，白汤下五十丸。

【附录】诸热瞀瘈，暴喑冒昧，躁扰狂越，骂詈惊骇，胕肿疼酸，气逆冲上，禁慄如丧神守，嚏呕，疮疡，喉痹，耳鸣及聋，呕涌溢食不下，目昧不明，暴注䐜瘈，暴病，暴死，五志七情过极，皆属火也。火者有二：曰君火，人火也；曰相火，天火也。火内阴而外阳，主乎动者也，故凡动皆属火。以名而言，形质相生，配于五行，故谓之君；以位而言，生于虚无，守位禀命，因动而见，故谓之相。肾肝之阴，悉其相火。东垣曰：相火，元气之贼，火与元气不相两立，一胜则一负。然则如之何则可使之无胜负乎？周子曰：神发知矣。五性感动而万事出，有知之后，五者之性为物所感，不能不动，谓之动者，即《内经》五火也。相火易起，五性厥阳之火相扇，则妄动矣。火起于妄，变化莫测，无时不有，煎熬真阴，阴虚则病，阴绝则死。君火之气，经以暑与热言之；相火之气，经以火言之。盖表其暴悍酷烈，有甚于君火者也，故曰相火元气之贼。周子又曰：圣人定之以中正仁义而主静。朱子亦曰：必使道心常为一身之主，而人心每听命焉。此善处乎火者，人心听命于道心，而又能主之以静，彼五火将寂然不作。而相火者惟有裨补造化，而为生生不息之运用尔，何贼之有？

【附方】

东垣泻阴火升阳汤 治肌热烦热，面赤食少，喘咳痰盛。

羌活 甘草炙 黄芪 苍术各一两 升麻八钱 柴胡两半 人参 黄芩各七钱 黄连酒炒，半两 石膏半两，秋深不用

上咬咀，每服一两或半两，水煎。此药发脾胃火邪。又心、胆、肝、肺、膀胱药也。泻阴火，升发阳气，荣养气血者也。

升阳散火汤 治男子妇人，四肢发热，肌热，筋痹热，骨髓中热，发困，热如燎，扪之烙手，此病多因血虚而得之，或胃虚过食冷物，抑遏阳气于脾土，火郁则发之。

升麻 葛根 独活 羌活各半两 防风二钱半 柴胡八钱 甘草炙，三钱 人参 白芍各半两 甘草生，二钱

上咬咀，每服半两或一两，水煎，稍热服。

地骨皮散 治浑身壮热，脉长而滑，阳毒火炽，发渴。

地骨皮 茯苓各半两 柴胡 黄芩 生艻 知母各一两 石膏二两 羌活 麻黄各七钱半，有汗并去之

上咬咀，每服一两，入姜煎。

黄连解毒汤见暑类。

丹溪先生心法卷二

痢九

痢，赤属血，白属气，有身热、后重、腹痛、下血。身热挟外感，小柴胡汤去人参。后重，积与气坠下之故，兼升兼消，宜木香槟榔丸之类。不愈者，用秦艽、皂角子、煨大黄、当归、桃仁、黄连、枳壳。若大肠风盛，可作丸服。保和丸亦治因积作后重者。五日后不可下，盖脾胃虚故也。后重窘迫者，当和气，木香、槟榔。腹痛者，肺金之气郁在大肠之间，如实者，以刘氏之法下之，虚则以苦梗开之，然后用治痢药，气用气药，血用血药，有热用黄芩、芍药之类，无热腹痛，或用温药，姜、桂之属。下血，四物为主。下血，多主食积与热，或用朴硝者。青六丸治血痢，效。痢疾初得一二日间，以利为法，切不可便用止涩之剂。若实者，调胃承气、大小承气、三乙承气下之；有热先退热，然后看其气病血病，加减用药，不可便用参术，然气虚者可用，胃虚者亦用之。血痢久不愈者，属阴虚，四物汤为主；凉血和血，当归、桃仁之属。下痢久不止，发热者，属阴虚，用寒凉药，必兼升散药并热药。下痢大孔痛者，因热流于下也，以木香、槟榔、黄连、黄芩、炒干姜。噤口痢者，胃口热甚故也。大虚大热，用香连丸、莲肉各一半，共为末，米汤调下。又方，人参二分，姜炒黄连一分，为末，浓煎，终日细细呷之。如吐则再服，但一呷下咽便开。人不知此，多用温热药甘味，此以火济火，以滞益滞。封脐引热下行，用田螺肉捣碎，入麝香少许，盦脐内。下痢不治之证，下如鱼脑者半死半生，下如尘腐色者死，下纯血者死，下如屋漏水者死，下如竹筒注者不治。赤痢乃自小肠来，白痢乃自大肠来，皆湿热为本，赤白带浊同法。下痢有风邪下陷，宜升提之，盖风伤肝，肝主木故也。有湿伤血宜行湿清热。《内经》所谓身热则死，寒则生，此是大概言，必兼证详之方可，今岂无身热而生，寒而死者？脉沉小留连或微者易治，洪大数者难治也。脉宜滑大，不宜弦急。仲景治痢，可温者五法，可下者十法，或解表，或利小便，或待其自已，还分易治、难治、不治之证，至为详密，但与泻同，立论不分，学者当辨之。大孔痛，一曰温之，一曰清之，按久病身冷，脉沉小者，宜温；暴病身热，脉浮洪者，宜清宜补。有可吐者，亦有可汗可下者。初得之时，元气未虚，必推荡之，此通因通用之法，稍久气虚则不可下。壮实初病宜下，虚弱衰老久病宜升之。先水泻后脓血，此脾传肾，贼邪难愈；先脓血后水泻，此肾传脾，微邪易愈。下痢如豆汁者，湿也。盖脾肾为水谷之海，无物不受，常兼四脏，故五色之相杂，当先通利，此迎而夺之之义。如虚者，亦宜审之。因热而作，不可用巴豆。如伤冷物者，或可用，宜谨。又有时疫作痢，一方一家之内，上下传染相似，却宜明逆气之胜复以治之。

戴云：痢虽有赤白二色，终无寒热之分，通作湿热治，但分新旧，更量元气，用药与赤白带同。

入方

黄连　滑石　生芐　白芍　苍术　白术　当归　青皮　条芩

上剉，水煎。里急后重，炒连、滑石，加桃仁、槟榔，甚者大黄。呕者，用姜汁、半夏。

又方

干姜一钱　当归二钱半　乌梅三个　黄柏一钱半　黄连一钱

上剉，作一服，水煎，食前。若水泻，可等分用，或加枳壳。

又方　治热与血。

大黄　黄连　黄芩　黄柏　枳壳　当归　芍药　滑石　桃仁　甘草　白术 等分

上为末，或汤调，或作丸，用面糊，或神曲糊丸服。一本云：误服热药、涩药，毒犯胃者，当明审，以祛其毒。

治白痢。

苍术　白术　神曲　茯苓　地榆　甘草

上剉，水煎。

治赤痢。

地黄　芍药　黄柏　地榆　白术

上剉，水煎。腹痛，加枳壳、厚朴；后重，加滑石、木香、槟榔；有热，加黄芩、山栀。

又治痢方。

滑石一两　苍术半两　川芎三钱　桃仁《活法》用　芍药半两，炒　甘草一钱

上为末，姜一片，擂细，煎滚服。

又方　孙郎中因饮水过多，腹胀，泻痢带白。

苍术　白术　厚朴　茯苓　滑石

上㕮咀，水煎，下保和丸。又云：加炒曲、甘草。

又方　痢后脚弱渐细者。

苍术　酒芩　白芍各二两半　酒柏炒，半两

上为末，粥丸，以四物汤加陈皮、甘草，水煎送下。

又方　痢后腰痛，两脚无力。

陈皮　半夏　白芍各一钱　茯苓　苍术　当归　酒芩各半钱　白术　甘草各二钱

上㕮咀，作一服，姜煎，食前。

又方　治小儿八岁下痢纯血，作食积治。

苍术　白术　黄芩　滑石　白芍　茯苓　甘草　陈皮　神曲炒

上㕮咀，水煎，下保和丸。

治痢十法

其或恶寒发热，身首俱痛，此为表证，宜微汗和解，用苍术、川芎、陈皮、芍药、甘草、生姜三片煎。其或腹痛后重，小水短，下积，此为里证，宜和中疏气，用炒枳壳、制厚朴、芍药、陈皮、滑石、甘草煎。其或下坠异常，积中有紫黑血，而又痛甚，此为死血证，法当用捣细桃仁、滑石行之。或口渴，及大便口燥辣，是名挟热，即加黄芩；或口不渴，身不热，喜热手熨烫，是名挟寒，即加干姜。其或下坠在血活之后，此气滞证，宜于前药加槟榔一枚。其或在下则缠住，在上则呕食，此为毒积未化，胃气未平证，当认其寒则温之，热则清之，虚则用参术补，毒解积下食自进。其或力倦，自觉气少，恶食，此为夹虚证，宜加白术、当归身，虚甚者加人参，又十分重者，止用此一条加陈皮补之，虚回而利自止。其或气行血和积少，但虚坐努责，此为无血证，倍用当归身、尾，却以生芍药、生苄、生桃仁佐之，复以陈皮和之，血生自安。其或缠坠退减十之七八，秽积已尽，糟粕未实，当炒芍药、炒白术、炙甘草、陈皮、茯苓煎汤，下固肠丸三十粒。然固肠丸性燥，恐尚有滞气未尽行者，但当单饮此汤，固肠丸未宜遽用，盖固肠丸有去湿实肠之功。其或利后，糟粕未实，或食粥稍多，或饥甚方食，腹中作痛，切不可惊恐，当以白术、陈皮各半煎汤，和之自安。其或久痢后，体虚气弱，滑下不止，又当以药涩之，可用诃子、肉豆蔻、白矾、半夏，甚者添牡蛎，可择用之。然须用陈皮为佐，恐大涩亦能作痛。又甚者，灸天枢、气海。上前方用厚朴，专泻滞凝之气，然厚朴性大温而散气，久服大能虚人，滞气稍行即去之。余滞未尽，则用炒枳壳、陈皮，然枳壳亦能耗气，比之朴稍缓，比陈皮稍重，滞气稍退当去之，只用陈皮以和众药。然陈皮去白，有补泻之功，若为参术之佐，亦纯作补药用。凡痢疾腹痛，必以白芍药、甘草为君，当归、白术为佐，恶寒痛者加桂，恶热痛者加黄柏。达者更能参以岁气时令用药，则万举万全，岂在乎执方而已哉！

【附录】 痢有气虚兼寒热，有食积，有风邪，有热，有湿，有阳气下陷，而感受不一，当分治。泻轻痢重，诸有积，以肚热缠痛推之；诸有气，以肚如蟹渤验之。究其受病之源，决之对病之剂，大要以散风邪、行滞气、开胃脘为先，不可遽用肉豆蔻、诃子、白术辈以补住寒邪，不可投米壳、龙骨辈以闭涩肠胃，邪得补而愈盛，故证变作，所以日夕淹延而未已也。若升散者，以胃风汤、防风芍药汤、神术散、苍术防风汤、败毒散，皆可汗之。攻里，若有湿者，用导水丸；兼郁，承气汤、和中丸；若积滞，用圣饼子、脾积丸；冷积，用《局方》苏感丸；若湿热甚者，宜《宣明》玄青膏；若后重窘迫，用木香槟榔丸。色白者属气，赤白者属气血受病，赤黑相兼属湿热，青绿杂色是风与火湿。下血者，当凉血，当归、生苄。赤者属血，《保命集》四物汤加槐花、黄连、米壳醋炒。下利，脉沉弱而腹痛，用姜附汤，加对五苓、理中，又《机要》浆水散。若青色者，寒兼风。若阳气下陷者，以升阳益胃汤加桔梗、醋沃南星。用梅叶外贴眉攒极效，起泡便止。下痢，若湿盛，胜湿者，以平胃散对五苓散最可，或曲芎丸。老人奉养太过，饮食伤脾，为脾泄，《机要》白术芍药汤，湿胜，仙术炒用。若阴阳不分，当渗泄，以五苓之类，或单用苍苄实炒为末，米饮调二钱。若气血俱虚，神弱者，以人参、白术、当归、芍药炒、茯苓，少加黄连服之，或钱氏白术散，又或十补汤佳。若暑痢而脉虚者，香薷饮，或清暑益气，又或六和汤、藿香正气各加木香半钱，名木香交加散。若白痢下如冻胶，或鼻涕，此属冷痢，宜除湿汤加木香一钱，虚弱者亦与十补汤。赤痢发热者，以败毒散加陈苍米一撮煎。下痢，小便不通者，黄连阿胶丸为最。

【附方】

胃风汤 治风冷入于肠胃，泄下鲜血，或肠胃湿毒，下如豆汁，或瘀血。

人参　茯苓　川芎　当归　桂　白术　白芍等分

上剉，水煎，入粟米百余粒，同煎。腹痛加木香。

噤口痢。

石莲肉日干

上为末，服二钱，陈仓米汤调下，便觉思食，仍以日照东方壁土炒真橘皮为末，姜枣略煎佐之。

戴人木香槟榔丸

木香　槟榔　青皮　陈皮　广术　枳壳　黄连　黄柏　大黄各半两　丑末　香附各二两

上为末，水丸梧子大，每五六十丸，煎水下，量虚实与之。《绀珠》多三棱、黄芩、当归，分两不同。

调胃承气汤

芒硝半斤　甘草炙，二两　大黄四两，去皮，酒洗

上剉，每服临期斟酌多少，先煮二味熟，去渣，下硝，上火煮二三沸，顿服之。

大承气汤

大黄四两，如棋子大，酒洗　厚朴八两，姜制　枳实大者五枚，炒　芒硝二合

每服看证斟酌多少，先煮二物至七分，去渣，内大黄煮八分，去渣，内芒硝煎一二沸，温服。

小承气汤

大黄四两　厚朴二两，姜炒　枳实大者三枚，炒

上剉，看证斟酌多少用之。

防风芍药汤

防风　芍药　黄芩各一两

上咬咀，每服半两，水煎服。

神术散

苍术一斤　藁本　川芎各六两　羌活四两　粉草　细辛各一两六钱

上为粗末，每服三钱，姜三片煎。要出汗加葱白。

苍术防风汤

苍术二两　防风一两

姜七片煎。

败毒散

羌活　独活　人参　甘草炙　柴胡　前胡　茯苓　枳壳麸炒　川芎　桔梗等分

上剉，每服四钱，水一盏，姜三片，薄荷五叶煎，热服。寒多则热服，热多则温服。伤湿加白术，脚痛加天麻。

神芎导水丸

大黄　黄芩二两　丑末　滑石四两

上为末，滴水丸，每四五十丸，温水下。

和中丸

白术二两四钱　厚朴二两　陈皮一两六钱　半夏泡，一两　槟榔五钱　枳实五钱
甘草四钱　木香二钱

上用生姜自然汁浸，蒸饼为丸，每三十丸，温水下，食远。

圣饼子

黄丹二钱　定粉三钱　密陀僧二钱　舶上硫黄三钱　轻粉少许

上为细末，入白面四钱，滴水和为指尖大，捻作饼子，阴干，食前，浆水
磨化服之，大便黑色为妙。

苏感丸

以苏合香丸与感应丸，二药和匀，如粟米大，每五丸，淡姜汤空心下。

宣明玄青膏

黄连　黄柏　大黄　甘遂　芫花醋拌炒　大戟各半两　丑头末二两　轻粉二钱
青黛一两

上为末，水丸小豆大，初服十丸，每服加十丸，日三，以快利为度。

保命集四物汤

本方内加槐花、黄连、御米壳等分。

姜附汤　理中汤并见中寒类。

五苓散见中暑类。

浆水散

半夏一两，汤洗　附子半两，炮　干姜一作干生姜　桂　甘草炙。各五钱　良姜
二钱半

上为细末，每服三五钱，浆水二盏，煎至半盏，和滓热服。

升阳益胃汤

羌活　独活　防风各半两　柴胡　白术　茯苓渴勿用　泽泻各三钱　黄芪二两
人参　半夏　甘草炙。各一两　黄连一钱　陈皮四钱　白芍五钱

上㕮咀，每服三钱，水煎，入姜枣，温服。

曲蘗丸

川芎　神曲　白术　附子炮。等分

上为细末，面糊丸梧子大，每服三五十丸，温米饮下。此药亦治飧泄。

机要白术芍药汤

白术　芍药各一两　甘草五钱

上剉，每服一两，水煎。

钱氏白术散

人参　白茯苓　白术　木香　甘草　藿香各一两　干姜

上为粗末，水煎。

香薷饮　清暑益气汤并见中暑类。

六和汤见霍乱类。或加香薷、厚朴。

藿香正气散见中风类。

黄连阿胶丸

阿胶炒，二两　黄连三两　茯苓二两

上水熬阿胶膏，搜和二末为丸，米饮下。

固肠丸见妇人类。

除湿汤见泄泻类。

十全大补汤见诸虚类。

泄泻十

泄泻，有湿、火、气虚、痰积。

湿用四苓散加苍术，甚者苍白二术同加，炒用，燥湿兼渗泄。火用四苓散加木通、黄芩，伐火利小水。痰积宜豁之，用海粉、青黛、黄芩，神曲糊丸服之。在上者用吐提。在下陷者宜升提之，用升麻、防风。气虚用人参、白术、炒芍药、升麻。食积二陈汤加泽泻、苍术、白术、山楂、神曲、川芎，或吞保和丸。泻水多者，仍用五苓散。久病大肠气泄，用熟地黄半两，炒白芍、知母各三钱，升麻、干姜各二钱，炙甘草一钱，为末，粥丸服之。仍用艾炷如麦粒，于百会穴灸三壮。脾泻当补脾气，健运复常，用炒白术四两，炒神曲三两，炒芍药三两半，冬月及春初用肉蔻代之，或散或汤，作饼子尤佳。食积作泻，宜再下之，神曲、大黄作丸子服。脾泻已久，大肠不禁，此脾已脱，宜急涩之，以赤石脂、肉豆蔻、干姜之类。

戴云：凡泻水，腹不痛者是湿；饮食入胃不住，或完谷不化者是气虚；腹痛泻水肠鸣，痛一阵泻一阵是火；或泻时或不泻，或多或少是痰；腹痛甚而泻，泻后痛减者是食积。

入方

一老人奉养太过，饮食伤脾，常常水泻，亦是脾泻。

黄芩炒，半两　白术炒，二两　白芍酒拌炒　半夏各一两，炮　神曲炒　山楂炒。各一两半

上为末，青荷叶包饭烧熟，研，丸如梧子大，食前，白汤下。

一老人年七十，面白，脉弦数，独胃脉沉滑，因饮白酒作痢，下血淡脓水，腹痛，小便不利，里急后重，参术为君，甘草、滑石、槟榔、木香、苍术为佐，下保和丸二十五丸。第二日前证俱减，独小便不利，以益元散与之安。

治痛泻。

炒白术三两　炒芍药二两　炒陈皮两半　防风一两

久泻加升麻六钱

上剉，分八贴，水煎，或丸服。

止泻方姜曲丸

隔年陈麦面作曲二两，炒，又一两　茴香五钱　生姜二两，又一两

上为末，或丸，每服五七钱，白汤下。

又方

肉豆蔻五两　滑石夏二两半，秋二两，春冬一两二钱半

上为末，饭丸，或水调服。

青六丸　去三焦湿热，治泄泻多与清化丸同用，并不单用，兼治产后腹痛或自利者，能补脾补血，亦治血痢。

六一散一料　红曲炒，半两，活血。又云：二两半

上为末，饼丸梧子大，每五七十丸，白汤下。

又方　治泄泻或呕吐。

上以六一散，生姜汁入汤调服。

【附录】寒泻，寒气入腹，攻刺作痛，洞下清水，腹内雷鸣，米饮不化者，理中汤，或吞大已寒丸，宜附子桂香丸，畏食者八味汤。热泻，粪色赤黄，肛门焦痛，粪出谷道，犹如汤浇，烦渴，小便不利，宜五苓散吞香连丸。湿泻，由坐卧湿处，以致湿气伤脾，土不克水，梅雨久阴，多有此病，宜除湿汤吞戊己丸，佐以胃苓汤，重者术附汤。伤食泻，因饮食过多，有伤脾气，遂成泄泻，其人必

噫气，如败卵臭，宜治中汤加砂仁半钱，或吞感应丸尤当。有脾气久虚，不受饮食者，食毕即肠鸣腹急，尽下所食物才方宽快，不食则无事，俗名录食泻，经年不愈，宜快脾丸三五粒。因伤于酒，每晨起必泻者，宜理中汤加干葛，或吞酒煮黄连丸。因伤面而泻者，养胃汤加萝卜子炒研破一钱，痛者更加木香半钱，泻甚者去藿香，加炮姜半钱。有每日五更初洞泻，服止泻药并无效，米饮下五味丸，或专以五味子煎饮，亦治脾肾泻。虽省节饮食忌口，但得日间、上半夜无事，近五更其泻复作，此病在肾，俗呼为脾肾泻，分水饮下二神丸及椒朴丸，或平胃散下小茴香丸。病久而重，其人虚甚，宜椒附汤。暑泻，因中暑热者，宜胃苓汤或五苓散加车前子末少许，甚效。世俗类用涩药治痢与泻，若积久而虚者，或可行之，初得之者，必变他疾，为祸不小，殊不知多因于湿，惟分利小水最为上策。

【附方】

四苓散即五苓散内去桂。

五苓散　益元散并见中暑类。

理中汤见中寒类。

大己寒丸

荜拨　肉桂各四两　干姜炮　高良姜各六两

上为末，水煮，面糊丸梧子大，每三十丸，空心，米饮吞下。

八味汤

吴茱萸汤洗七次　干姜炮。各二两　陈皮　木香　肉桂　丁香　人参　当归洗，焙。各一两

上剉，每四钱，水一盏，煎七分，温服。

香连丸

黄连去须，十两，用吴茱萸五两同炒赤色，去茱萸不用　木香二两四钱，不见火

上为末，醋糊丸梧子大，每二十丸，空心，米饮下。

升阳除湿汤

升麻　柴胡　防风　神曲　泽泻　猪苓各半两　苍术一两　陈皮　甘草炙　大麦蘖面各三钱

上作一服，水煎，饭后热服。胃寒肠鸣，加益智仁、半夏各半钱，姜枣煎，非肠鸣不用。

戊己丸治胃经受热，泄痢不止。

黄连　吴茱萸去梗，炒　白芍各五两

上为末，面糊丸梧子大，每三十丸，米饮下。

胃苓汤　夏秋之间，脾胃伤冷，水谷不分，泄泻不止。

五苓散　平胃散

上合和，姜枣煎，空心服。

术附汤《和剂》。

甘草二两，炙　白术四两　附子炮，一两半

上剉，每服三钱，姜五片，枣一枚，煎，空心服。

治中汤见脾胃类。

感应丸出《宝鉴》。

木香　肉豆蔻　丁香各一两半　干姜炮，一两　巴豆七十个，去皮、心、膜，研出油　杏仁百四个，汤浸，去皮尖，研

上前四味为末，外入百草霜二两研，与巴豆、杏仁七味同和匀，用好蜡六两，溶化成汁，以重绢滤去粗，更以好酒一升，于银石器内煮蜡数沸，倾出，待酒冷，其蜡自浮于上，取蜡秤用。春夏修合，用清油一两，铫内熬令末散香熟，次下酒煮蜡四两，同化成汁，就铫内乘热拌和前项药末。秋冬修合，用清油一两半，同煎煮熟成汁，和匀药末成剂，分作小铤子，油纸裹，旋丸服之，每三十丸，空心，姜汤下。

保和丸见积聚类。

酒蒸黄连丸

黄连半斤，净酒二升浸，以瓦器置甑上蒸至烂，取出晒干

上为末，滴水丸，每五十丸，食前，温水下。

养胃汤见疟类。

五味子散　治肾泄。

五味子二两　吴茱萸半两，细粒绿色者

上二味，炒香熟为度，细末，每服二钱，陈米饮下。有一亲识，每五更初晓时必溏泄一次，此名肾泻，服此愈。

椒附丸《微义》。

椒红炒　桑螵蛸炙　龙骨　山茱萸取肉　附子炮　鹿茸酒蒸，焙

上为末，酒糊丸，每六十，空心。

二神丸

破故纸炒，四两　肉豆蔻二两，生

上为末，以大肥枣四十九个，生姜四两，切，同煮枣烂，去姜，取枣肉研膏，入药和丸，每五十丸，盐汤下。

痰十三

脉浮当吐。久得脉涩，卒难开也，必费调理。大凡治痰，用利药过多，致脾气虚，则痰易生而多。湿痰，用苍术、白术；热痰，用青黛、黄连、芩；食积痰，用神曲、麦芽、山楂；风痰，用南星；老痰，用海石、半夏、瓜蒌、香附、五倍子，作丸服。痰在膈上，必用吐法，泻亦不能去。风痰多见奇证，湿痰多见倦怠软弱。气实痰热结在上者，吐难得出。痰清者属寒，二陈汤之类。胶固稠浊者，必用吐。热痰挟风，外证为多。热者清之，食积者必用攻之，兼气虚者，用补气药送。痰因火盛逆上者，以治火为先，白术、黄芩、软石膏之类。内伤夹痰，必用参、芪、白术之属，多用姜汁传送，或加半夏，虚甚加竹沥。中气不足，加参、术。痰之为物，随气升降，无处不到。脾虚者，宜清中气，以运痰降下，二陈汤加白术之类，兼用升麻提起。中焦有痰则食积，胃气亦赖所养，卒不便虚，若攻之尽则虚矣。痰成块，或吐咯不出，兼气郁者，难治。气湿痰热者难治。痰在肠胃间者，可下而愈。在经络中，非吐不可，吐法中就有发散之义焉。假如痫病因惊而得，惊则神出舍，舍空则痰生也。血气入在舍，而拒其神不能归焉。血伤必用姜汁传送。黄芩治热痰，假其下火也。竹沥滑痰，非姜汁不能行经络。五倍子能治老痰，佐他药大治顽痰。二陈汤一身之痰都治管，如要下行，加引下药，在上加引上药。凡用吐药，宜升提其气便吐也，如防风、山栀、川芎、桔梗、芽茶、生姜、齑汁之类，或用瓜蒂散。凡风痰病，必用风痰药，如白附子、天麻、雄黄、牛黄、片芩、僵蚕、猪牙皂角之类。诸吐法另具于后。

凡人身上中下有块者，多是痰，问其平日好食何物，吐下后方用药。许学士用苍术治痰成窠囊一边行，极妙。痰夹瘀血，遂成窠囊。眩运嘈杂，乃火动其痰，用二陈汤加山栀子、黄连、黄芩之类。噫气吞酸，此食郁有热，火气上动，以黄芩为君，南星、半夏为臣，橘红为使，热多加青黛。痰在胁下，非白芥子不能达；痰在皮里膜外，非姜汁、竹沥不可导达；痰在四肢，非竹沥不开。痰结核在咽喉中，燥不能出入，用化痰药和咸药软坚之味，瓜蒌仁、杏仁、海石、桔梗、连翘，少佐朴硝，以姜汁蜜和丸，嚼服之。海粉即海石，热痰能降，湿痰能燥，结痰能软，顽痰能消，可入丸子、末子，不可入煎药。枳实泻痰，能冲墙壁。小胃丹治膈上痰热，风痰湿痰，肩膊诸痛，能损胃气，食积痰实者用之，不宜多。

喉中有物，咯不出，咽不下，此是老痰，重者吐之，轻者用瓜蒌辈，气实必用荆沥。天花粉大能降膈上热痰。痰在膈间，使人颠狂，或健忘，或风痰，皆用竹沥，亦能养血，与荆沥同功。治稍重能食者，用此二味，效速稳当。二沥治痰结在皮里膜外，及经络中痰，必佐以姜汁。韭汁治血滞不行，中焦有饮，自然汁冷吃二三银盏，必胸中烦躁不宁，后愈。参萸丸能消痰。

入方

青礞石丸 解食积，去湿痰，重在风化硝。

南星二两，切作片，用白矾末五钱，水浸一二日，晒干。又云一两　半夏一两，汤泡，切作片，以皂角水浸一日，晒干　黄芩姜汁炒　茯苓　枳实炒。各一两　法制硝同莱菔水煮化去卜，绵滤令结，入腊月牛胆内，风化，秤五钱，或只风化硝亦可。又云一两　礞石二两，捶碎，焰硝二两，同入小砂罐内，瓦片盖之，铁线缚定，盐泥固济，晒干，火煅红，候冷取出

上为末，神曲糊丸梧子大，每服三五十丸，白汤下。一方加苍术半两，滑石一两，看病冷热虚实，作汤使。一本礞石、南星各一两，无枳实。

又方

半夏二两　白术一两　茯苓七钱半　黄芩　礞石各一两　风化硝二钱

上为末，同前。

润下丸 降痰甚妙。

南星一两　半夏二两，各依橘红制　黄芩　黄连各一两　橘红半斤，以水化盐五钱，拌令得所，煮干焙燥　甘草炙，一两

上为末，蒸饼丸如绿豆大，每服五七十丸，白汤下。一方单用陈皮半斤，盐半两，水拌，煮陈皮候干，焙燥为末，入甘草末一两，炊饼同上丸，亦好去胸膈有痰兼嗽。上热加青黛，有湿加苍术，或加参萸，看虚实作汤使。

又方 治湿痰喘急，止心痛。

半夏一味，不拘多少，香油炒

上为末，粥丸梧子大，每服三五十丸，姜汤下。

又方

黄芩　香附　半夏姜制　贝母

已上治湿痰。加瓜蒌仁、青黛作丸子，治热痰。

又方 燥湿痰，亦治白浊因痰者。

南星 半夏各一两 蛤粉二两

上为末，神曲糊丸如梧子大，青黛为衣，每服五十丸，姜汤下。湿痰加苍术，食积痰加神曲、麦芽、山楂，热加青黛。

中和丸 治湿痰气热。

苍术 黄芩 半夏 香附等分

上为末，粥丸梧子大，每服五七十丸，姜汤下。

又方 治痰嗽。

黄芩酒洗，一两半 贝母 南星各一两 滑石 白芥子去壳。各半两 风化硝二钱半，取其轻浮速降

上为末，汤泡，蒸饼丸服。

导痰汤

南星炮，一两 橘红去白，一两 赤茯苓去皮，一两 枳壳去穰，麸炒，一两 甘草炙，半两。又云一两 半夏四两。又云四钱

上水煎，生姜五片，食前服。

千缗汤 治喘。

半夏七个，泡制，每个作四片 皂角去皮，炙，一寸 甘草炙，一寸

上咀，作一服，生姜如指大煎。

小胃丹

芫花好醋拌匀，过一宿，瓦器不住手搅，炒令黑，不要焦 甘遂湿面裹，长流水浸半日，再用水洗，晒干，又水浸，冬七春秋五日，或水煮亦可 大戟长流水煮一时，再水洗，晒干。各半两 大黄湿纸裹煨勿焦，切，焙干，再酒润炒熟，焙干，一两半 黄柏三两，焙炒

上为末，粥丸麻子大，每服二三十丸，临卧，津液吞下，或白汤一口送下，取其膈上之湿痰热积，以意消息之，欲利则空心服。又方：甘遂、大戟减三分之一，朱砂为衣，名辰砂化痰丸。一方加木香、槟榔各半两，蒸饼丸，每服七八丸，至十丸止。

治酒痰。

青黛 瓜蒌

上为末，姜蜜丸，嚼化，救肺。

治郁痰。

白僵蚕　杏仁　瓜蒌仁　诃子　贝母　五倍子

上为末，糊丸梧子大，每服五十丸，白汤下。

导痰丸

吴茱萸三钱，制　茯苓一两　黄连半两　滑石七钱半　苍术泔浸，一两

上为末，糊丸梧子大，每服八九十丸，姜汤下。

茯苓丸出《千金方》，《百一选方》同。

半夏四两　茯苓二两　枳壳一两　风化硝半两

上为末，蒸饼或神曲、姜汁糊丸，梧子大，每服三十丸，姜汤下。

又方　治食积痰火，并泻胃火。

软石膏不拘多少，研细

上用醋糊丸，如绿豆大，每服二十丸，白汤下。

又方　治阴虚内多食积痰。

川芎七钱　黄连　瓜蒌仁　白术　神曲　麦芽各一两　青黛半两　人中白三钱

上为末，姜汁蒸饼丸服。

久吐痰喘。

杏仁去皮尖，生用　来复丹炒

上等分为末，粥丸麻子大，每服十五丸，白汤下。

黄连化痰丸

半夏一两半　黄连一两　吴茱萸汤洗，一钱半　桃仁二十四个，研　陈皮半两

上为末，面糊丸绿豆大，每服一百丸，姜汤送下。

白玉丸

巴豆三十个，去油　南星　半夏　滑石　轻粉各三钱

上为末，皂角仁浸浓汁，丸梧子大，每服五七丸，姜汤下。

黄瓜蒌丸　治食积痰壅滞喘急。

瓜蒌仁　半夏　山楂　神曲炒。各等分

上为末，瓜蒌水丸，姜汤、竹沥送下二三十丸。

又方

瓜蒌仁　半夏一两　苍术二两　香附二两半　黄芩　黄连半两

又方

瓜蒌仁　黄连半两　半夏一两

上为末，糊丸梧子大，服五十丸。

抑痰丸

瓜蒌仁一两　半夏二钱　贝母二钱

上为末，蒸饼丸如麻子大，服一百丸，姜汤下。

清膈化痰丸

黄连　黄芩各一两　黄柏　山栀各半两　香附一两半　苍术二两

上为末，蒸饼丸，白汤下。

搜风化痰丸

人参　槐角子　僵蚕　白矾　陈皮去白　天麻　荆芥各一两　半夏四两，姜汁炒　辰砂半两，另研

上为末，姜汁浸，蒸饼为丸，辰砂为衣，服四十丸，姜汤下。

坠痰丸　治痰饮。

黑丑头末，二两　枳实炒，一两半　白矾三钱，枯一半　朴硝二钱，风化　枳壳一两半，炒　猪牙皂角二钱，酒炒

上为末，用萝卜汁丸，每服五十丸，鸡鸣时服，初则有粪，次则有痰。

治湿痰。

苍术三钱　白术六钱　香附一钱半　白芍酒浸，炒，二钱半

上为末，蒸饼丸服。

治肥人湿痰。

苦参　半夏各钱半　白术二钱半　陈皮一钱

上咀，作一服，姜三片，竹沥半盏，水煎，食远，吞三补丸十五丸。

祛风痰，行浊气。

明矾一两　防风二两　川芎　猪牙皂角　郁金各一两　蜈蚣二条，用赤脚、黄脚各一条

上为末，蒸饼丸梧子大，每服三十丸，食前，茶汤下。春以芭蕉汤探吐痰。

上焦风痰。

瓜蒌　黄连　半夏　牙皂

姜汁浸，炊饼丸。

痰气方

片芩炒　半夏各半两　白术　白芍各一两　茯苓　陈皮各三钱

上为末，蒸饼泡姜汁丸服。

利膈化痰丸

南星　蛤粉研细，一两　半夏　瓜蒌仁　贝母去心，治胸膈痰气最妙　香附半两，童便浸

上为末，用猪牙皂角十四挺，敲碎，水一碗半煮，杏仁去皮尖一两，煮，水将干去皂角，擂杏仁如泥，入前药搜和，再入姜汁泡，蒸饼丸，如绿豆大，青黛为衣，每服五十丸，姜汤下。

清痰丸　专清中管热痰积。

乌梅　枯矾　黄芩　苍术　陈皮　滑石炒　青皮　枳实各半两　南星　半夏　神曲炒　山楂　干生姜　香附各一两

上为末，汤浸，蒸饼丸服。

【附录】凡痰之为患，为喘为咳，为呕为利，为眩为晕，心嘈杂，怔忡惊悸，为寒热痛肿，为痞隔，为壅塞，或胸胁间辘辘有声，或背心一片常为冰冷，或四肢麻痹不仁，皆痰饮所致。善治痰者，不治痰而治气，气顺则一身之津液亦随气而顺矣。又严氏云：人之气道贵乎顺，顺则津液流通，决无痰饮之患。古方治痰饮，用汗吐下温之法，愚见不若以顺气为先，分导次之。又王隐君论云：痰清白者为寒，黄而浊者为热。殊不知始则清白，久则黄浊，清白稀滑渍于上，黄浊稠粘凝于下。嗽而易出者，清而白也；咳而不能出，则黄浊结滞也。若咯唾日久，湿热所郁，上下凝结也，皆无清白者也。甚至带血，血败则黑，痰为关格异病人所不识。又清白者气味淡，日久者，渐成恶味，酸辣、腥臊、焦苦不一。百病中多有兼痰者，世所不知也。凡人身中有结核，不痛不红，不作脓者，皆痰注也。治痰法：实脾土，燥脾湿，是治其本也。

【附方】

二陈汤见中风。

瓜蒂散见疸。

二补丸见虚损。

参萸丸见秘方。

青金丸　苍莎丸并见咳嗽。

充按：丹溪治病，以痰为重，诸病多因痰而生，故前诸方间有别出者，亦其平日常用，故不另开于附录，观者详焉。

丹溪先生心法卷三

呕吐二十九

凡有声有物谓之呕吐，有声无物谓之哕。

胃中有热，膈上有痰者，二陈汤加炒山栀、黄连、生姜。有久病呕者，胃虚不纳谷也，用人参、生姜、黄芪、白术、香附之类。

呕吐，朱奉议以半夏、橘皮、生姜为主。刘河间谓：呕者，火气炎上。此特一端耳。有痰膈中焦食不得下者，有气逆者，有寒气郁于胃口者，有食滞心肺之分而新食不得下而反出者，有胃中有火与痰而呕者。

呕吐药，忌瓜蒌、杏仁、桃仁、萝卜子、山栀，皆要作吐，丸药带香药行散不妨。注船大吐，渴饮水者即死，童便饮之最妙。

【附方】

理中加丁香汤　治中脘停寒，喜辛物，入口即吐。

人参　白术　甘草炙　干姜炮。各一钱　丁香十粒

上咬咀，生姜十片，水煎服，或加枳实半钱亦可。不效，或以二陈汤加丁香十粒，并须冷服，盖冷遇冷则相入，庶不吐出。又或《活人》生姜橘皮汤。

活人生姜橘皮汤

橘皮四两　生姜半斤

上咬咀，水七盏，煮至三盏，去滓，逐旋温服。

热呕

济生竹茹汤、小柴胡加竹茹汤见疟类。

上并用生姜，多煎服。

济生竹茹汤

葛根三两　半夏炮七次，二两　甘草炙，一两

上咬咀，每四钱，水一盏，入竹茹一小块，姜五片。

加味二陈汤　治停痰结气而呕。

半夏　橘皮各五两　　白茯苓三两　　甘草炙，一两　　砂仁一两　　丁香五钱　　生姜
三两

上水煎服。

吐虫而呕方

黑铅炒成灰，槟榔末，米饮调下。

吞酸三十三附嗳气

吞酸者，湿热郁积于肝而出，伏于肺胃之间，必用粝食蔬菜自养。宜用炒
吴茱萸顺其性而折之，此反佐之法也，必以炒黄连为君。二陈汤加茱萸、黄连
各炒，随时令选其位，使苍术、茯苓为辅佐，冬月倍茱萸，夏月倍黄连，汤浸
炊饼，丸如小丸，吞之，仍教以粝食蔬菜自养，即安。

戴云：湿热在胃口上，饮食入胃被湿热郁遏，其食不得传化，故作酸也。
如谷肉在器，湿热则易为酸也。

入方

茱萸一两，去枝梗，煮少时，浸半日，晒干　　陈皮一两　　苍术米泔浸，一两　　黄连
二两，陈壁土炒，去土秤　　黄芩一两，如上土炒　　或加桔梗一两　　茯苓一两

上为末，神曲糊丸，绿豆大，每服二三十丸，时时津液，食后服。

【附录】吞酸与吐酸不同。吐酸，《素问》以为热，东垣又为寒，何也？吐
酸，是吐酸水如醋，平时津液随上升之气郁积而久，湿中生热，故从火化，遂
作酸味，非热而何？其有郁积之久不能自涌而出，伏于肺胃之间，咯不得上，
咽不得下，肌表得风寒则内热愈郁，而酸味刺心，肌表温暖，腠理开发，或得
香热汤丸，津液得行，亦可暂解，非寒而何？《素问》言热，言其本也；东垣
言寒，言其末也。

【附方】

曲术丸　治中脘宿食留饮，酸蛰心痛，或口吐清水。

神曲炒，三两　　苍术泔浸，炒，一两半　　陈皮一两

上为末，生姜汁煮神曲糊为丸，每七十丸，姜汤下。

加味平胃散　治吞酸或宿食不化。

生料平胃散加神曲、麦芽炒，各半钱术朴不制

上生姜三片，水煎五钱服。

嗳气，胃中有火有痰。

入方

南星　半夏　软石膏　香附

一本有炒栀子

上作丸，或作汤，服之。盖胃中有郁火，膈上有稠痰故也。

软石膏丸亦不可服。本方痰条下云：噫气吞酸，此系食郁有热，火气冲上，黄芩为君，南星、陈皮为佐，热多加青黛。

痞三十四

痞者有食积兼湿。东垣有法有方。

心下痞，须用枳实炒黄连。如禀受充实，面苍骨露，气实之人而心下痞者，宜枳实、黄连、青皮、陈皮、枳壳；如禀受素弱，转运不调，饮食不化而心下痞者，宜白术、山楂、曲糵、陈皮。如肥人心下痞者，乃是实痰，宜苍术、半夏、砂仁、茯苓、滑石；如瘦人心下痞者，乃是郁热在中焦，宜枳实、黄连、葛根、升麻。如食后感寒，饮食不化，心下痞，宜藿香、草豆蔻、吴茱萸、砂仁。痞挟血成窠囊，用桃仁、红花、香附、大黄之类。

又方

吴茱萸三两，汤浸煮少时　黄连八两

粥糊为丸，每服五七十丸，白术陈皮汤下。

玉液丸

软石膏不以多少，又云火煅红，出火毒

上为末，醋糊丸如绿豆大，服之专能泻胃火，并治食积痰火。

【附录】痞者与否同，不通泰也。由阴伏阳蓄，气与血不运而成。处心下，位中央，膜满痞塞者，皆土之病也。与胀满有轻重之分，痞则内觉痞闷，而外无胀急之形者，是痞也。有中气虚弱，不能运化精微为痞者；有饮食痰积，不能施化为痞者；有湿热太甚为痞者。古方治痞用黄连、黄芩、枳实之苦以泄之，厚朴、生姜、半夏之辛以散之，人参、白术之甘苦以补之，茯苓、泽泻之淡以渗之。既痞，同湿治，惟宜上下分消其气，如果有内实之证，庶可略与疏导。世人苦于痞塞，喜行利药，以求其速效，暂时快通，痞若再作，益以滋甚。

【附方】

加味补中益气汤　治内伤心下痞。方见内伤。

脉缓，有痰而痞，加半夏、黄连；脉弦，四肢满闷，便难而心下痞，加柴胡、黄连、甘草；大便秘燥，加黄连、桃仁，少加大黄、归身；心下痞督闷者，加白芍药、黄连；心下痞中寒者，加附子、黄连；心下痞腹胀，加五味子、白芍、砂仁，天寒少加干姜或中桂；心下痞呕逆者，加黄连、生姜、陈皮，如冬月加黄连，少入丁香、藿香；心下痞如腹中气上逆者，是冲脉逆也，加黄柏三分，黄连一分半以泄之；如食已心下痞，别服橘皮枳术丸。

枳实消痞丸　治右关脉浮弦，心下虚痞，恶食懒倦，开胃进食。

枳实　黄连各五钱　干生姜二钱　半夏曲三钱　厚朴四钱　人参三钱　甘草炙，二钱　白术三钱　茯苓　麦芽各二钱

上为末，水浸蒸饼丸，如梧桐子大，服三五十丸，温水下。

橘皮枳术丸

橘皮　枳实　白术等分

上为末，荷叶裹，烧饭为丸，每服五十丸，白汤下。

枳术丸　助胃消食，宽中去痞满。

白术　枳实各二两

上为末，荷叶裹，烧饭为丸。

嘈杂三十五

嘈杂是痰因火动，治痰为先。姜炒黄连入痰药，用炒山栀子、黄芩为君，南星、半夏、陈皮为佐。热多加青黛。嘈杂，此乃食郁有热，炒栀子、姜炒黄连不可无。肥人嘈杂，二陈汤少加抚芎、苍术、白术、炒山栀子。嘈杂若湿痰气郁，不喜食，三补丸加苍术，倍香附子。

医按： 蒋氏子条云心嘈索食，以白术、黄连、陈皮作丸，白汤下七、八十丸，数服而止。又云：眩运嘈杂，是火动其痰，二陈汤加栀子、芩、连之类。

戴云： 此则俗谓之心嘈也。

三补丸见补损。

消渴四十六

消渴，养肺、降火、生血为主。分上中下治。三消皆禁用半夏，血虚亦忌用。口干咽痛，肠燥大便难者，亦不宜用。汗多者，不可用。不已必用姜盐制。消渴若泄泻，先用白术、白芍药炒为末，调服后却服前药即诸汁膏。内伤病退后，燥渴不解，此有余热在肺经，可用参、芩、甘草少许，生姜汁调冷服，或以茶匙挑姜汁与之，虚者可用人参汤。天花粉，消渴神药也。上消者，肺也，多饮水而少食，大小便如常；中消者，胃也，多饮水而小便赤黄；下消者，肾也，小便浊淋如膏之状，面黑而瘦。

入方

黄连末　天花粉末　人乳汁又云牛乳　藕汁　生苄汁

上后二味汁为膏，入前三味搜和，佐以姜汁和蜜为膏，徐徐留舌上，以白汤少许送下。能食者，加软石膏、栝楼根。

【附录】水包天地，前辈尝有是说矣。然则中天地而为人，水亦可以包润五脏乎？曰：天一生水，肾实主之，膀胱为津液之府，所以宣行肾水，上润于肺，故识者肺为津液之脏，自上而下，三焦脏腑，皆囿乎天一真水之中。《素问》以水之本在肾，末在肺者，此也，真水不竭，安有所谓渴哉？人惟淫欲恣情，酒面无节，酷嗜炙煿糟藏，咸酸酢醢，甘肥腥膻之属，复以丹砂玉石济其私，于是炎火上熏，腑脏生热，燥炽盛，津液干焦，渴饮水浆而不能自禁。其热气上腾，心虚受之，心火散熳，不能收敛，胸中烦躁，舌赤唇红，此渴引饮常多，小便数少，病属上焦，谓之消渴。热蓄于中，脾虚受之，伏阳蒸胃，消谷善饥，饮食倍常，不生肌肉，此渴亦不甚烦，但欲饮冷，小便数而甜，病属中焦，谓之消中。热伏于下，肾虚受之，腿膝枯细，骨节酸痛，精走髓空，引水自救，此渴水饮不多，随即溺下，小便多而浊，病属下焦，谓之消肾。又若强中消渴，其毙可立待也。治法总要，当以白术散养脾，自生津液，兼用好粳米煮粥，以膂肉碎细，煮服以养肾，则水有所司，又用净黄连湿剉，入雄猪肚中，密札，于斗米上蒸烂，添些蒸饮，臼中杵，粘丸如桐子，服一百丸，食后米饮下，可以清心止渴。东垣云：膈消者，以白虎加人参汤治之；中消者，以调胃承气汤、三黄丸治之；下消者，以六味地黄丸治之。

【附方】

茯菟丸　治三消渴通用，亦治白浊。

菟丝子酒浸，十两　北五味子七两　白茯苓五两　石莲肉三两

上为末，用山药六两为末，作糊和丸，梧子大，每服五十丸，米汤下。

麦门冬饮子　治膈消，胸满烦心，津液干少，短气而渴。

知母　甘草炙　瓜蒌　五味子　人参　葛根　生芐　茯神　麦门冬去心。各等分

上㕮咀，水煎，入竹叶十四片。

加味钱氏白术散　治消渴不能食。

人参　白术　白茯苓　甘草炙　枳壳炒。各半钱　藿香一钱　干葛二钱　木香五味　柴胡三分

上作一服，水煎服。

地黄饮子　治消渴咽干，面赤烦躁。

甘草炙　人参　生芐　熟芐　黄芪　天门冬　麦门冬去心　泽泻　石斛　枇杷叶炒

上每服五钱，水煎服。

加减八味丸　治肾虚消渴引饮。

本方内减附子，加五味子。《要略》治男子消渴，小便反多者，仍用本方。方见补损。

清心莲子饮　治渴而小便浊或涩。

黄芩　麦门冬　地骨皮　车前子　甘草各三钱　莲子　茯苓　黄芪　柴胡　人参各三钱半

上㕮咀，水煎服。

川黄连丸　治渴。

川黄连五两　天花粉　麦门冬去心。各二钱半

上为末，生地黄汁并牛乳夹和，捣丸梧子大，服三十丸，粳米汤送下。

玉泉丸　治烦渴口干。

麦门冬去心　人参　茯苓　黄芪半生半蜜炙　乌梅焙　甘草各一两　栝楼根　干葛各一两半

上为末，蜜丸弹子大，每服一丸，温汤嚼下。

白虎加人参汤见中暑。

调胃承气汤见痢类。

三黄丸

黄连去须　黄芩　大黄煨。各等分

上为末，炼蜜丸梧子大，每服四十丸，熟水下。

六味地黄丸见补损。

发热四十七附胸中烦热　虚烦不眠　虚热

阴虚发热证难治。

戴云：凡脉数而无力者，便是阴虚也。

四物汤加炒黄柏、黄芩、龟板。兼气虚加人参、黄芪、黄芩、白术。四物汤加炒柏，是降火补阴之妙剂，甚者必加龟板。吃酒人发热难治。不饮酒人，因酒发热者，亦难治。

一男子年二十三岁，因酒发热，用青黛、瓜蒌仁，入姜汁，每日数匙入口中，三日而愈。

阳虚发热，补中益气汤。手足心热，属热郁，用火郁汤。伤寒寒热，当用表散。发热柴胡，恶寒苍术，虚人用苍术恐燥。发热恶风，人壮气实者，宜先解表。发热恶寒，亦宜解表。

入方

苍术半两　片芩三钱　甘草一钱半

上为末，汤浸炊饼丸服。

治手心发热。

山栀　香附　或加苍术　白芷　半夏生用　川芎

上为末，神曲糊丸服。

治烦不得眠。

六一散加牛黄。

治大病后阴虚，气郁夜热。

酒芍药一两二钱半　香附一两　苍术半两　炒片芩三钱　甘草一钱半

上为末，炊饼丸服。

湿痰发热。

炒片芩　炒黄连半两　香附二两半　苍术二两

上为末，用瓜蒌穰丸。

湿痰夜发热。

以三补丸_{见补损}加白芍药为末。

退劳热食积痰。

上甲　下甲　侧柏　瓜蒌子　半夏　黄连　黄芩　炒柏

上为末，炊饼为丸。

胸中烦热，须用栀子仁。有实热而烦躁者，亦用栀子仁；有虚热而烦躁者，宜参、芪、麦门冬、白茯苓、竹茹、白芍药。若脉实数，有实热者，神芎丸。

虚热用黄芪，止虚汗亦然。又云：肌热及去痰者，须用黄芩。肌热亦用黄芪。如肥白之人发热，宜人参、黄芪、当归、芍药、浮小麦炒，止虚汗同。补中益气汤治虚中有热，或肌表之热。

【附方】

火郁汤

升麻　葛根　柴胡　白芍_{各一两}　防风　甘草_{各五钱}

上咬咀，每五钱，入连须葱白三寸煎，稍热，不拘时。

补中益气汤_{见内伤。}

神芎丸

大黄　黄芩　滑石　牵牛

上为末，滴水为丸。

盗汗五十

盗汗属血虚、阴虚，小儿不须治。忌用生姜。

东垣有方，用当归六黄汤甚效，但药性寒，人虚者，只用黄芪六一汤。盗汗发热，因阴虚，用四物加黄柏，兼气虚，加人参、黄芪、白术。

戴云： 盗汗者，谓睡而汗出也，不睡则不能汗出，方其睡熟也，溱溱然出焉，觉则止而不复出矣，非若自汗而自出也。杂病盗汗，责其阳虚，与伤寒盗汗非比之，亦是心虚所致，宜敛心气、益肾水，使阴阳调和，水火升降，其汗自止。

【附方】

当归六黄汤　治盗汗之神剂。

当归　生苄　熟苄　黄连　黄芩　黄柏　黄芪_{加倍}

上用五钱，水煎服。或加甘草、麻黄根、炒栀子，去归。

黄芪六一汤

黄芪_{六两}　甘草_{一两}

上各用蜜炙十数次，出火毒，每服一两，水煎。

又方

白术四两，分作四分，一分用黄芪同炒，一分用石斛同炒，一分用牡蛎同炒，一分用麸皮同炒

上各微炒黄色，去余药，只用白术，研细，每服三钱，粟米汤调下，尽四两妙。

正气汤　治盗汗。

黄柏_炒　知母_{炒。各一钱半}　甘草_{炙，五分}

上作一服，水煎，食前热服。

麦煎散　治荣卫不调，夜多盗汗，四肢烦疼，肌肉消瘦。

知母　石膏　甘草_炙　滑石　地骨皮　赤芍　葶苈　杏仁_{炒，去皮尖}　人参　白茯苓　麻黄根

上为末，每服一钱，煎浮麦汤调下。

又方　治别处无汗，独心孔一片有汗，思虑多则汗亦多，病在用心，宜养心血。以艾煎汤调茯苓末一钱服之，名曰心汗。又青桑第二叶，焙干为末，空心，米饮调服，最止盗汗。

补损五十一

大补丸　去肾经火，燥下焦湿，治筋骨软。气虚以补气药下，血虚以补血药下，并不单用。

川黄柏_{炒褐色}

上以水丸服。

龙虎丸　补下焦。

白芍　陈皮_{各二两}　锁阳　当归_{各一两半}　虎骨_{酒浸，酥炙。各一两}　知母_{酒炒}　熟苄_{各三两}　黄柏_{半斤，盐炒}　龟板_{四两，酒浸，酥炙}

上为末，酒煮羊肉捣汁丸服。冬月加干姜半两。

补肾丸 治痿厥之重者，汤使与大补丸同。此冬令之正药，春夏去干姜。

干姜二钱　黄柏炒　龟板一两半，酒炙　牛膝一两　陈皮半两

上为末，姜汁和丸，或酒糊丸，每服七十丸，白汤下。

补天丸 治气血俱虚甚者，以此补之，多与补肾丸并行。若治虚劳发热者，又当以骨蒸药佐之。

紫河车洗净，用布缴干，同前补肾丸捣细，焙，碾末，酒米糊丸。夏加五味子半两。

虎潜丸 治痿，与补肾丸同。

黄柏半斤，酒炒　龟板四两，酒炙　知母二两，酒炒　熟芐　陈皮　白芍各二两　锁阳一两半　虎骨一两，炙　干姜半两

上为末，酒糊丸或粥丸。一方加金箔一片，一方用生地黄，懒言语者加山药。加炒黄柏、酒知母、炙龟板各等分，干姜三分之一，酒糊丸，名补血丸。一方无干姜，冬月方加有当归一两半，熟芐比前多一两，余同。

补虚丸

人参　白术　山药　枸杞　锁阳

上为末，面糊丸服。

汤药 补心肝脾肾。

莲肉去心　枸杞　山药炒　锁阳各等分

上为细末，沸汤调服，若加酥油些少尤妙。

补阴丸

侧柏　黄柏　乌药叶各二两　龟板酒炙，五两　苦参三两　黄连半两　冬加干姜，夏加缩砂。

上为末，地黄膏丸，梧子大。

又方

黄柏半斤，盐酒炒　知母酒浸，炒　熟芐各三两　龟板四两，酒浸，炙　白芍炒　陈皮　牛膝各二两　锁阳　当归各一两半　虎骨一两，酒浸，酥炙

上为末，酒煮羊肉和丸，每服五十丸，盐汤下。冬加干姜半两。

又方

下甲二两　黄柏炒　牛膝　人参各半两　香附　白芍各一两　甘草二钱　砂仁三钱，春不用

上为末，酒糊丸。

又方

下甲二两　黄柏一两

上细切地黄，酒蒸熟，擂细丸。

又方

龟板二两，酒炙　黄柏七钱半　知母半两　人参三钱　牛膝一两

上为末，酒糊丸。

又方

龟板一两，酒煮　黄柏半两　知母三钱　五味三钱

上为末，酒糊丸。

又方　治抑结不散。

下甲五两　侧柏一两半　香附三两

上为末，姜汁浸地黄膏为丸，空心服。

三补丸　治上焦积热，泄五脏火。

黄芩　黄柏　黄连各等分

上为末，蒸饼丸。

又方　治酒色过伤少阴。

黄柏炒，一两半　黄连炒。一两　条芩炒，半两　龟板酒炒黑色，五两　冬加干姜炒黑色三钱，夏加砂仁三钱、五味五钱。

上用蒸饼丸，每三十丸，食前白汤下。

又方　治阴虚。

人参一钱　白术三钱　麦门冬半两　陈皮二钱

上作一服，水煎，吞补阴丸。

又方　治体弱，肌肥壮，血虚脉大。

龟板三两　侧柏七钱半，酒浸　生芐一两　白芍一两，炒　乌药叶酒蒸，七钱半

上除生芐细切熬膏，余皆作末，同捣为丸，以白术四钱，香附一钱半，煎汤下。

又方　益少阴经血，解五脏结气。

山栀子炒令十分有二分焦黑

上为末，以姜汁入汤煎饮之，此方甚验于他方也。

五补丸

枸杞　锁阳各半两　续断　蛇床微炒。各一两　两头尖二钱半

上为末，糊丸.每服三十丸，淡盐汤下。

锁阳丸

龟板炙　知母酒炒　黄柏酒炒。各一两　虎骨炙　牛膝酒浸　杜仲姜炒　锁阳酒浸。五钱　破故纸　续断酒浸。各二钱半　当归　地黄各三钱

上为末，酒糊丸梧子大，服五十丸。

诸补命门药，须入血药则能补精，阳生阴长故也，阳药若多则散火。

补心丸

朱砂二钱五分　瓜蒌五钱　黄连三钱　归身尾三钱五分

上为末，猪心血为丸。

又方　宁心益智。

人参　茯苓　茯神　牡蛎　酸枣仁　远志　益智各半两　辰砂二钱半

上为末，枣肉丸。

大补丸　降阴火，补肾水。

黄柏炒褐色　知母酒浸，炒。各四两　熟苄酒蒸　龟板酥炙。各六两

上为末，猪脊髓、蜜丸，服七十丸，空心，盐白汤下。

济阴丸

黄柏二两七钱，盐、酒拌炒　龟板炙，一两三钱半　陈皮七钱　当归一两，酒浸　知母一两，酒炒　虎骨七钱，酥炙　锁阳一两　牛膝一两三钱半　山药　白芍　砂仁　杜仲炒　黄芪各七钱。盐水拌炒　熟苄七钱　枸杞五钱　故纸三钱半，炒　菟丝子酒浸，一两三钱半

上为末，以苄膏如丸，每服七十丸。

【附方】

充按：丹溪书并无补损专条，诸补阴药兼见于各症之下，杨氏类集于此，又取燥热兴阳诸方混于其间，殊不知丹溪之补乃滋阴益血之药，与燥烈壮阳之剂其意天壤悬隔，欲并去之而用者既久，今明白疏出，俾观者知其旨而自采择焉。

大全大补汤　治男子、妇人诸虚不足，五劳七伤。

人参　肉桂　川芎　地黄　茯苓　白术　甘草　黄芪　当归　白芍等分

上剉，水煎，姜三片，枣一个。

茯神汤　治脉虚极，或咳则心痛，喉中介介或肿。

茯神　人参　远志　通草　麦门　黄芪　桔梗　甘草等分

上剉，水煎，入姜三片。

金匮肾气丸 即六味地黄丸。治形体瘦弱，无力多困，肾气久虚，久新憔悴，寝汗发热，五脏齐损，瘦弱下血。

干山药　山茱萸肉各四两　泽泻　牡丹皮　白茯苓各三两　熟苄八两

上为末，蜜丸梧子大，服五六十丸，空心，温水下。

三才封髓丹 降心火，益肾水。

天门冬　熟苄　人参各五钱　黄柏炒，三两　砂仁一两半　甘草七钱半，一方无

上为末，水糊丸梧子大，服五十丸，用苁蓉半两，切作片子，酒一盏，浸一宿，次日煎三四沸，去滓，空心送丸子。

八物汤 治心肺俱损，皮聚毛落，血脉虚损，妇人月水愆期，宜益气和血。

四君子合四物汤

上以水煎，温服。

八味丸 治肾气虚乏，下元冷惫，脐腹疼痛，夜多旋溺，脚膝缓弱，肢体倦怠，面皮痿黄或黧黑，及虚劳不足，渴欲饮水，肿重疼痛，少腹急痛，小便不利。

熟苄八两　泽泻　牡丹皮　白茯苓各三两　山茱萸肉　山药各四两　附子炮，一两　桂心一两

上为末，蜜丸梧子大，每五十丸，温酒送下，或盐汤下，妇人淡醋汤下。

无比山药丸 治诸虚百损，五劳七伤，肌体消瘦，肤燥脉弱。

赤石脂　茯苓各一两　山药三两　苁蓉四两，酒浸　巴戟去心　牛膝酒浸　泽泻一两　山茱萸肉一两　五味二两　杜仲炒，去丝　菟丝子　熟苄各三两

上为末，炼蜜丸，梧子大，每服五十丸，空心，温酒下。

还少丹 大补真气虚损，肌体瘦弱。

肉苁蓉　远志去心　茴香　巴戟　山药　枸杞　熟苄　石菖蒲　山茱萸肉　牛膝　杜仲炒　楮实　五味　白茯苓各等分

上为末，炼蜜同枣肉为丸，梧子大，每服三五十丸，温酒或盐汤送下，日三服。此药平补，力衰体倦，小便浑浊最宜服之。有热加山栀子一两，心气不宁加麦门冬一两，少精神倍加五味一两，阳弱加续断一两。

补益肾肝丸 治目中焰火，视物昏花，耳聋耳鸣，困倦乏力，寝汗憎风，行步不正，两足欹侧，卧而多惊，脚膝无力，腰下消瘦。

柴胡　羌活　生苄　苦参　防己炒。各半两　附子炮　肉桂各一钱　归身三钱

上为末，熟水丸如鸡头子大，服四十丸，温水下。

巴戟丸　治肾肝俱虚，收敛精气，补戢真阳，充肌肤，进食止汗。

五味　巴戟去心　苁蓉　人参　菟丝　熟苄　覆盆子　白术　益智炒　骨碎补去毛　茴香各一两　白龙骨二钱半　牡蛎煅，二钱

上为末，蜜丸梧子大，服五十丸，空心，盐汤下。

八味定志丸　补益心神，安定魂魄，治痰，去胸中邪热，理肺肾。

人参一两半　菖蒲　远志去心　茯神去心　茯苓各一两　白术　麦门冬各半两　牛黄二钱，另研　朱砂一钱

上为末，蜜丸梧子大，米饮下三十丸，无时。若髓竭不足，加生苄、当归；若肺气不足，加天门冬、麦门冬、五味；若心气不足，加上党人参、茯神、菖蒲；若脾气不足，加白术、白芍、益智；若肝气不足，加天麻、川芎；若肾气不足，加熟苄、远志、牡丹；若胆气不足，加细辛、酸枣仁、地榆；若神昏不足，加朱砂、预知子、茯神。

海藏大五补丸　补诸虚不足。

天门冬　麦门冬　茯神　菖蒲　人参　益智　枸杞　地骨　远志　熟苄

上为末，蜜丸梧子大，空心，酒下三十丸，服数服，以七宣丸泄之。

补肾丸　有效不燥。

熟苄八两　菟丝酒浸，八两　归身三两半　苁蓉酒浸，五两　黄柏酒炒，一两　知母酒浸，一两　故纸酒炒，五钱　山茱肉三两半

上为末，酒糊丸梧子大，服五十丸。

小菟丝子丸　治肾气虚损，目眩耳鸣，四肢倦怠，夜梦遗精。又云：心腹胀满，脚膝痿缓，小便滑数，股内湿痒，水道涩痛，小便出血，时有遗沥，并宜服。

石莲肉二两　菟丝子酒浸，五两　白茯苓一两　山药二两七钱半，打糊

上为末，山药打糊，丸如梧子大，服五十丸，空心，盐汤下。脚无力木瓜汤下。

十四味建中汤　治荣卫失调，血气不足，积劳虚损，形体羸瘦，短气嗜卧，欲成劳瘵。

当归　白芍　白术　麦门冬　甘草炙　肉苁蓉　人参　川芎　肉桂　附子炮　黄芪　半夏　熟苄　茯苓各等分

上剉，以水煎，姜三片，枣一个，空心服。

人参养荣汤　治积劳虚损，四肢倦怠，肌肉消瘦，面少颜色，汲汲短气，饮食无味。

白芍三两　当归　陈皮　黄芪　桂心　人参　白术　甘草炙。各一两　熟芐
五味　茯苓各七钱半　远志半两

上以水煎，生姜三片，枣一个。遗精加龙骨，咳嗽加阿胶。

价宝丹　治五劳七伤，四肢无力，腿脚沉困，下元虚惫，失精阳痿。

川楝子二两　牛膝酒浸，一两　槟榔一两　蛇床一两　川山甲一大片，炙　莲
心子　苁蓉酒浸　茯神　巴戟去心　五味各一两　乳香三钱，另研　菟丝子一两
沉香　白檀各五钱　鹿茸酥炙　大茴香各一两　仙灵脾三钱　故纸炒，五钱　凤眼
草三钱　胡芦巴炒，五钱　人参　泽泻　白芍　山药　熟芐　麦门冬各一两

上为末，蜜丸梧子大，空心服七十丸，白汤下。

延寿丹

天门冬去心　远志去心　山药　巴戟各二两　赤石脂　车前子　菖蒲　柏子
仁　泽泻　川椒去目，炒　熟芐　生芐　枸杞　茯苓　覆盆子一两　牛膝酒浸
杜仲炒　菟丝子酒浸　苁蓉四两　当归酒洗　地骨　人参　五味各一两

上为末，蜜丸梧子大，服七十丸。

添精补髓丹

赤石脂二钱　茯苓一两　山药二两　苁蓉四两　巴戟一两，去心　杜仲三两
牛膝一两，酒浸　五味一两　泽泻一两　菟丝三两　熟芐　山茱肉各一两　晚蚕
蛾二两，如无以鹿茸代　山甲七钱，酒炙　地龙一两，去土　柏子仁一两　枸杞
故纸各二两　川椒一两，去目　厚朴一两　人参二两　白术二两　仙灵脾一两半，
羊脂炒

上为末，蜜丸。如腰痛加小茴香。

滋血百补丸

芐半斤，酒蒸　菟丝半斤，酒浸　当归酒浸　杜仲酒炒。各四两　知母酒炒　黄
柏酒炒。各二两　沉香一两

上为末，酒糊丸。

固精丸　治心神不安，肾虚自泄精。

知母炒　牡蛎三钱，煅　龙骨三钱　黄柏酒炒。各一两　芡实　莲蕊　茯苓
远志去心。各三钱　一方加山茱萸肉三钱

上为末，煮山药糊丸，梧子大，朱砂为衣，服五十丸。

巨胜子丸

熟芐四两　生芐　首乌　牛膝酒浸　天门去心　枸杞　苁蓉　菟丝　巨胜子

茯苓　柏子仁　天雄炮　酸枣仁　破故纸炒　巴戟去心　五味　覆盆子　山药　楮实　续断各一两　韭子　鸡头实　川椒　莲蕊　胡芦巴各五钱　木香二钱半

上为末，蜜丸服。

如意丸

生苄　熟苄各二两　天门冬去心　麦门冬去心　川椒去目，炒　胡芦巴酒炒　补骨脂炒　苁蓉酒浸　杜仲炒，去丝　白茯苓　小茴香炒　菟丝子酒浸　川楝肉　地龙酒浸，去土　石菖蒲　枸杞　远志去心。以上各一两　青盐半两，炒　山栀去皮，二钱，炒　川山甲十四片，炙　甘菊花三钱半

上为末，用晋枣煮，去皮核，肉二两，核桃肉煮，去皮二两，各研如泥，余再炼蜜和丸，梧子大，每服七八十丸，白汤、温酒任下。

沉香百补丸

熟苄六两　菟丝子四两　杜仲炒，三两　知母炒，二两　黄柏二两，酒炒　人参二两　山药　当归　苁蓉各三两　沉香一两

上为末，酒糊丸。

滋肾百补丸

当归四两，酒浸　知母二两，酒浸　沉香五钱　黄柏酒炒褐色　山药　菊花　楮实各二两　青盐一两，炒　菟丝四两，酒浸　杜仲二两，炒　熟苄八两

上为末，酒糊丸，或炼蜜丸服。

明目益肾丸

枸杞一两　当归酒浸　生苄酒浸，一两　五味五钱　知母七钱，酒炒　黄柏七钱，酒炒　山药半两　茯神一两　巴戟去心，五钱　菟丝子一两，酒浸　人参五钱　甘菊五钱　天门冬五钱

上为末，蜜丸梧子大，空心，盐汤下五十丸。

固真丸　治肾经虚损，真元不足。

鹿角霜一斤　白茯苓五两　鹿角胶二两

上为末，将胶水搜丸，梧子大，空心，米汤或酒服一百丸。

地芝丸　和颜色，利血气，调百节，黑发坚齿，逐风散气。

生苄八两　天门冬八两　菊花四两　枳壳麸炒，四两

上为末，酒蜜面糊丸，梧子大，空心服三十丸，酒下。

黄连茯苓丸　壮水原，降火。

黄连五两　白茯苓五两　故纸炒，五钱　菖蒲五钱

上为末，酒糊丸梧子大，服六十丸，空心，温酒下。

延生护宝丹 补元气，壮筋骨，固精健阳。

菟丝子酒浸，二两 肉苁蓉酒浸，二两。二味浸药多著要熬膏子 韭子四两，用枣二两煮熟，去枣，将韭子再用酒浸一宿，焙干，用二两 蛇床子二两，用枣三两同煮熟，去枣，用一两 木香五钱 晚蚕蛾全者二两，酥微炒 白龙骨一两，用茅香一两同煮一日，去茅香，用绵裹悬入井中浸一宿，取出用 鹿茸一两，酥炙黄 莲实一两，炒 桑螵蛸一两，炒 干莲蕊二两 胡芦巴二两 丁香五钱 乳香五钱 麝香一钱，另研

上一十五味，除乳、麝、菟丝子末外，十二味同为末，将前菟丝子末三两，用浸药酒二升，文武火熬至一半，入荞面两匙，用酒调匀，下膏子搅匀，次下乳香、麝香，不住手搅，轻沸熬如稠糊，放冷。此膏子都要用尽，恐硬，再入酒少许，成剂捣千余下，丸如桐子，服五十丸，空心，温酒下。

柏子仁丸 补益元气，充实肌肤。

山茱肉四两 柏子仁半两，微炒 远志半两，去心 覆盆子一两 山药一两，取末

上为末，将山药、白面同酒煮，和丸梧子大，服三十丸，温酒下。

八物肾气丸 平补肾气，坚齿驻颜。

熟节半斤 山药 山茱萸肉各四两 桂二两 泽泻三两 牡丹皮 白茯苓各三两 五味二两

上为末，蜜丸服。

延龄丹 脾肾不足，真气伤惫，肢节困倦，举动乏力，怠惰嗜卧，面无润泽，不思饮食，气不宣通，少腹内急，脐下冷痛，及奔豚小肠气攻冲脐腹，其功不可具述。

牛膝酒浸 苁蓉酒浸 金铃子去皮及子，麸炒 补骨脂炒 川茴香以上各七钱半 鹿茸去毛，酥炙 益智仁 檀香 晚蚕蛾炒 没药研 丁香 青盐 山川甲各五钱。酥炙 沉香 香附炒 姜黄 山药 木香 巴戟去心 甘草炙。各一两 乳香研 白术 青皮各三钱 苍术三两，酒浸，炒，用青盐炒，去青盐不用

上为末，酒糊丸梧子大，空心服四十丸，温酒下，茴香汤亦可。

肉苁蓉丸 壮元气，养精神。

山茱萸一两 苁蓉二两，酒浸 楮实 枸杞 地肤子 狗脊去毛 五味 覆盆子 菟丝子 山药 故纸炒 远志去心 石菖蒲 草薢 杜仲去皮，炒 熟节 石斛去根 白茯苓 牛膝酒浸 泽泻 柏子仁各一两。炒

上为末，酒糊丸，梧子大，服六七十丸，空心，温酒下。

益寿地仙丹 补五脏，填骨髓，续绝伤，黑髭发，清头目，聪耳听。

甘菊三两 枸杞二两 巴戟三两，去心 肉苁蓉四两，酒浸

上为末，蜜丸梧子大，服三十丸，空心，盐汤下，温酒亦得。

秘真丸 治肾水真阴本虚，心火狂，阳过甚，心有所欲，速于感动，应之于肾，疾于施泄。此药秘固真元，降心火，益肾水。

莲蕊一两 白茯苓 砂仁半两 益智一两 黄柏二两，酒炒 甘草炙，二两 半夏泡，一两 猪苓二钱半

上为末，水浸蒸饼，丸梧子大，服五十丸，空心，酒下。

六郁五十二

气血冲和，万病不生，一有怫郁，诸病生焉。故人身诸病，多生于郁。

苍术、抚芎，总解诸郁，随证加入诸药。凡郁皆在中焦，以苍术、抚芎开提其气以升之，假如食在气上，提其气则食自降矣，余皆仿此。

戴云：郁者，结聚而不得发越也。当升者不得升，当降者不得降，当变化者不得变化也，此为传化失常，六郁之病见矣。气郁者，胸胁痛，脉沉涩；湿郁者，周身走痛，或关节痛，遇阴寒则发，脉沉细；痰郁者，动则喘，寸口脉沉滑；热郁者，瞀闷，小便赤，脉沉数；血郁者，四肢无力，能食便红，脉沉；食郁者，嗳酸，腹饱不能食，人迎脉平和，气口脉紧盛者是也。

入方

气郁 香附童便浸 苍术米泔浸 抚芎

湿郁 白芷 苍术 川芎 茯苓

痰郁 海石 香附 南星姜制 瓜蒌一本无南星、瓜蒌，有苍术、川芎、栀子

热郁 山栀炒 青黛 香附 苍术 抚芎

血郁 桃仁去皮 红花 青黛 川芎抚芎亦可 香附

食郁 苍术 香附 山楂 神曲炒 针砂醋炒七次，研极细

春加芎，夏加苦参，秋冬加吴茱萸。

越鞠丸 解诸郁。又名芎术丸。

苍术 香附 抚芎 神曲 栀子各等分

上为末，水丸如绿豆大。

积聚痞块五十四

痞块在中为痰饮，在右为食—云痰。积，在左为血块。气不能作块成聚，块乃有形之物也，痰与食积、死血而成也。用醋煮海石、醋煮三棱、蓬术、桃仁、红花、五灵脂、香附之类为丸，石碱白术汤吞下。瓦垄子能消血块，次消痰。石碱一物，有痰积，有块可用，洗涤垢腻，又能消食积。治块当降火消食积，食积即痰也。行死血块，块去须大补。凡积病不可用下药，徒损真气，病亦不去，当用消积药，使之融化，则根除矣。凡妇人有块，多是血块。

戴云：积聚癥瘕，有积聚成块，不能移动者是癥；或有或无，或上或下，或左或右者是瘕。

积聚癥瘕，朱先生医台州潭浦陈家，用蜀葵根煎汤去粗，再入人参、白术、青皮、陈皮、甘草梢、牛膝，煎成汤，入细研桃仁、玄明粉各少许，热饮之，二服当见块下。如病重者，须补接之，后加减再行。

入方

消块方 即《千金方》硝石大黄丸，止可磨块，不令人困，须量度虚实。

硝石六两　　人参三两　　甘草三两　　大黄八两

上为末，以三年苦酒三升又云三斗。置瓷器中，以竹片作准，每入一升作一刻，柱竖器中，先纳大黄，不住手搅，使微沸，尽一刻，乃下余药，又尽一刻，微火熬使可丸，则取丸如鸡子中黄大，每一丸，米饮下。如不能大丸，作小丸，如桐子大，每三十丸。服后当下如鸡肝、如米泔、赤黑等色，下后避风冷，啖软粥将息之。

三圣膏

未化石灰半斤，为末，瓦器中炒令淡红色，提出火，候热稍减，次下大黄末一两，就炉外炒，候热减，下桂心末半两，略炒，入米醋熬，搅成黑膏，厚纸摊贴患处。

痞块在皮里膜外，须用补气药香附开之，兼二陈汤加补气药，先须断厚味。

又方　琥珀膏

大黄　朴硝各一两

上为末，大蒜捣膏和贴。

又方 治茶癖。

石膏　黄芩　升麻

上为末，沙糖水调服。

又方　一人爱吃茶。

白术　软石膏　片芩　白芍　牛胆星　薄荷圆叶大者

上为末，沙糖调作膏，食后津液化下。

又方　治胁下有块。

龙荟丸二钱半　姜黄五钱　桃仁五钱

上为末，蜜丸服。

又方　龙荟丸和鹁鸽粪，能大消食积。或入保和丸治块，看在何部分。

治血块丸　瓦垄子能消血块。

海粉醋煮　三棱　莪术醋煮　红花　五灵脂　香附　石碱

上为丸，白术汤吞下。

又方　治妇人血块如盘，有孕难服峻利。

香附醋煮，四两　桃仁去皮　白术各一两　海粉醋煮，二两

上为末，神曲糊丸。

又方　治妇人食块，死血痰积成块，在两胁动作，腹鸣嘈杂，眩晕身热，时作时止，男子亦可服。

黄连一两半，一半用吴茱萸炒去茱萸，一半用益智炒，去益智　山栀炒　川芎　三棱　莪术醋煮　神曲　桃仁去皮尖。各半两　香附童便浸，一两　萝卜子炒，一两半　山楂一两

上为末，蒸饼丸服。

又方有青皮半两，白芥子一两半炒。

保和丸　治一切食积。

山楂六两　神曲二两　半夏　茯苓各三两　陈皮　连翘　萝卜子各一两

上为末，炊饼丸如梧子大，每服七八十丸，食远白汤下。

又方

山楂四两　白术四两　神曲二两

上为末，蒸饼丸如梧子大，服七十丸，白汤下。

又方

山楂三两　白术二两　陈皮　茯苓　半夏各一两　连翘　黄芩　神曲　萝卜

子各半两

上为末，蒸饼丸梧子大，每服五十丸，食后姜汤下。

阿魏丸 治肉积。诸阿魏丸，脾虚者须以补脾药佐之，切不可独用，虚虚之祸，疾如反掌。

连翘一两 山楂二两 黄连一两三钱 阿魏二两，醋煮作糊

上为末，醋煮阿魏作糊丸，服三十丸，白汤下。

小阿魏丸

山楂三两 石碱三钱 半夏一两，皂角水浸透，晒干

上为末，粥糊丸，每服三十丸，白汤下。

又方 治饱食停滞，胃壮者宜此，脾虚勿服。

山楂 萝卜子 神曲 麦芽 陈皮 青皮 香附各二两 阿魏一两，醋浸软，另研

上为末，炊饼丸。

又阿魏丸 去诸积聚。

山楂 南星皂角水浸 半夏皂角水浸 麦芽炒 神曲炒 黄连各一两 连翘 阿魏醋浸 瓜蒌 贝母各半两 风化硝 石碱 萝卜子蒸 胡黄连二钱半，如无以宣连代

上为末，姜汁浸，蒸饼丸。一方加香附、蛤粉治嗽。

佐脾丸

山楂三两 半夏 茯苓各一两 连翘 陈皮 萝卜子各半两

上为末，粥丸服。

小温中丸

青皮一两 香附四两，便浸 苍术二两 半夏二两 白术半两 陈皮一两 苦参半两 黄连一两，姜汁炒 针砂二两，醋炒

上为末，曲糊为丸。

又方

针砂醋煮三次 香附童便浸，四两 山楂二两 神曲炒，二两 黄连姜汁炒，一两半 山栀炒 厚朴姜汁炒 苍术一两 半夏一两 台芎半两

一方加人参、炒白术一两半，有苦参用白术，用苦参不用黄连。

枳实丸

白术二两 枳实 半夏 神曲 麦芽各一两 姜黄 陈皮各半两 木香一钱半

山楂一两

上为末，荷叶蒸饭为丸，梧子大，每服一百丸，食后姜汤下。

大温中丸　又名大消痞丸。

黄连炒　黄芩六钱　姜黄　白术一两　人参　陈皮　泽泻二钱　炙甘草　砂仁　干生姜　炒曲二钱　枳实炒，半两　半夏四钱　川朴三钱　猪苓一钱半

上为末，炊饼丸。

【附录】五脏之积曰五积，六腑之积曰六聚。积有定形，聚无定处。不问何经，并宜服十味大七气汤，吞下尊贵红丸子。凡木香、槟榔去气积，神曲、麦芽去酒积，虻虫、水蛭去血积，礞石、巴豆去食积，牵牛、甘遂去水积，雄黄、腻粉去涎积，硇砂、水银去肉积，各从其类也。肝积曰肥气，肺积曰息贲，心积曰伏梁，脾积曰痞气，肾积曰奔豚。其如积聚之脉，实强者生，沉小者死。

【附方】

乌梅丸　治酒毒，消食化痰。

乌梅一斤　半夏八两　白矾八两　生姜一斤

上件石臼捣细末，新瓦两片夹定，火上焙三日三夜为度，次入神曲、麦芽、陈皮、青皮、莪术、枳壳、丁皮、大腹子各四两，用酒糊丸，每服四五十丸，姜汤下。

备急丸　大治心腹厥痛，食积胸膈，下咽气便速行。

大黄一钱　巴豆去油膜心　干姜半钱

上用蜜丸，白汤下。

治吐虫有积。

上以黑锡灰、槟榔末、米饮调下。

大七气汤

三棱　莪术各一两半　青皮七钱半　陈皮一两半　藿香　桔梗　肉桂各七钱半　益智一两半　香附一两半　甘草炙，七钱半

上剉，水煎服。

散聚汤

半夏　槟榔　当归各七钱半　陈皮　杏仁炒　桂心各二两　茯苓　甘草炙　附子炮　川芎　枳壳炒　厚朴　吴茱萸各一两

上剉，水煎，姜三片。大便不利加大黄。

香棱丸 治五积六聚，气块。

三棱六两，醋炒 青皮 陈皮 莪术炮，或醋炒 枳壳炒 枳实炒 萝卜子炒 香附子各三两。炒 黄连 神曲炒 麦芽炒 鳖甲醋炙 干漆炒烟尽 桃仁炒 硇砂 砂仁 归梢 木香 甘草炙。各一两 槟榔六两 山楂四两

上为末，醋糊丸，每服三五十丸，白汤下。

龙荟丸 见胁痛类。

红丸子 见疟类。

丹溪先生心法卷四

痿五十六

痿证断不可作风治而用风药。有湿热、湿痰、气虚、血虚、瘀血。湿热，东垣健步丸加燥湿降阴火，苍术、黄芩、黄柏、牛膝之类；湿痰，二陈汤加苍术、白术、黄芩、黄柏、竹沥、姜汁；气虚，四君子汤加黄芩、黄柏、苍术之类；血虚，四物汤加黄柏、苍术，煎送补阴丸；亦有食积、死血妨碍不得下降者，大率属热，用参术四物汤、黄柏之类。

【附录】谨按：五痿等证，特立篇目，所论至详，后代诸方，独于此证，盖多缺略，考其由，皆因混入中风条内故也。丹溪先生痛千古之弊，悯世之罹此疾者多误于庸医之手，有志之士，必当究其心焉。夫陈无择谓：痿因内藏不足所致。诚得之矣！然痿之所不足，乃阴血也，而方悉是补阳补气之剂，宁免实实虚虚之患乎？且无择以三因立方，可谓诸方之冠，其余此证，尤且未明，况求于他者乎？

【附方】

健步丸 东垣方。

防己酒洗，一两 羌活 柴胡 滑石炒 甘草炙 栝楼根酒洗。以上各半两 泽泻 防风各三钱 苦参酒洗 川乌各一钱 肉桂五分

上为末，酒糊为丸，梧桐子大，每服七十丸，葱白煎愈风汤下。见中风类。

补阴丸见诸虚类。

清燥汤 治湿热成痿，以燥金受湿热之邪，是绝寒水生化之源，源绝则肾亏，痿厥之病大作，腰已下痿软，瘫痪不能动。

黄芪一钱五分 苍术一钱 白术 橘皮 泽泻各半钱 人参 白茯苓 升麻各三分 麦门冬 归身 生苄 曲末 猪苓各二分 酒柏 柴胡 黄连各一分 五味子九个 甘草炙，二分

上每服半两，水煎，空心服。

痛风六十三_{附肢节痛}

四肢百节走痛是也，他方谓之白虎历节风证。大率有痰、风热、风湿、血虚。因于风者，小续命汤；因于湿者，苍术、白术之类，佐以竹沥；因于痰者，二陈汤加酒炒黄芩、羌活、苍术；因于血虚者，用芎归之类，佐以红花、桃仁。大法之方，苍术、川芎、白芷、南星、当归、酒黄芩。在上者，加羌活、威灵仙、桂枝；在下者，加牛膝、防己、木通、黄柏。血虚，《格致余论》详言，多用川芎、当归，佐以桃仁、红花、薄桂、威灵仙。治痛风，取薄桂味淡者，独此能横行手臂，领南星、苍术等药至痛处。

入方

治上中下疼痛。

南星_{姜制}　苍术_{泔浸}　黄柏_{酒炒。各二两}　川芎_{一两}　白芷_{半两}　神曲_{炒，半两}　桃仁_{半两}　威灵仙_{酒拌，三钱}　羌活_{三钱，走骨节}　防己_{半两，下行}　桂枝_{三钱，行臂}　红花_{酒洗，一钱半}　草龙胆_{半钱，下行}

上为末，曲糊丸，梧子大，每服一百丸，空心，白汤下。

张子元血气虚有痰，白浊，阴火痛风。

人参_{一两}　白术　熟节　黄柏_{炒黑。各二两}　山药　海石　南星_{各一两}　锁阳_{半两}　干姜_{烧灰，半两，取其不走}　败龟板_{酒炙，二两}

上为末，粥丸，一云酒糊丸。

臂痛方

苍术_{一钱半}　半夏　南星　白术　酒芩_炒　香附_{各一钱}　陈皮　茯苓_{各半钱}　威灵仙_{三钱}　甘草_{少许，别本加羌活一钱}

上㕮咀，作一服，入生姜二三片。

二妙散　治筋骨疼痛因湿热者。有气加气药，血虚者加补药，痛甚者加生姜汁，热辣服之。

黄柏_炒　苍术_{米泔浸，炒}

上二味为末，沸汤入姜汁调服。二物皆有雄壮之气，表实气实者，加酒少许佐之。若痰带热者，先以舟车丸，或导水丸、神芎丸下伐，后以趁痛散服之。

趁痛散

乳香　没药　桃仁　红花　当归　地龙_{酒炒}　牛膝_{酒浸}　羌活　甘草　五灵

脂酒淘　香附童便浸　或加酒芩、炒酒柏

上为末，酒调二钱服。

八珍丸　治痛风走注脚疾。

乳香　没药　代赭石　穿山甲生用。各三钱　羌活　草乌生用。各五钱　全蝎二十一个，炒　川乌生用，一两，不去皮尖

上为末，醋糊丸如梧子大，每二十一丸，温酒送下。

四妙散　痛风走注。

威灵仙酒浸，五钱　羊角灰三钱　白芥子一钱　苍耳一钱半，一云苍术

上为末，每服一钱，生姜一大片，擂汁入汤调服。又二妙散同调服。

又方　治酒湿痰痛风。

黄柏酒炒　威灵仙酒炒。各五钱　苍术　羌活　甘草三钱　陈皮一钱　芍药一钱

上为末，每服一钱或二钱，沸汤入姜汁调下。

治气实表实，骨节痛方。

滑石六钱　甘草一钱　香附　片芩各三钱

上为末，姜汁糊丸如梧子大，每服五七十丸，白汤吞下。

又方

糯米一盏　黄蹢躅根一握　黑豆半合

上用酒水各一碗煎，徐徐服之，大吐大泻，一服便能行动。

治食积肩腿痛。

龟板酒浸，一两　酒柏叶　香附半两　辣芥子　凌霄花

上为末，酒糊丸如梧子大，煎四物汤加陈皮、甘草汤下。

【附方】

控涎丹　治一身及两胁走痛，痰挟死血者。

甘遂面裹煨　大戟制　真白芥菜子炒。各等分

上为末，加桃仁泥糊丸如梧子大，每服五七丸，渐加至十丸，临卧姜汤下。

龙虎丹　治走注疼痛，或麻木不遂，或半身痛。

草乌　苍术　白芷各一两，碾粗末，拌发酵盦过，入后药　乳香　没药各二钱，另研　当归　牛膝各五钱

上为末，酒糊丸如弹大，每服一丸，温酒化下。

【附录】遍身骨节疼痛，昼静夜剧，如虎啮之状，名曰白虎历节风，并宜

加减地仙丹，或青龙丸、乳香丸等服之。

又有痛风而痛有常处，其痛处赤肿灼热，或浑身壮热，此欲成风毒，宜败毒散。凡治臂痛，以二陈汤加酒炒黄芩、苍术、羌活。

如肢节痛，须用羌活，去风湿亦宜用之。如肥人肢节痛，多是风湿与痰饮流注经络而痛，宜南星、半夏。如瘦人肢节痛，是血虚，宜四物加防风、羌活。如瘦人性急躁而肢节痛，发热，是血热，宜四物汤加黄芩、酒炒黄柏。如肢节肿痛，脉滑者，当用燥湿，宜苍术、南星，兼行气药木香、枳壳、槟榔。在下者，加汉防己。若肢节肿痛，脉涩数者，此是瘀血，宜桃仁、红花、当归、川芎及大黄微利之。如倦怠无力而肢节痛，此是气虚兼有痰饮流注，宜参、术、星、半。丹溪无肢节痛条。此文又纯似丹溪语，姑书以俟知者。

小续命汤　地仙丹并见中风类。

舟车丸见中湿类。

导水丸见痢类。

神芎丸见发热类。

败毒散见瘟疫类。

乳香丸

白附子炮　南星　白芷　没药　赤小豆　荆芥　藿香去土　骨碎补去毛　乳香另研。各一两　五灵脂　川乌炮，去皮脐尖　糯米炒。各二两　草乌头炮，去皮尖　京墨煅。各五两　松脂半两，研

上为末，酒糊丸梧子大，每服十丸至十五丸，冷酒吞下，茶亦得，不拘时，忌热物。

疝痛七十四附木肾　肾囊湿疮

疝痛，湿热，痰积流下作病，大概因寒郁而作，即是痰饮食积并死血。专主肝经，与肾经绝无相干，大不宜下。痛甚者，不宜参、术。癫，湿多。

疝气宜灸大敦穴，在足大指爪甲后一韭叶，聚毛间是穴。食积与死血成痛者，栀子、桃仁、山楂、枳子一作枳实、吴茱萸，并炒，以生姜汁、顺流水煎汤调服。一方加茴香、附子。却有水气而肿痛者。又有挟虚者，当用参、术为君，佐以疏导之药，其脉沉紧豁大者。按之不定者属虚，必用桂枝、山栀炒，乌头细切炒，上为末，姜汁糊丸，每服三四十丸，姜汤下，大能劫痛。

戴云：疝本属厥阴肝之一经，余常见。俗说小肠、膀胱下部气者，皆妄言也。

入方

治诸疝，定痛速效。

枳实十五片，一作橘核　山栀炒　山楂炒　吴茱萸炒。各等分　湿胜加荔枝核炮

上为末，酒糊丸服。或为末，生姜水煎服，或长流水调下一二钱，空心。

守效丸　治癫之要药不痛者。

苍术　南星　白芷散水　山楂各一两　川芎　枳核又云枳实，炒　半夏　秋冬加吴茱萸，《衣钵》有山栀

上为末，神曲糊丸服。又云：有热加山栀一两，坚硬加朴硝半两，又或加青皮、荔枝核。

又方　治诸疝，发时服。

海石　香附

上为末，生姜汁调下，亦治心痛。

又方　治阳明受湿热传入太阳，恶寒发热，小腹连毛际间闷痛不可忍。

山栀炒　桃仁炒　枳子炒　山楂

上各等分，研入姜汁，用顺流水荡起，同煎沸，热服。一方加茱萸。

橘核散

橘核　桃仁　栀子　川乌细切，炒　吴茱萸

上研煎服。橘核散单止痛，此盖湿热因寒郁而发，用栀子仁以除湿热，用乌头以散寒郁，况二药皆下焦之药，而乌头又为栀子所引，其性急速，不容胃中留也。

又方　治疝劫药。

用乌头细切炒，栀子仁炒，等分为末，或加或减，白汤丸。

又方　治疝。

枇杷叶　野紫苏叶　椒叶　水晶葡萄叶

上以水煎，熏洗。

肾气方

茴香　破故纸　吴茱萸盐炒。各五钱　胡芦巴七钱半　木香二钱半

上为末，萝卜捣汁丸，盐汤下。

积疝方

山楂炒，一两　茴香炒　柴胡炒，三钱　牡丹皮一钱

上为末，酒糊丸如桐子大，服五六十丸，盐汤下。

疝病、黄病久者，皆好倒仓。

又方　治疝痛。

山楂炒，四两　枳实炒　茴香炒　山栀炒。各二两　柴胡　牡丹皮　桃仁炒
八角茴香炒，一两　吴茱萸炒，半两

上为末，酒糊丸桐子大，服五十丸，空心，盐汤下。

又方　治疝作痛。

苍术盐炒　香附盐炒　黄柏酒炒，为君　青皮　玄胡索　益智　桃仁为臣　茴
香佐　附子盐炒　甘草为使

上为末，作汤服后，一痛过更不再作矣。

又方　治癫疝。

南星　山楂　苍术二两　白芷　半夏　枳核　神曲一两　海藻　昆布半两
玄明粉　茱萸二钱

上为末，酒糊丸。

一人疝痛作腹内块痛止，疝痛止块痛作。

三棱　莪术醋煮　炒曲　姜黄　南星各一两　山楂二两　木香　沉香　香附
各三钱　黄连用茱萸炒，去茱萸，用五钱，净　萝卜子　桃仁　山栀　枳核炒。各
半两

上为末，姜汁浸，蒸饼为丸。

予尝治一人，病后饮水，患左丸痛甚，灸大敦穴，适有摩腰膏，内用乌、附、丁香、麝香，将与摩其囊上横骨端，火温帛覆之，痛即止，一宿肿亦消。

予旧有柑橘积，后因山行饿甚，遇橘、芋食之，橘动旧积，芋复滞气，即时右丸肿大，寒热，先服调胃剂一二贴，次早注神思，气至下焦呕逆，觉积动吐，复吐后和胃气，疏通经络而愈。

【附录】木肾者，心火下降，则肾水不患其不温；真阳下行，则肾气不患其不和。既温且和，安有所谓木强者哉？夫惟嗜欲内戕，肾家虚惫，故阴阳不相交，水火不相济，而沉寒痼冷凝滞其间，胀大作痛，顽痹结硬，势所必至矣。不可纯用燥热，当温散温利以逐其邪，邪气内消，荣卫流转，盖如寒谷回春，盖有不疾而速，不行而至者矣。

入方

治木肾。

楮树叶_{又云杨树}。雄者，晒干为末，酒糊丸桐子大，空心，盐汤下五十丸。

又方 治木肾不痛。

枸杞子　南星　半夏　黄柏_{酒炒}　苍术_{盐炒}　山楂　白芷　神曲_炒　滑石_炒
昆布　吴茱萸

上为末，酒糊丸桐子大，空心，盐汤下七十丸。

治小肠气及木肾偏坠。

黑牵牛一斤，用猪尿胞装满，以绵缚定口子，好酒、米醋各一碗，于砂锅
内煮干为度，取出黑牵牛，用青红娘子各十九个，于铁锅内炒燥，去青红娘子，
将牵牛碾取头末四两，另入猪苓、泽泻细末各二两，醋糊丸如梧桐子大，每服
三十丸，空心，盐酒送下。不可多服，多服令人头眩，如头眩可服黑锡丹。

肾囊湿疮。

密陀僧　干姜　滑石

上为末，擦上。

又方 先用吴茱萸煎汤洗。

吴茱萸_{半两}　寒水石_{三钱}　黄柏_{二钱}　樟脑_{半两}　蛇床子_{半两}　轻粉_{十匙}　白
矾_{三钱}　硫黄_{二钱}　槟榔_{三钱}　白芷_{三钱}

上为末，麻油调搽。

又方 治肾上风湿疮及两腿。

全蝎_{一钱}　槟榔_{一钱}　蛇床子_{一钱}　硫黄_{一钱}

上四味，研如细末，用麻油调，入手心搽热，吸三口，用手抱囊一顷，次
搽药两腿上。

秘方一百

清六丸 治三焦湿，止泄泻，产后腹痛，并自利者，以补脾补血药送之。
治血痢效。

六一散_{一料}　红曲_{炒，半两}

上为末，陈仓米饭丸，并不单用，与他丸同行。又加五灵脂一两，名灵脂
丸，能行血。

参萸丸　治湿而带气者，湿热甚者用之为向导，上可治酸，下可治自利。

六一散一料　吴茱萸一两，制

上为末，饭丸。若去茱萸加干姜半两，名温青丸，治痢效。

固肠丸见妇人类。

补脾丸　有脾虚而恶汤药者，制此丸，用汤吞，省口苦而易于从也。

白术半斤　苍术三两　茯苓　陈皮各三两　芍药半两

上为末，粥糊丸，加润下丸，可作催生用。上热甚者加清金丸尤妙。与此药必无产患。

白术丸

白术一两　芍药半两

冬月不用芍药，加肉豆蔻，泄者炒丸服。上为末，粥丸。一方枯矾、半夏各一钱半。

润肠丸　能润血燥大便不通。

麻子仁　当归　桃仁　生芐　枳壳各一两

上为末，蜜丸。

回令丸　泻肝火，行湿为之反佐，开痞结，治肝邪，可助补脾药。

黄连六两　茱萸一两

上为末，粥丸。一方名左金丸。治肺火，茱萸或半两，水丸，白汤下。

抑青丸　泻肝火。方见胁痛类。

龙荟丸　泻肝火治胁痛。方见胁痛类。

清金丸　泻肺火热嗽。方见嗽类。

清化丸　治热嗽。方见嗽类。

咽酸方方见吞酸类。

黄连清化丸

黄连一两　吴茱萸浸炒，一钱　桃仁二十四个，研　陈皮半两　半夏一两半

上为末，神曲糊丸绿豆大，每服百丸，姜汤下。

加减补阴丸

熟芐八两　菟丝子四两，盐酒浸一宿　当归三两，酒浸　白芍三两，炒　锁阳三两，酥炙　杜仲二两，炒　牛膝四两，酒浸　破故纸　枸杞一两半　虎骨二两，酥炙　龟板一两，酥炙　黄柏二两，炒　山药　人参　黄芪各二两　冬加干姜一两

上为末，猪骨髓入蜜丸桐子大，空心服一百丸，盐汤下。

又方

白术　白芍　人参　莲肉　知母　黄柏等分

上为末，糊丸，朱砂为衣，服法如前。

清膈丸

黄芩半斤，酒浸，炒黄　南星四两，生用　半夏汤洗七次

上为末，姜糊丸。

宽中丸　治胸膈痞闷，停滞饮食。

山楂不以多少，蒸熟晒干

上为末，作丸服。

温清丸　治翻胃，伐肝邪。

干姜一两　滑石　甘草各二两

上为末，丸服。

大安丸　脾经消导之药。

山楂二两　神曲炒　半夏　茯苓各一两　陈皮　萝卜子　连翘各半两　白术二两

上为末，粥糊丸服。

上丹溪秘撰方，已散于各类甚多，如阿魏丸、保和丸、小胃丹、越鞠丸、大补丸、参术饮、束胎丸、达生散等，及诸秘法，不及一一重录，姑举此数方，以表其用药之旨。大抵治法，以气血痰为主，凡病血虚四物，气虚四君子，有痰二陈，酌量轻重，加入主病引经之药，一循活法，不执专方，学者推此求之，则达其蹊径矣。

丹溪心法

163

血证论

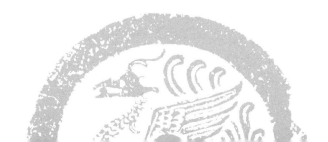

成书背景

《血证论》是我国第一部有关血证治疗的专著，为清代唐宗海所著，成书于 1884 年。卷一为血证总论；卷二至卷六对血上干、血外渗、血下泄、血中瘀证及失血兼见诸证的 170 余种血证的辨证治疗做了较详细的探讨，个中有不少新的见解，能给人以启迪；卷七至卷八为方论，共收 200 余方。本书论证用药颇有独到之处。现存清刻本、石印本、《中西汇通医书五种》本，1949 年后有单行排印本。

作者生平

唐宗海（1846—1897），字容川，四川彭县人。光绪十五年（1889）中三甲第 35 名进士，授礼部主事。唐氏早年已有很高明的医疗技术，以行医为业。嗣后，迁居京、沪、粤等地。暮年返回家乡，在彭县故世。

他先攻儒学，为诸生时在四川已经颇有名气。光绪年间举进士，中年之后则转而研究医学，主张兼取众家之长，"好古而不迷信古人，博学而能取长舍短"。著有《中西汇通医书五种》，包括《中西汇通医经精义》《伤寒论浅注补正》《金匮要略浅注补正》《血证沦》《本草问对》等。其中，《血证论》《中西汇通医经精义》为其主要代表著作。

唐宗海对于血的生理功能以及运行情况的论述，多从阴阳水火气血立论，从气血的相互关系进行说明。他认为阴阳是万物之本，在人身之中，阴阳的具体所指即是水火，即是气血。气生于血，血生于气，阳气与阴血之间相互滋生。水火气血的关系，一方面强调其相互对恃，同时亦强调其相互维系。故在治疗气血水火的病变时，唐氏主张治血调气，调和阴阳。气血水火之间的协调，尚依赖脾土以为枢纽。他认为，人身之气虽根于肾中，但需依赖脾胃水谷之精微下输于肾，而后才能化气而升清降浊。

对于血证的病机，唐宗海认为常见的血证不外两大类，一类是血液溢于体外，如吐血、咳血、鼻衄、唾血等，一类为各种瘀血、蓄血等。血证的发生与脏腑有着密切的关系，又与人身气机运行、火热协迫、瘀血阻滞等有关。具体而言，影响血证出现的主要病机，除脏腑功能失常之外，还应注意以下 3 个方面。一者气机阻逆，血随气行，多见血证。二者火热炽盛，迫血妄行。三者瘀血阻络，血失常道。因此，唐氏对血证病机的探讨，重视脏腑，抓住气滞、血瘀、火热之间的关系。在脏腑病机中，除结合气滞、气逆、血瘀、火热之外，又重视气虚不摄的方面，将血证病机归纳得十分得当，为该病的正确治疗，奠定了基础。

唐宗海于学术上颇有创见。一方面，他十分重视中医经典著作的学习，于血证深入探讨，颇有成就。另一方面，由于当时西方医学的传入，他试图以西医理论来解释中医学，进行中西医理论的汇通。虽然限于历史条件、科学水平，未有成就，但其革新、发展的思想是可贵的。其血证治疗的经验和原则，至今仍有很重要的实践价值。

学术特点

1. 阴阳水火气血论

唐氏认为水与气本属一家，治气即是治水，治水亦即是治气；火与血亦本属一家，治火即是治血，治血即是治火。从生理的角度而言，唐氏则认定"水即化气""火即化血"无疑。唐氏这种从生理到治疗的论断，在理论方面，极大丰富了气、血、水、火相互关系的内容。此前，气血之间的"气为血帅，血为气母"和水火之间的"水火既济""水火不济"的生发关系，只是从"经"的方面阐述了气血水火之间的关系；而唐氏则从"纬"的方面阐发了它们之间的生发关系。唐氏不止于此，还列举大量的临床实例，确证这些观点的可靠性、客观性，使他人将其理论用之于临床，亦可收到满意的疗效。如水不得阳气的蒸化，在下则为水湿，在中则为脾湿，在肺则生痰与饮，一旦受到阳气的煦化，再变为气，上达于肺，则化为雾，以之润泽上焦，充盈中焦，则为胃之津液。又如出血之症，多因火盛，其治则以降火为先，火降则血止。

2. 确立血证治法四步

第一，止血法。"血之为物，热则行，寒则凝"，大凡出血，必以止血为先，故有"见黑即止，遇寒亦止"。此乃一般血证之首要治则，只有止住了逆血，方可言及其余。唐氏本于此，用泻心汤、凉膈散、十灰散于临床，每收良效。

第二，消瘀法。唐氏认为大凡出血证，血液已溢出血脉，留着于肌肉、腠理、脉络之间，再也不能重新回复脉管内而参与运行，必遗瘀阻之后患，势必阻碍新血之生机，如不及时消除，实属虑之失矣。鉴于此，唐氏继止血后，又立消瘀法，以续血证之治。且于临床用血府逐瘀汤、甲乙化土汤、归芎失笑散、花蕊石散等方，消出血之后瘀证，亦用于其他瘀血证候。

第三，宁血法。唐氏认为："吐既止，瘀既消，或数日间，或数十日间，其血复潮动而吐者，乃血不安其经常故也，必用宁之之法，使血得安乃愈。"唐氏这种抚绥之政，无疑是治疗血证过程中的重要环节和手段；只有通过抚绥，上逆之冲气才能得以安和，血证的治疗才有可能达到善始善终，使身体全面康复。唐氏根据血证的不同病因而采取不同的宁血方药。他常在上部各种出血证的不同治疗中加降气的药物。如因"外感风寒而致吐血"，用香苏饮以解表降气而宁血；如因"胃经遗热，气燥血伤，而血不安者"，用甘露饮以清热降气而宁血；若因"肺经燥气，气不清和……以致其血牵动"，用清燥救肺汤加犀角、丹皮以润燥降气而宁血；如因"肝经风火，鼓动煽炽，而血不能静者"，用丹栀逍遥加味以清肝、疏肝而宁血。总之，唐氏的宁血法含有病因治疗的意义和未病先防的精神。

第四，补虚法。失血者，其所失之血有去无回。在治血中，消瘀攻治，必导致正虚，非用封补滋养之法不可。水火气血本属一家，血虚者必致气虚，血脱则气散，故急性大量失血者宜用益气固脱之独参汤或参附汤以回阳救逆；对慢性出血者则宜气血双补。在补法中，补阴者十之八九，补阳者十之二三。代表方如补肺胃的辛字润肺膏；补肝血的四物汤加枣仁、阿胶、柴胡；补心气的天王补心丹、人参养荣丸；健脾补血的归脾汤；滋肾的六味地黄丸；补肾气的肾气丸，从阴化阳，引火归原。对于慢性失血，唐氏重视调理脾胃功能。他指出："治血者必以脾为主，乃为有要，至于治气，并宜以脾为主。"慢性反复出血者，不仅血虚，久之必导致气虚。气虚不能统摄血液，是慢性出血的常见病因。故治宜益气补血，而益气补血又当以补脾为要，方能切合病机。

唐氏所创治血四步大法，实属系列化规范化之总结，不愧为后世楷模。

3. 男女异同论

"男女异同论"明确否定了世俗"男子血贵，女子血贱"之说，这就为唐氏治疗妇人血证奠定了正确的理论基础，在崩漏、带下、月经诸病等妇科常见病的治疗中体现得尤为突出。

自 序

　　先君子体羸善病，故海早岁即习方书，有恙辄调治之。癸酉六月，骤得吐血，继复转为下血，查照各书，施治罔效。延请名宿，仍无确见，大约用调停之药，以俟病衰而已。因此遍览方书，每于血证，尝三致意。时里中人甚诩乡先辈杨西山先生所著《失血大法》，得血证不传之秘，门下钞存，私为鸿宝。吾以先君病，故多方购求，仅得一览。而其书议论方药，究亦未能精详，以之治病，卒鲜成效。乃废然自返，寝馈于《内经》、仲景之书，触类旁通，豁然心有所得。而悟其言外之旨，用治血证，十愈七八。今先君既逝，而荆妻冯氏又得血疾，亲制方剂，竟获安全。慨然曰，大丈夫不能立功名于天下，苟有一材一艺，稍足补救于当时，而又吝不忍传，陋哉。爰将失血之证，精微奥义，一一发明。或伸古人所欲言，或补前贤所未备，务求理足方效，不为影响之谈。书成，自顾而转憾悟道不早，不能延吾父之寿也，然犹幸此书之成可以救天下后世也。

**　　　　　　　　光绪十年岁在甲申重九后一日容川唐宗海自序**

血证论

凡 例

——血证自古绝少名论，故是书条分缕析，务求精详，间有烦文冗字，意取明显，故不删削。

——时贤论及血证，率多影响，是书独从《内》《难》、仲景探源而出，发挥尽致，实补唐以下医书之所不逮，故除引经之外，余无采录。亦间有一二暗合者，皆系偶同，并非掠美，识者鉴之。

——是书分别门类，眉目极清，即不知医者，临时查阅，无不了然，最便世用之书。

——是书议论多由心得，然其发明处，要皆实事实理，有凭有验。或从古圣引申，或从西法参得，信而有征之说也，并非杜撰可比。

——是书单为血证说法，与杂证不同，幸勿执彼例此，亦幸勿以此议彼。

——是书单论血证，外有中西医判六经方证通解两书，嗣出始于杂证，推阐无遗，容后刊出，再求赏析。

阴阳水火气血论

人之一身，不外阴阳。而阴阳二字，即是水火；水火二字，即是气血。水即化气，火即化血。何以言水即化气哉？气著于物，复还为水，是明验也。盖人身之气，生于脐下丹田、气海之中，脐下者肾与膀胱，水所归宿之地也。此水不自化为气，又赖鼻间吸入天阳，从肺管引心火，下入于脐之下，蒸其水使化为气。如易之坎卦，一阳生于水中，而为生气之根。气既生，则随太阳经脉为布护于外，是为卫气；上交于肺，是为呼吸；五脏六腑，息以相吹，只此一气而已。然气生于水，即能化水；水化于气，亦能病气。气之所至，水亦无不至焉。故太阳之气达于皮毛则为汗，气挟水阴而行于外者也；太阳之气，上输于肺，膀胱、肾中之水阴，即随气升腾，而为津液，是气载水阴而行于上者也。气化于下，则水道通而为溺，是气行水亦行也。设水停不化，外则太阳之气不达，而汗不得出；内则津液不生，痰饮交动，此病水而即病气矣。又有肺之制节不行，气不得降，因而癃闭滑数，以及肾中阳气，不能镇水，为饮为泻，不一而足，此病气即病水矣。总之，气与水本属一家，治气即是治水，治水即是治气。是以人参补气，以其生于北方，水中之阳，甘寒滋润，大生津液，津液充足，而肺金腴润。肺主气，其叶下垂以纳气，得人参甘寒之阴，内具阳性，为生气化水之良品，故气得所补益焉。即如小柴胡，仲景自注云：上焦得通，津液得下，胃气因和，是通津液，即是和胃气。盖津液足，则胃上输肺，肺得润养，其叶下垂，津液又随之而下，如雨露之降，五脏戴泽，莫不顺利，而浊阴全消，亢阳不作，肺之所以制节五脏者如此。设水阴不足，津液枯竭，上则痿咳，无水以济之也；下则闭结，制节不达于下也；外则蒸热，水阴不能濡于肌肤也。凡此之证，皆以生水为治法，故清燥救肺汤，生津以补肺气；猪苓汤，润利以除痰气；都气丸，补水以益肾气，即如发汗，所以调卫气也。而亦戒火攻以伤水阴，故用白芍之滋阴，以启汗源；用花粉之生津，以救汗液。即此观之，可知滋水即是补气。然补中益气汤，六君子，肾气丸，是皆补气之方也，何以绝不滋水哉？盖无形之水阴，生于下而济于上，所以奉养是气者也，此水则宜滋。有形之水质，入于口而化于下，所以传道是气者也，此水则宜泻。若水质一停，则气便阻滞。故补中汤，用陈、术以制水；六君子，用苓、半以利水；肾气丸，亦用利水之药，以佐桂、附，桂、附以气药化水，苓、泽即以利水之药以化气；真武汤尤以术苓利水为主。此治水之邪，即以治气，与滋水之阴，即以补气者，固并行而不悖也。且水邪不去，则水阴亦不能生，故五苓散去水邪，而即能散津止渴，并能发汗退热，以水邪去，则水阴布故也。然水阴不滋，则水邪亦不能去，故小柴胡通达津液，而即能下调水道。总见水行则气行，水止则气止，能知此者，乃可与言调气矣。何以言火即化血哉？血色，火赤之色也。火者，心之所主，化生血液，以濡周身。火为阳，而生血之阴，即赖阴血以养火，故火不上炎，而血液下注，内藏于肝，寄居血海，由冲、任、带三脉，行达周身，以温养肢体。男子则血之转输，无从觇验；女子则血之转输，月事时下。血下注于血海之中，心火随之下济，故血盛而火不亢烈。是以男子无病，而女子受胎也。如或血虚，则肝失所藏，木旺而愈动火，心失所养，火旺而益伤血，是血病即火病矣。治法宜大补其血，归、地是也。然血由火生，补血而不清火，则火终亢而不能生血，故滋血必用清火诸药。四物汤所以用白芍；天王补心丹所以用二冬；归脾汤所以用枣仁；仲景炙甘草汤所以用二冬、阿胶，皆是清水之法。至于六黄汤、四生丸，则又以大泻火热为主。是火化太过，反失其化，抑之以培之，清火即是补血。又有火化不及，而血不能生者。仲景炙甘草汤所以有桂枝，以宣心火；人参养荣汤所以用远志、肉桂，以补心火，皆是补火生血之法。其有血寒血痹者，则用桂枝、细辛、艾叶、干姜等，禀受火气之药，以温达之。则知治火即是治血，血与火原一家，知此乃可与言调血矣。夫水、火、气、血，固是对子，然亦互相维系，故水病则累血，血病则累气。气分之水阴不足，则阳气乘阴而干血；阴分之血液不足，则津液不下而病气。故汗出过多则伤血；下后亡津液则伤血；热结膀胱则下血，是水病而累血也。吐血咳血，必兼痰饮。血虚则精竭水结，痰凝不散。失血家往往水肿；瘀血化水，亦发水肿，是血病而兼水也。盖在下焦，则血海、膀胱，同居一地；在上焦，则肺主水道，心主血脉，又并域而居；在躯壳外，则汗出皮毛，血循经脉，亦相倚而行，一阴一阳，互相维系。而况运血者即是气，守气者即是血。气为阳，气盛即为火盛；血为阴，血虚即是水虚，一而二，二而一者也。人必深明此理，而后治血理气，调阴和阳，可以左右逢源。又曰：血生于心火，而下藏于肝；气生于肾水，而上主于肺，其间运上下者，脾也。水火二脏，皆系先天。人之初胎，以先天生后天；人之既育，以后天生先天，故水火两脏，全赖于脾。食气入胃，脾经化汁，上奉心火，心火得之，变化而赤，是之谓血，故治血者，必治脾为主，仲景炙甘草汤，皆是此义。以及大黄下血，亦因大黄秉土之色，而大泄地道故也；地黄生血，亦因地黄秉土之润，而大滋脾燥故也。其余参、芪，运血统血，皆是补脾，可知治血者，必以脾为主，乃为有要。至于治气，亦宜以脾为主。气虽生于肾中，然食气入胃，脾经化水，下输于肾，肾之阳气，乃从水中蒸腾而上，清气升而津液四布，浊气降而水道下行，水道下行者，犹地有江河，以流其恶也。津液上升者，犹土膏脉动，而雨露升也。故治气者必治脾为主，六君子汤，和脾利水以调气；真武汤，扶脾镇水以生气；十枣、陷胸等汤，攻脾夺水以通气，此去水邪以补气之法也。又有水津不灌，壮火食气，则用人参滋脾以益气，花粉清脾以和气。凡治气者，亦必知以脾为主，而后有得也。李东垣治病，以气为主，故专主脾胃，然用药偏于刚燥。不知脾不制水固宜燥，脾不升津则宜滋；气分不可留水邪，气分亦不可无水津也。朱丹溪治病以血为主，故用药偏于寒凉。不知病在火脏宜寒凉，病在土脏宜甘缓也。此论不专为失血立说，然治血者，必先知之，而后于调气和血，无差爽云。

脏腑病机论

脏腑各有主气，各有经脉，各有部分，故其主病，亦各有见证之不同。有一脏为病，而不兼别脏之病者，单治一脏而愈。有一脏为病，而兼别脏之病者，兼治别脏而愈。业医不知脏腑，则病原莫辨，用药无方，乌睹其能治病哉。吾故将脏腑大旨，论列于后，庶几于病证药方，得其门径云。

心者，君主之官，神明出焉。盖心为火脏，烛照事物，故司神明。神有名而无物，即心中之火气也。然此气非虚悬无着，切而指之，乃心中一点血液，湛然朗润，以含此气，故其气时有精光发见，即为神明。心之能事，又主生血，而心窍中数点血液，则又血中之最精微者，乃生血之源泉，亦出神之渊海。血虚则神不安而怔忡，有瘀血亦怔忡。火扰其血则懊憹，神不清明，则虚烦不眠，动悸惊惕，水饮克火，心亦动悸。血攻心则昏迷，痛欲死。痰入心则癫，火乱心则狂。与小肠相为表里，遗热于小肠，则小便赤涩。火不下交于肾，则神浮梦遗。心之脉上挟咽喉，络于舌本，实火上壅为喉痹；虚火上升，则舌强不能言。分部于胸前，火结则为结胸，为痞，为火痛；火不宣发则为胸痹。心之积曰伏梁，在心下，大如臂，病则脐上有动气。此心经主病之大旨也。

包络者，心之外卫，心为君主之官，包络即为臣，故心称君火，包络称相火。

相心经宣布火化。凡心之能事，皆包络为之。见证治法，亦如心脏。

肝为风木之脏，胆寄其间。胆为相火，木生火也。肝主藏血，血生于心，下行胞中，是为血海。凡周身之血，总视血海为治乱，血海不扰，则周身之血，无不随之而安。肝经主其部分，故肝主藏血焉。至其所以能藏之故，则以肝属木，木气冲和条达，不致遏郁，则血脉得畅。设木郁为火，则血不和，火发为怒，则血横决，吐血、错经、血痛诸证作焉。怒太甚则狂，火太甚则颊肿面青，目赤头痛，木火克土，则口燥泄痢，饥不能食，回食逆满，皆系木郁为火之见证也。若木挟水邪上攻，又为子借母势，肆虐脾经，痰饮、泄泻、呕吐、头痛之病又作矣。木之性主于疏泄，食气入胃，全赖肝木之气以疏泄之，而水谷乃化。设肝之清阳不升，则不能疏泄水谷，渗泻、中满之证，在所不免。肝之清阳，即魂气也，故又主藏魂。血不养肝，火扰其魂，则梦遗不寐。肝又主筋，瘛疭、囊缩，皆属肝病。分部于季胁少腹之间，凡季胁少腹疝痛，皆责于肝。其经名为厥阴，谓阴之尽也，阴极则变阳，故病至此，厥深热亦深，厥微热亦微，血分不和，尤多寒热并见。与少阳相表里，故肝病及胆，亦能吐酸呕苦，耳聋、目眩。于位居左，多病左胁痛，又左胁有动气。肝之主病，大略如此。

胆与肝连，司相火，胆汁味苦，即火味也。相火之宣布在三焦，而寄居则在胆腑，胆火不旺，则虚怯惊悸；胆火太亢，则口苦呕逆，目眩耳聋，其经绕耳故也。界居身侧，风火交煽，则身不可转侧，手足抽掣。以表里言，则少阳之气，内行三焦，外行腠理，为荣卫之枢机，逆其枢机，则呕吐胸满。邪客腠理，入与阴争，则热；出与阳争，则寒，故疟疾少阳主之。虚劳骨蒸，亦属少阳，以荣卫腠理之间不和，而相火炽甚故也。相火挟痰，则为癫痫，相火不戢，则肝魂亦不宁，故烦梦遗精。且胆中相火，如不亢烈，则为清阳之木气。上升于胃，胃土得其疏达，故水谷化。亢烈则清阳遏郁，脾胃不和。胸胁之间骨尽处，乃少阳之分，病则其分多痛。经行身之侧，痛则不利屈伸，此胆经主病之大略也。

胃者，仓廪之官，主纳水谷。胃火不足，则不思食，食入不化，良久仍然吐出。水停胸膈，寒客胃中，皆能呕吐不止。胃火炎上，则饥不能食，拒隔不纳，食入即吐，津液枯竭，则成隔食，粪如羊屎，火甚则结硬。胃家实则谵语，手足出汗，肌肉潮热，以四肢肌肉，皆中宫所主故也。其经行身之前，至面上，表证目痛、鼻干，发痉不能仰。开窍于口，口干、咽痛，气逆则哕。又与脾相表里，遗热于脾，则从湿化，发为黄疸。胃实脾虚，则能食而不消化。主燥气，故病阳明，总系燥热。独水泛水结，有心下如盘等证，乃为寒病。胃之大略，其病如此。

脾称湿土，土湿则滋生万物，脾润则长养脏腑。胃土以燥纳物，脾土以湿化气。脾气不布，则胃燥而不能食，食少而不能化，譬如釜中无水，不能熟物也，故病隔食，大便难，口燥唇焦。不能生血，血虚火旺，发热盗汗。若湿气太甚，则谷亦不化，痰饮、泄泻、肿胀、腹痛之证作焉。湿气挟热，则发黄、发痢，腹痛、壮热，手足不仁，小水赤涩。脾积名曰痞气，在心下如盘。脾病则当脐有动气，居于中州，主灌四旁，外合肌肉。邪在肌肉，则手足蒸热汗出，或肌肉不仁。其体阴而其用阳，不得命门之火以生土，则土寒而不化。食少虚羸，土虚而不运，不能升达津液，以奉心化血，渗灌诸经。经云：脾统血，血之营运上下，全赖乎脾。脾阳虚则不能统血，脾阴虚又不能滋生血脉，血虚津少，则肺不得润养，是为土不生金。盖土之生金，全在津液以滋之，脾土之义有如是者。

肺为乾金，象天之体，又名华盖，五脏六腑，受其覆冒。凡五脏六腑之气，皆能上熏于肺以为病，故于寸口肺脉，可以诊知五脏。肺之令主行制节，以其居高，清肃下行，天道下际而光明，故五脏六腑，皆润利而气不亢，莫不受其制节也。肺中常有津液，润养其金，故金清火伏。若津液伤，则口渴、气喘，痈、痿、咳嗽。水源不清，而小便涩。遗热大肠，而大便难。金不制木，则肝火旺。火盛刑金，则蒸热喘咳，吐血、痨瘵并作。皮毛者，肺之合也。故凡肤表受邪，皆属于肺。风寒袭之，则皮毛洒淅。客于肺中，则为肺胀，为水饮冲肺。以其为娇脏，故畏火，亦畏寒。肺开窍于鼻，主呼吸，为气之总司。盖气根于肾，乃先天水中之阳，上出鼻，肺司其出纳。肾为水，肺为天，金水相生，天水循环。肾为生水之原，肺即为制气之主也。凡气喘、咳息，故皆主于肺。位在胸中，胸中痛属于肺，主右胁，积曰息贲，病则右胁有动气。肺为之义，大率如是。

肾者水脏，水中含阳，化生元气，根结丹田，内主呼吸，达于膀胱。营运于外则为卫气，此气乃水中之阳，别名之曰命火。肾水充足，则火之藏于水中者，韬光匿彩，龙雷不升，是以气足而鼻息细微。若水虚，则火不归元，喘促、虚痨诸证并作，咽痛、声哑。心肾不交，遗精、失血，肿满、咳逆，痰喘、盗汗。如阳气不足者，则水泛为痰，凌心冲肺，发为水肿，腹痛、奔豚，下利、厥冷，亡阳大汗，元气暴脱。肾又为先天，主藏精气，女子主天癸，男子主精。水足则精血多，水虚则精血竭。于体主骨，骨痿故属于肾。肾病者，脐下有动气。肾上交于心，则水火既济，不交则火愈亢。位在腰，主腰痛，开窍于耳，故虚则耳鸣、耳聋。瞳人属肾，虚则神水散缩，或发内障。虚阳上泛，为咽痛、颊赤。阴虚不能化水，则小便不利；阳虚不能化水，小便亦不利也。肾之病机，有如此者。

膀胱者，贮小便之器，经谓州都之官，津液藏焉，气化则能出矣。此指汗出，非指小便。小便虽出于膀胱，而实则肺为水之上源，上源清，则下源自清。脾为水之堤防，堤防利，则水道利。肾又为水之主，肾气行，则水行也。经所谓气化则能出者，谓膀胱之气，载津液上行外达，出而为汗，则有云行雨施之象，故膀胱称为太阳经，谓水中之阳。达于外以为卫气，乃阳之最大者也。外感则伤其卫阳，发热、恶寒，其经行身之背，上头项，故头项痛、背痛、角弓反张，皆是太阳经病。皮毛与肺合，肺又为水源，故发汗须治肺，利水亦须治肺，水天一气之义也。位居下部，与胞相连，故血结亦病水，水结亦病血。膀胱之为病，其略有如此。

三焦，古作膲，即人身上下、内外相联之油膜也。唐宋人不知膲形，以为有名而无象。不知《内经》明言，焦理纵者，焦理横者，焦有文理，岂得谓其无象。西洋医书，斥中国不知人有连网。言人饮水入胃，即渗出走连网而下，以渗至膀胱，膀胱上口，即在连网中也。中国《医林改错》一书，亦言水走网油而入膀胱，观剖牲畜，其网油中有水铃铛，正是水过其处，而未入膀胱者也。此说近出，力斥旧说之谬。而不知唐宋后，古膲作焦，不知膜油即是三焦，是以致谬。然《内经》明言三焦者，决渎之官，水道出焉。与西洋医法，《医林改错》正合。古之圣人，何尝不知连网膜膈也哉。按两肾中一条油膜，为命门，即是三焦之原。上连肝气、胆气及胸膈，而上入心为包络；下连小肠、大肠；前连膀胱，下焦夹室，即血室、气海也。循腔子为肉皮，透肉出外，为包裹周身之白膜，皆是三焦所司。白膜为腠理，三焦气行腠理，故有寒热之证。命门相火布于三焦，火化而上行为气。火衰则元气虚，火逆则元气损。水化而下行为溺，水溢则肿，结则淋。连肝胆之气，故多挟木火，与肾、心包相通，故原委多在两处。与膀胱一阴一阳，皆属肾之府也。其主病知矣。

小肠者，受盛之官，变化出焉。上接胃腑，下接大肠，与心为表里。遗热则小水不清。与脾相连属，土虚则水谷不化。其部分，上与胃接，故小肠燥屎，多借胃药治之。下与肝相近，故小肠气痛，多借肝药治之。

大肠司燥金，喜润而恶燥。寒则滑脱，热则秘结，泄痢后重，痔漏下血。与肺相表里，故病多治肺以治之。与胃同是阳明之经，故又多借治胃之法以治之。

以上条列，皆脏腑之性情部位，各有不同。而主病亦异，治杂病者宜知之，治血证者，亦宜知之。临证处方，分经用药，斯不致南辕北辙耳。

用药宜忌论

汗、吐、攻、和，为治杂病四大法，而失血之证，则有宜不宜。伤寒过汗伤津液，吐血既伤阴血，又伤水津，则水血两伤，苶然枯骨矣，故仲景于衄家严戒发汗。衄忌发汗，吐、咯可知矣。夫脉潜气伏，斯血不升，发汗则气发泄。吐血之人，气最难敛，发泄不已，血随气溢，而不可遏抑。故虽有表证，止宜和散，不得径用麻、桂、羌、独。果系因外感失血者，乃可从外表散，然亦须敛散两施，毋令过汗亡阴。盖必知血家忌汗，然后可商取汗之法。至于吐法，尤为严禁。失血之人，气既上逆，若见有痰涎，而复吐之，是助其逆势，必气上不止矣。治病之法，上者抑之，必使气不上奔，斯血不上溢，降其肺气，顺其胃气，纳其肾气，气下则血下，血止而气亦平复。血家最忌是动气，不但病时忌吐，即已愈后，另有杂证，亦不得轻用吐药，往往因吐便发血证。知血证忌吐，则知降气止吐，便是治血之法。或问血证多虚，汗吐且有不可，则攻下更当忌矣，予曰：不然。血之所以上者，以其气腾溢也，故忌吐、汗，再动其气。至于下法，乃所以折其气者，血证气盛火旺者，十居八九，当其腾溢，而不可遏，正宜下之以折其势。仲景阳明证有急下以存阴法，少阴证有急下以存阴法，血证火气太盛者，最恐亡阴，下之正是救阴，攻之不啻补之矣。特下之须乘其时，如实邪久留，正气已不复支，或大便溏泻，则英雄无用武之地，只可缓缓调停，纯用清润降利，以不违下之意，斯得法矣。至于和法，则为血证之第一良法。表则和其肺气，里者和其肝气，而尤照顾脾肾之气，或补阴以和阳，或损阳以和阴，或逐瘀以和血，或泻水以和气，或补泻兼施，或寒热互用，许多妙义，未能尽举。四法之外，又有补法。血家属虚劳门，未有不议补者也，即病家亦喜言补，诸书重补者，尤十之八九。而不知血证之补法，亦有宜有忌。如邪气不去而补之，是关门逐贼，瘀血未除而补之，是助贼为殃。当补脾者十之三四，当补肾者十之五六，补阳者十之二三，补阴者十之八九。古有补气以摄血法，此为气脱者说，非为气逆者说。又有引火归元法，此为水冷火泛者立说，非为阴虚阳越者立说。盖失血家如火未发，补中则愈；如火已发，则寒凉适足以伐五脏之生气。温补又足以伤两肾之真阴。惟以甘寒，滋其阴而养其阳血，或归其位耳。血家用药之宜忌，大率如是，知其大要，而后细阅全书，乃有把握。

卷二

吐血

　　平人之血，畅行脉络，充达肌肤，流通无滞，是谓循经，谓循其经常之道也。一旦不循其常，溢出于肠胃之间，随气上逆，于是吐出。盖人身之气游于血中，而出于血外，故上则出为呼吸，下则出为二便，外则出于皮毛而为汗，其气冲和，则气为血之帅，血随之而营运，血为气之守，气得之而静谧。气结则血凝，气虚则血脱，气迫则血走，气不止而血欲止，不可得矣。方其未吐之先，血失其经常之道，或由背脊走入膈间，由膈溢入胃中。病重者其血之来，辟辟弹指，辘辘有声；病之轻者，则无声响。故凡吐血，胸背必痛，是血由背脊而来，气迫之行，不得其和，故见背痛之证也。又或由两胁肋，走油膜，入小肠，重则潮鸣有声，逆入于胃，以致吐出。故凡失血，复多腰胁疼痛之证，此二者，来路不同，治法亦异。由背上来者，以治肺为主；由胁下来者，以治肝为主。盖肺为华盖，位在背与胸膈，血之来路，既由其界分溢出，自当治肺为是。肝为统血之脏，位在胁下，血从其地而来，则又以治肝为是。然肝、肺虽系血之来路，而其吐出，实则胃主之也。凡人吐痰、吐食，皆胃之咎，血虽非胃所主，然同是吐证，安得不责之于胃。况血之归宿，在于血海，冲为血海，其脉丽于阳明，未有冲气不逆上，而血逆上者也。仲景治血以治冲为要，冲脉丽于阳明，治阳明即治冲也。阳明之气，下行为顺，今乃逆吐，失其下行之令，急调其胃，使气顺吐止，则血不致奔脱矣。此时血之原委，不暇究治，惟以止血为第一要法。血止之后，其离经而未吐出者，是为瘀血，既与好血不相合，反与好血不相能，或壅而成热，或变而为痨，或结痕，或刺痛，日久变证，未可预料，必亟为消除，以免后来诸患，故以消瘀为第二法。止吐消瘀之后，又恐血再潮动，则须用药安之，故以宁血为第三法。邪之所辏，其正必虚，去血既多，阴无有不虚者矣。阴者阳之守，阴虚则阳无所附，久且阳随而亡，故又以补虚为收功之法。四者乃通治血证之大纲，而纲领之中，又有条目，今并详于下方云。

一、止血

其法独取阳明，阳明之气，下行为顺，所以逆上者，以其气实故也。吐血虽属虚证，然系血虚非气虚。且初吐时，邪气最盛，正虽虚而邪则实。试思人身之血，本自潜藏，今乃大反其常，有翻天覆地之象，非实邪与之战斗，血何从而吐出哉。故不去其邪，愈伤其正，虚者益虚，实者愈实矣。况血入胃中，则胃家实，虽不似伤寒证，以胃有燥屎，为胃家实，然其血积在胃，亦实象也。故必呕夺其实，釜底抽薪，然后能降气止逆，仲景泻心汤主之。血多者，加童便、茅根；喘满者，加杏仁、厚朴；血虚者，加生地、当归；气随血脱不归根者，加人参、当归、五味、附片；有寒热者，加柴胡、生姜，或加干姜、艾叶，以反佐之。随证加减，而总不失其泻心之本意，则深得圣师之旨，而功效亦大。

盖气之原在肾，水虚则气热；火之原在心，血虚则火盛。火热相搏则气实，气实则逼血妄行，此时补肾水以平气，迂阔之谈也。补心血以配火，不及之治也。故惟有泻火一法，除暴安良，去其邪以存其正，方名泻心，实则泻胃，胃气下泄，则心火有所消导，而胃中之热气，亦不上壅，斯气顺而血不逆矣。且大黄一味，能推陈致新，以损阳和阴，非徒下胃中之气也。即外而经脉肌肤躯壳，凡属气逆于血分之中，致血有不和处，大黄之性，亦无不达，盖其药气最盛，故能克而制之，使气之逆者，不敢不顺，既速下降之势，又无遗留之邪，今人多不敢用，惜哉。然亦有病之轻者，割鸡焉用牛刀，葛可久十灰散，亦可得效，义取红见黑即止之意。其妙全在大黄降气即以降血。吐血之证，属实证者十居六七，以上二方，投之立效。

然亦有属虚属寒者，在吐血家，十中一二，为之医者不可不知也。虚证去血太多，其证喘促、昏愦，神气不续，六脉细微、虚、浮、散、数。此如刀伤出血，血尽而气亦尽，危脱之证也，独参汤救护其气，使气不脱，则血不奔矣。寒证者，阳不摄阴，阴血因而走溢，其证必见手足清冷，便溏、遗溺，脉细、微、迟、涩，面色惨白，唇口淡和，或内寒外热，必实见有虚寒假热之真情，甘草干姜汤主之，以阳和运阴血，虚热退而阴血自守矣。然血系阴汁，刚燥之剂，乃其所忌。然亦有阳不摄阴者，亦当用姜附也。上寒下热，芩、连、姜、附同用亦有焉。

以上数法，用之得宜，无不立愈。其有被庸医治坏，而血不止者，延日已久，证多杂见，但用以上诸方，未能尽止血之法，审系瘀血不行，而血不止者，血府逐瘀汤主之。火重者，加黄芩、黄连；痰多者，加云苓、瓜霜，咳逆，加杏仁、五味、寸冬；盗汗身热加青蒿、冬桑叶、黄柏、牡蛎；喘者加杏仁、苏子；身痛、胸腹满、大便闭，为瘀结，加大黄。如欲求详，参看痰瘀劳热等门，乃尽其治。又有审病之因，而分别以止其血者，治法尤不厌详。因于酒及煎炒厚味之物者，其证脉数滑，口干燥，胸中烦热，大小便不利，宜用白虎汤加茵陈、炒栀、大黄、藕节治之。因于外感者，先见头痛、恶寒、发热，脉浮而紧者，为寒犯血分，外束闭而内逆壅，是以吐血，麻黄人参芍药汤治之；若脉浮而数者，为伤风，风为阳邪，宜小柴胡汤加荆芥、防风、当归、白芍、丹皮、蒲黄、知母、石膏、杏仁治之。若因瘟疫，外证颇似伤寒，而内有伏热攻发，口舌苔白，恶热、羞明，小便短赤，大便浊垢，心中躁烦，脉见滑数，宜升降散加桃仁、丹皮、花粉、生地、前仁、石膏、杏仁、甘草治之，犀角地黄汤亦治之。若因于暑，则发热、心烦，暑者，湿、热二气合化之名也，以清热利湿为主，升降清化汤，加防己、木通、前仁治之，病轻者去大黄。因于怒气逆上，血沸而吐者，宜丹栀逍遥散加青皮、牡蛎、蒲黄、胆草治之。气火太甚者，则用当归芦荟丸，以平其横决。因于劳倦、困苦、饥饱不匀，以及忧思抑郁，心神怔忡，食少、气短、吐血、虚烦者，宜用归脾汤主之，中土虚寒者加煨姜，虚热者加柴胡山栀。因于跌打损伤，以及用力努挣，而得失血之证者，法宜补气以续其绝，消瘀以治其伤，四物汤加黄芪、人参、续断、桃仁、红花、陈酒、童便治之。因于色欲过度，阴虚火旺，其证夜则发热，盗汗梦交，耳鸣不寐，六脉细数芤革，宜地黄汤加蒲黄、藕节、阿胶、五味治之。止血之法，此其大略，如欲变化而尽善，非参透全书，不能丝丝入彀。总而论之，血之为物，热则行，冷则凝，见黑则止，遇寒亦止。故有用热药止血者，以行血为止血，姜、艾等是也。

有用凉水止血者，或用急流水，或用井华水，取冷则凝之义，芩、连诸药，亦即冷止之义。有用百草霜、京墨、十灰散等，以止血者，取见黑则止之义，黑为水之色，红为火之色，水治火故止也。此第取水火之色，犹能相克而奏功，则能知水火之性。以消息用药，何血证难治之有。又有用咸以止血者，童便、马通、扬尘水之类，此《内经》咸走血之义，童便尤能自还神化，服制火邪以滋肾水，大有功用。故世医云，服童便者，百无不生，不服童便者，百无不死。本人小便，清晨每服一碗，名回龙汤，各种随笔，赞回龙汤之妙者，甚夥，病家皆所当服也。

顾止血之法虽多，而总莫先于降气，故沉香、降香、苏子、杏仁、旋覆、枳壳、半夏、尖贝、厚朴、香附之类，皆须随宜取用。而大黄一味，既是气药，即是血药，止血而不留瘀，尤为妙药。识得诸法，其于止血之用，思过半矣。夫所谓止血者，非徒止其溢入胃中之血，使不吐出而已也。盖大吐之时，经脉之血，辐辏而至，其溢入胃中者，听其吐可也，下可也，即停留胃中，亦与糟粕无异，固无大害也。独动于经脉之中，而尚未溢出者，若令溢出，则不可复返矣。惟急止之，使犹可复还经脉，仍循故道，复返而为冲和之血。所谓止血者，即谓此未曾溢出，仍可复还之血，止之使不溢出，则存得一分血，便保得一分命，非徒止已入胃中之死血已耳。今医动言止血，先要化瘀，不知血初吐时，尚未停蓄，何处有瘀？若先逐瘀，必将经脉中已动之血，尽被消逐，则血愈枯而病愈甚，安能免于虚损乎。惟第用止血，庶血复其道，不至奔脱尔，故以止血为第一法。

二、消瘀

血既止后，其经脉中已动之血，有不能复还故道者，上则着于背脊胸膈之间，下则着于胁肋少腹之际，着而不和，必见疼痛之证；或流注四肢，则为肿痛；或滞于肌腠，则生寒热。凡有所瘀，莫不壅塞气道，沮滞生机，久则变为骨蒸、干血、痨瘵，不可不急去之也。且经隧之中，既有瘀血踞住，则新血不能安行无恙，终必妄走而吐溢矣，故以去瘀为治血要法。用花蕊石散，令瘀血化水而下，且不动五脏真气，为去瘀妙药。如无花蕊石，用三七、郁金、桃仁、牛膝、醋炒大黄，亦有迅扫之功。顾旧血不去，则新血断然不生，而新血不生，则旧血亦不能自去也，譬如诸君子之道不长，则小人之道亦不消。须知瘀血之去，乃新血日生，瘀血无处可留，迫之不得不去，故或化而走小便，或传而入大肠。花蕊石化血从小便去，醋黄散下血从大便去，但能去瘀血，而不能生新血，不知克敌者存乎将，祛邪者赖乎正。不补血而去瘀，瘀又安能尽去哉，治法宜用圣愈汤以补血，加桃仁、丹皮、红花、枳壳、香附、云苓、甘草补泻兼行，瘀既去而正不伤，治瘀之法大旨如是。然亦有宜用温药者，《内经》曰：血者喜阴而恶寒，寒则涩而不流，温则消而去之，且有热伏阴分，凉药不效，而宜用从治之法，以引阳出阴者，方用仲景柏叶汤，为寒凝血滞之正治，亦瘀血伏于阴分之从治法也。

然三药纯温，设遇火烈之证，非其所宜。或略加柔药调之，则合四物汤用，又有合泻心汤用者，则直以此反佐之也。以上通论治瘀之法，而瘀血着留在身，上下内外，又各有部分不同，分别部居，直探巢穴，治法尤百不失一。审系血瘀上焦，则见胸、背、肩、膊疼痛麻木、逆满等证，宜用血府逐瘀汤，或人参泻肺汤加三七、郁金、荆芥，使上焦之瘀一并廓清。血瘀中焦，则腹中胀满，腰胁着痛。带脉绕脐一周，下连血室，女子以系胎，男子以束体，乃血之管领也。凡血证，未有带脉不病者。今瘀血滞于其分，则宜去之以安带脉。带脉在中焦脾之部分，即从脾治之。观仲景肾着汤，可知治脾即是治带。带有瘀血，宜用甲己化土汤，加桃仁、当归、姜黄主之，腰痛甚者，加鹿角尖；胁腹痛甚者，加蒲黄、灵脂。血瘀下焦，腰以下痛，小腹季胁等处胀满，是血瘀肝之部分，或积胞中血海为痛，宜归芎失笑散主之，大便闭结者均加大黄。仲景逐瘀大剂，则有抵当汤，桃仁承气汤数方，皆苦寒大破下，为治瘀能事。亦有当用温药下之者，生化汤及牛膝散主之。本女科治产后恶露，及胞衣不下之方，余谓男女虽异，其血则同，同是下焦瘀血，故借用其方往往有验。且下焦原系阴分，上焦之瘀多属阳热，每以温药为忌。下焦之瘀多属阴凝，故产妇喜温而忌寒，以其血在下焦也。知此，则知以温药治下焦瘀血尤为合宜。然亦须审系寒凝乃用温药，若血室热，则仍是桃仁承气之证。又有瘀血流注，四肢疼痛肿胀者，宜化去瘀血，消利肿胀，小调经汤加知母、云苓、桑皮、牛膝治之。又有瘀血客于肌腠，阻滞荣卫，发寒发热，似疟非疟，骨蒸盗汗，咳逆交作，用小柴胡汤加当归、桃仁、丹皮、白芍主之。寒甚者再加艾穗、细辛；热甚者再加花粉、粉葛、青蒿、知母；咳有痰火加瓜霜、杏仁、寸冬、五味、云苓、知母；水饮上冲加葶苈子。盖小柴胡原是从中上疏达肝气之药，使肝气不郁，则畅行肌腠，而荣卫调和，今加去瘀之品，则偏于去瘀，凡瘀血阻滞荣卫者用之立验。总而论之，血瘀于脏腑之间者，久则变为干血，化为痨虫；血瘀于躯壳之间者，或病偏枯，或化痈脓，血瘀于肌腠之间者，则变骨蒸，毛发焦折，肢体瘦削，一切不治之证，总由不善去瘀之故，凡治血者，必先以去瘀为要，另详瘀血门。

三、宁血

吐既止，瘀既消，或数日间，或数十日间，其血复潮动而吐者，乃血不安其经常故也，必用宁之之法，使血得安乃愈。其法于止吐消瘀中，已寓厥治。然前药多猛峻以取效，乃削平寇盗之术，尚非抚绥之政，故特将宁血旨意，重加发明，以尽其用。有外感风寒，以致吐血，止后荣卫未和，必有身痛、寒热等证，香苏饮加柴胡、黄芩、当归、白芍、丹皮、阿胶治之。有胃经遗热，气燥血伤，而血不得安者，其证口渴、哕气，恶闻人声，多躁怒，闻木音则惊，卧寐烦而不安，犀角地黄汤主之。重则合白虎汤大清大凉以清胃热；轻则止用

血证论

甘露饮以生胃津而血自愈。有因肺经燥气，气不清和，失其津润之制节，而见喘逆、咳嗽等证，以致其血牵动，清燥救肺汤主之。火甚加犀角；血虚加生地；痰多加尖贝，润燥宁血，为肺痿等证之良方。

葛可久《十药神书》，专医虚损失血，用保和汤亦佳，润肺利气，平燥解郁。前方清纯，此方活动，随宜取用，血自安静而不动矣。有因肝经风火，鼓动煽炽，而血不能静者，则见口苦、咽干，目眩、耳鸣，胁痛、逆气，躁怒决裂，骨蒸、妄梦，以逍遥散平剂和之。审系肝经风气鼓动，而血不宁者，再加桑寄生、僵蚕、玉竹、前仁、牡蛎、青蒿，此从仲景白头翁汤得来。仲景治产后血痢，取白头翁平木息风。盖肝为藏血之脏，风气散而不藏，则必平之使安，而从血乃得安也。又或肝火偏胜，横决而不可遏，致令血不能藏者，则宜加阿胶、山栀、胆草、胡黄连、前仁、牛膝、青皮、牡蛎。当归芦荟丸，尤破泻肝火之重剂，但不如逍遥散加减之稳。又有冲气上逆，其证颈赤、头晕，火逆上气，咽喉不利，乳下动脉辟辟弹指，颈上动脉现出皮肤。冲脉原不上头项，咽干者，以冲为血海属肝，因肝脉而达于咽也。颈脉动面赤色者，以冲脉丽于阳明，冲气逆，则阳明之气，随逆故也。《内经》谓冲为气街，又谓冲为血海，气逆血升，此血证之一大关键也。故仲景治血以治冲为要，麦门冬汤主之。陈修园谓去粳米，加白蜜，尤能滋补其阴。予谓治冲脉独取阳明，仲景既引其端，后人亦即当扩而充之。审其冲阳太旺者，知母、枳壳、白芍、石膏均可加入，以清折之。栀子、黄芩、木通、前仁、牛膝利阳明之水者尤可加入，以分消之。此冲脉之气，上合阳明之治法也。然冲为气街，气根于肾，血海即丹田，肾气之所藏也。若冲脉挟肾中虚阳上逆喘急者，宜用四磨汤，调纳逆气，是仲景桂苓甘草五味汤意。但仲景用桂枝化膀胱之寒水，谓气从少腹上冲咽喉，面热如醉，或热流于两股，或小便难而昏冒，忽上忽下，如电光之闪灼无定，乃阴盛格阳而阳气飞越，故以辛温化之。今系失血，阴气既伤，再用桂枝，岂不犯阳盛则毙之戒，故用沉香代桂以纳浮阳。而即用人参以滋阴，沉香直走下焦，乌药治膀胱肾间之气。

冲为血海，居膀胱肾间之地，治阳明者，治其末，治膀胱肾间者，是治其本也。若肾中阴气大虚，而冲阳不能安宅，则用四磨汤加熟地、枣皮、山药、五味、枸杞子滋阴配阳以安之。若其人素有水饮，格阳于上，因而动血者，仲景桂苓甘草五味汤又为对证。第其方与血证本不相关，可加当归、白芍、丹皮、阿胶。或用苏子降气汤利痰降气，以靖冲逆。或用小柴胡汤加龙骨、牡蛎以导冲逆。桂苓苏子汤是治痰饮以治冲之法。小柴胡又是清火以治冲之法。本方治热入血室，血室者，肝之所司也，冲脉起于血室，故又属肝，治肝即是治冲。血室，在男子为丹田，在女子为子宫，其根系于右肾，肾中真阳寄于胞中，为生气之根，乃阴中之阳。肝木得之，发育条达，是为相火，其火如不归根，即为雷龙之火。龙骨、牡蛎乃阳物而能蛰藏，取其同气以潜伏阳气，此尤治冲脉，更进一层之法。合小柴胡，大有清敛相火之功。若肾经阴虚，阳无所附，雷龙之火上腾者，用二加龙骨汤加阿胶、麦冬、五味，以引归其宅亦妙。肾气丸、麦味地黄汤皆可酌用。二方一以温药化气，一以阴药滋降。肾居冲脉之下，又为冲脉之根，安肾气即是安冲气，冲气安而血海宁，自不至于潮上矣。总而论之，血之所以不安者，皆由气之不安故也，宁气即是宁血。以上所论各气治法，亦云详备，在临证者细审处之。

　　四、补血

　　邪之所凑，其正必虚。不独补法是顾虚，即止血消瘀，用攻治法，亦恐其久而致虚，故亟攻之，使邪速去，以免其致虚耳。但彼时虽恐其虚，而犹未大虚，故以去邪为急，若延日已久，未有不虚怯者。即血既循经，一如平人，而前次所吐之血，已属有去无回，其经脉脏腑，又系血所走泄之路，非用封补滋养之法乌能完全。补法不一，先以补肺胃为要。肺为华盖，外主皮毛，内主制节，肺虚则津液枯竭，喘、嗽、痿、燥诸证作焉。因其制节不得下行，故气上而血亦上，未有吐血，而不伤肺气者也。故初吐必治肺，已止尤先要补肺，用辛字润肺膏，滋补肺中阴液，肺既津润，则其叶下垂，气泽因之得以下降，利膀胱，传大肠，诸窍通调，五脏受益。如肺叶枯焦，不能覆下，则翘举而气亦上逆，不得卧息。外应皮毛不荣，下则二便不调，足痿、肠燥，百病俱生。惟此膏润津，为痿燥良剂。

　　近人黄坤载，所立地魄汤，补土生金，补金生水，于补肺之法颇得。平时代茶，可用生脉散，黄芪糯米汤加阿胶、麦冬，尤能充补肺脏。凡此皆滋补肺阴，为失血必有之证治也。而陈修园谓血虽阴类，运以阳和，心肺之阳一宣，如日月一出，熠火无光，诸般邪热俱除，血自不扰，而循经矣。故又有温补肺阳之法，用保元汤甘温除大热，使肺阳布濩，阴翳自消。设有痰饮咳嗽者，加五味、杏仁；或用六君汤，加炮姜、五味。《内经》云：形寒饮冷则伤肺。上二方，为形寒者立补肺之法。凡阳虚生外寒，及浊阴干上焦者，用以扶肺之阳，洵属良剂。然失血之人，多是阴虚，若执甘温除大热之说，妄投此等药料，鲜不致误？故年来从修园法者，能医杂证，而不能医虚劳，以其偏于补阳故也。第以理论之，原有气不摄血之义。故什百之中，亦有一二宜补阳者。因并列其方，使人参观，以尽其变。心为君火，主生血，血虚火旺，虚烦不眠，怔忡、健忘、淋、遗、秘结，神气不安，用天王补心丹启肾之水，上交心火，火不上炎，则心得所养，心经水火不相济者，以此补水宁心。若不关水虚，但由本脏之血虚火旺者，则但用养血清心之药而已，朱砂安神丸，泻心火，补心血，并安心神，凡怔忡昏烦不寐之证，皆可治之。若心阳不收，汗出惊悸，以及心火不下交于肾，而为梦遗、溺赤等证者，随用上二方，再加龙骨、牡蛎、枣仁、莲心、浮麦等以敛戢之，此为心经血虚火旺之大法。其有心经火虚，不能生血，瘦削悸怯，六脉细弱，宜用人参养荣汤，补脾胃以补心。

《内经》云：中焦受气取汁，变化而赤是为血。是汤补心化血，以奉周身。名养荣者，专主以阳生阴，和畅荣血。凡气血两虚，变见诸证，皆可服也。然女人血崩及产后亡血过多，均以温补为主，因其血下泻，属于脱证故也。至于吐血，乃血脉奋兴，上干阳分，是为逆证，宜温补者最少。然亦有阳不统阴，暴脱大吐，阴亡而阳亦随亡者，温补又为要法。甚矣！医者辨证不可不详，而用药不可执一也。故近日从丹溪者专用苦寒；从修园者，专用温药，皆是一弊。脾主统血，营运上下，充周四体，且是后天，五脏皆受气于脾，故凡补剂，无不以脾为主。思虑伤脾，不能摄血，健忘、怔忡，惊悸、盗汗，嗜卧、少食，大便不调等证，归脾汤统治之。脾虚发热，加丹皮、炒栀；兼肺气燥者，加麦冬、五味；胀满而水谷不健运者，加陈皮、煨姜。或加阿胶以滋血；或加柴胡、贝母以解郁；或加鱼胶以固血。独于熟地不可加入，以碍其统摄营运之用。盖此乃以阳生阴，以气统血之总方，不似四物六味，以阴益阴也。且脾与肝肾，滋阴之法，亦各不同。若脾阴虚，脉数、身热，咽痛、声哑，《慎柔五书》，用养真汤，煎去头煎，止服二、三煎，取无味之功以补脾，为得滋养脾阴之秘法。杨西山专主甲己化土汤，亦颇简当。而人参、花粉，尤滋生津液之要药。世但知砂、半、姜、蔻，为扶脾进食之要药。不知脾阳不足，不能熏化水谷者，砂、半、姜、蔻，自系要药，若脾阴不足，津液不能融化水谷者，则人参、花粉，又为要药。

试观回食病，水谷不下，由于胃津干枯，则知津液，尤是融化水谷之本。近日西洋医法书传中国，与《内经》之旨，多有抵牾。实则《内经》多言其神化，西洋多滞于形迹。以《内经》之旨通观之，神化可以该形迹，然西人逐迹细求，未尝无一二通于神化者也。《内经》之旨，谓脾主消磨水谷，肝胆之气，寄在胃中，以疏泄水谷。西医则云，谷入于胃，有甜肉汁，来注以化之，又苦胆汁注于小肠以化之，与胃津合并，化其谷食。《内经》所言，化谷以气，西医所言，化谷以汁，有此气，自有此汁。今人读《内经》，不知经文举精以盖粗，竟至得用而遗体，反不若西医逐迹以求，尚知谷食之化，在于汁液也。但西医有此论，而用药不经，不足为训。吾于滋胃汁，每用甘露饮，清燥养荣汤，叶氏养胃汤；滋脾汁，用人参固本汤，炙甘草汤，去桂枝，加白芍；滋胆汁，用小柴胡汤，去半夏加花粉，生津化谷。以折衷中西之医法，而为补养脾阴要义。

知此，庶可补李东垣《脾胃论》之所不足。若果脾阳不旺，不能磨化水谷者，则用六君子，加香、砂以燥之。如欲专意填补，则仲景小建中汤尤胜。补阳致阴，为虚劳圣方。今即不能恪遵，但得其意，则于归脾、六君、补中益气诸方，可以变化神奇，用收广效。归脾汤，从建中汤重浊处用意；补中汤，从建中汤轻清处用意。第此方，桂枝阳燥，与血证有宜不宜，用者审之。如命门真火，不能生土，吐利厥冷，阴火上冲，头面赤色，恶心逆满，用正元丹温补少火，而又无壮火食气之虞，是能得小建中之遗意者也。葛可久白凤膏，化平胃散之燥，变为柔和，又用酒送，取五谷之精，合诸药以养脾胃，治饮食不进，发热劳倦，和血顺气，功效最大。肝为藏血之脏，血所以营运周身者，赖冲、任、带三脉以管领之。而血海、胞中，又血所转输归宿之所。肝则司主血海，冲、任、带三脉又肝所属，故补血者总以补肝为要。李时珍谓肝无补法，盖恐木盛侮土，故为此论。不知木之所以克土者，肝血虚则火扰胃中；肝气虚则水泛脾经，其侮土也如是，非真肝经之气血有余也。且世上虚劳，多是肝虚，此理自东垣《脾胃论》后，少有知者。肝血虚，则虚烦不眠，骨蒸、梦遗，宜四物汤加枣仁、知母、云苓、柴胡、阿胶、牡蛎、甘草敛戢肝魂，滋养肝血，清热除烦，为肝经阴虚滋补之法。又有肝经气虚，脏寒魂怯，精神耗散，桂甘龙牡汤以敛助肝阳。阳虚遗精、惊悸等证宜之，独与失血未尽合宜，以其纯用气分药故也。仁熟散，用血分药较多，温润养肝血，功与炙甘草汤相近。若肝之血不畅和，亦可用滑氏补肝散，以酸味补肝体，以辛味补肝用，妙独活一味，借风药以张其气。若去独活加桑寄生，则又有宁息风气之妙，方意实从逍遥散套出。但此方气味厚，俱纯于补肝，逍遥散气味较薄，故纯于和肝。凡肝有郁火，胸胁刺痛，头眩、心悸、颊赤、口苦，寒热、盗汗、少食、嗜卧，无不治之。又有肝经血脉大损，虚悸、脉代者，法宜大生其血，宜仲景炙甘草汤，大补中焦，受气取汁，并借桂枝入心，化赤为血，使归于肝，以充百脉，为补血第一方。世医补血，而不得血之化源，虽用归、地千石无益。果参透此旨，则归脾汤之用远志、枣仁，是入心理血之源也。逍遥散之用丹、栀，是入心清血之源也。从此一隅三反，自有许多妙用。肾为水脏，上济君火，则水火既济，上交肺金，则水天一气，水升火降，不相射而相济，安有不戟自焚之患。设水阴之气虚，而火热之气亢，喘咳蒸灼，痰血痨瘵均作矣。凡人后天之病，久则及于先天，寇深矣，若之何？凡治虚者，不可以不早也，地黄汤主之，补肾之阴，而兼退热利水，退热则阴益生，利水则阴益畅。盖膀胱化气，有形之水气下泄，则无形之水阴，如露上腾而四布矣。以济君火，则加枸杞、元参。以输肺金，则加生脉散。火甚者再加黄柏、知母。如小便清和，无痰气者，只须专意滋肾，左归饮多服为佳。回龙汤滋阴降火，同气相求，视无情草木尤胜。如阴虚火旺，足痿、筋焦、骨蒸、头晕，用丹溪大补阴丸，滋阴潜阳，以苦寒培生气，较地黄汤更优，以上补肾阴法。又有宜补肾阳者，肾为水脏，而内含阳气，是为命火，此火上泛，则为雷龙之火，下敛则为元阳之气，引雷龙之火以归根，则无上热下寒，头晕、腰痛、肿、喘、癃闭之证。用肾气丸，从阴化阳，补火济水以治之，再加牛膝、车前，或黄柏、知母，更能利水折火。如不须化水，但须补阳者，则用黄芪天魂汤。是从仲景附子汤套出，虽不及附子汤力量之厚，较附子汤药尤纯和。血家忌刚燥，间有宜补元阳者，亦以此等为佳。夫肾中之阳，达于肝，则木温而血和；达于脾，则土敦而谷化，筋骨强健，手足不清冷，卫气固，不恶寒，皆肾阳足故也。然肾水赖阳以化，而肾阳又赖水封之，此理不可偏废，补肾者所宜细求。以上所论补法，轻重进退，各有法度，非如张景岳辈多集补药而已也。总而论之，血证属虚劳门，故宜滋补。第恐瘀邪未清，骤用补法，则实以留邪为患，而正气反不受益。历见干血痨瘵等证，皆系医人横用滋补，以致旧血不去，新血不生。不知旧血，客于经络、脏腑之间，如木之有蛀，不急去之，非木死其蛀不止也。故仲景治干血，用大黄䗪虫丸。夫既成虚痨之证，而内有干血，犹须峻药去之，则其虚未成者，更不可留邪为患。故实证断不可用补虚之方，而虚证则不废实证诸方，恐其留邪为患也。或虚中实证，则攻补兼用，或十补一攻，在医者之善治焉。以上所论，吐血始终治法略备。惟于兼证变证不及详言，另立门类，缕分条析，查证治者，可以钩考而得之。

呕血

吐血者，其血撞口而出，血出无声。呕血者，血出有声，重则其声如蛙，轻则呃逆，气不畅遂而已。同是血出口中，治与吐血无异。但吐无声，而呕有声，证既小异，而治法若不加详，安能丝丝入彀。以轻重论，则吐轻而呕重，吐则其气尚顺，呕则其气更逆也；以脏腑论，吐血其病在于胃，呕血其病在于肝。何以言之？盖肝木之气，主于疏泄脾土，而少阳春生之气，又寄在胃中，以升清降浊，为荣卫之转枢。故《伤寒论》少阳为病，有干呕、呕吐不止之病，是少阳转枢不利，清气遏而不升，浊气逆而不降也。《金匮》呕涎沫、头痛、胸满者，吴茱萸汤主之，取吴萸降肝之浊气，肝气降而呕自止。是肝木失其疏泄之常，横肆侮土，故成呕逆。主用吴茱萸，降肝之浊气，肝气不逆，则呕止矣。由此观之，可知凡呕皆属肝胆，而血又肝之所司，今见呕血之证，断以调肝为主。诸家皆言呕血出于肝，而未详其理，吾故旁引《金匮》《伤寒》，以证明之。但《金匮》《伤寒》之呕，乃杂病之呕，属于气分者也，而失血之呕，则专主血分，治法自有不同耳。

先干呕，然后呕血，呕血后仍发干呕者，皆少阳之逆气也，用大柴胡汤加蒲黄、丹皮、桃仁、当归治之。呕血既止，再服小柴胡汤，以调和荣卫，转枢表里，上焦得通，津液得下，胃气因和，呕哕自止，血自安静，而不上潮矣。然肝胆相连，胆病未有不及肝者，丹栀逍遥散，可并治之。

但呕不吐，属少阳；呕吐兼有，属肝经。肝气善怒，其火最横。观《伤寒论》，肝气侮肺名曰纵，刺期门；肝气侮脾名曰横，刺期门，皆取刺法以泻之，则知肝气怒逆，而为呕逆，尤宜攘除肝火，不可纵敌为患。今本仲景刺法之意，变用汤药，宜当归芦荟丸加丹皮、蒲黄。凡发怒呕血，以及肝气横逆，其证恶闻人声，欲死不欲生，欲按剑杀人，及惊狂骂詈，不认亲疏，皆肝经无情之火，非此大剂不能歼除。若此时因循，延至日久，病气未衰，正气先衰，虚中挟实，不攻不愈，欲攻不堪，是犹宋用贾似道，养奸为患，至国促而始去之，晚矣。若审其病稍轻者，但须凉肝血，调胃气，则呕血自止，犀角地黄汤加柴胡、枳壳，服后血止。再服逍遥散加阿胶、牡蛎、香附以收功。

有平时呕酸呕苦，以及失血之后，常呕酸苦者，呕酸是湿热，试观夏月热汤过夜，则变为酸味，便知呕酸是湿热。呕苦是相火，胆寄相火，胆汁苦，故相火之味能变胃津使苦，宜借用左金丸，再加血分药，以治血分为宜。盖此二药，辛苦降泄，治血药中以为引导尤效。

呕血止后，如肝胆火旺，血虚烦躁，颊赤、口渴、胸胁刺痛、发热、盗汗、魂梦不安，此乃相火内炽，欲作骨蒸痨瘵，宜柴胡清骨散以治之。如兼咳嗽，喉间作痒，乃肝肺之气不相调协，宜用四逆散，香苏饮，再加杏仁、枳壳、枯芩、知母、当归、白芍治之。如咽喉中常若有气哽塞，善哕气、打呃者，乃肝与心之气不畅故也，香苏饮加柴胡、薄荷、射干、牛蒡子、尖贝、当归、旋覆花治之。逍遥散尤为治肝经之要药，加减得宜，皆能应手而取效也。

呕虽属于肝胆，然亦未有不关胃府者也，胃气逆上治法已详吐血门，今并为医者补言之。凡血证带呕者，但治其血，血止而呕自止。凡呕证带血者，有如回食病，呕后见血水，此胃逆血枯，难治之证，大半夏汤，麦门冬汤治之，玉女煎，加蒲黄、麻仁亦效，四物汤加甘草、寸冬、枳壳、茯苓、藕汁、萝卜汁、生姜、荆竹油，皆清利胃气，养血止呕之药。

此篇论血，单以呕血论，然失血证，未有单见一证，而不兼见诸证者。今欲详其条目，不得不分门立说。至于用方，则须参考诸证而变化之，若拘守一门，以求方治，岂不胶柱鼓瑟。

咯血

咯血者，痰带血丝也。昔人谓咯血出于心，谓心主血脉，咯出血丝象血脉之形故也。又谓咯血出于肾，盖肾主五液，虚火上升，则水液泛上，凝而为痰。然第吐痰已也，而何以又带血丝哉？盖肾气下行，则水出膀胱，今肾经之气不化于膀胱，而反载膀胱之水上行为痰。膀胱者，胞之室，膀胱之水，随火上沸，引动胞血随之而上，是水病兼病血也。观女人先发水肿，然后断经者，名曰水分，是水病而连累胞血之一证。又观《伤寒论》，热结膀胱，其血自下。夫热结膀胱，是水病也，而即能惹动胞中之血，从小便而下，又水病兼动胞血之一证也。据此，可知水泛为痰，而亦能牵引胞血矣。古法但谓咯血出于肾，而未能发明，致庸劣者竟谓其血出于肾脏，非也。所谓咯血出于肾者，乃肾气不化于膀胱，水沸为痰，而惹动胞血之谓也。此论从古未经道及，而予从《伤寒》悟出，千虑一得，不容自秘。医者知此则可知治咯之法，并可知治痰之原矣。仲景猪苓汤，化膀胱之水，而兼滋其血，最为合法，再加丹皮、蒲黄以清血分。

凡痰之原，血之本，此方兼到。或用地黄汤加旋覆花、五味、天冬、寸冬、蒲黄。火甚者，用大补阴丸，加海粉、牛膝、云苓、丹皮、蛤蚧。凡此数方，皆主利痰立法，是就肾主咯血之说，以出治也。肾水化于膀胱，故泻膀胱，即是泻肾。膀胱与血室同居一地，膀胱之水不泛，则自不动血室之血矣。数方皆治膀胱，兼治血室，故效。夫痰为肾之所主，血实心之所主也。况水火互根，肾病及心，心病亦及肾。其有心经火旺，血脉不得安静，因而带出血丝、咳逆、咽痛者，导赤饮加黄连、丹皮、血余、蒲黄、天冬、寸冬、尖贝、茯苓治之。地骨皮散加茯苓、射干、旋覆花、牛膝，太平丸亦治之。以上数方，皆就咯血出于心之说以立法。心主血脉，部居胸中，与肺为近，肺气咳逆，犹易牵动心部之血，故痰咳者，往往带出血丝，治血丝以心为主。肺为水之上源，水不清而凝为痰，痰不降而牵动血，治肺之痰，又是治咯血捷法。盖痰血之来，虽由心肾，而无不关于肺者也。太平丸为治肺通剂，紫菀散、保和汤皆善能涤除肺痰，补泻兼到。另参咳血唾血门，可尽其治。

咳血

肺主气，咳者气病也，故咳血属之于肺，肺之气，外合于皮毛，而开窍于鼻，外证鼻塞，皮毛固闭，则其气反而内壅，呛出喉间，发为咳嗽，此外因之咳也。肺之气下输膀胱，转运大肠，通调津液，而主制节，制节下行，则气顺而息安。若制节不行，则气逆而咳，此内因之咳也。夫外因之咳，不过其窍闭塞，肺气不得达于肤表，于是内奔喉间而为咳，其于肺之本体，固未常受伤也。至于内因之咳，则由于制节不行之故。盖肺为金体，其质轻清，肺中常有阴液，冲养其体，故肺叶下垂，如天道下际，其气泽之下降，亦如雨露之下滋，因之膀胱通，大便调，五脏六腑之气皆得润利而不壅遏，肺气通调之益也。设肺中阴液不足，被火克刑，则为肺痿。肺叶焦举不能下垂，由是阴液不能垂之下注，肺中之气，乃上逆而为咳，此内因之咳，难治之证也。以上二者，乃肺之本病，自致咳嗽者也。又有为他脏所干，而亦咳嗽者。则以肺为华盖，诸脏皆居其下，故他脏痰饮火气，皆能上熏冲射，使肺逆咳。故《内经》咳嗽论，详别脏腑，而总言之曰，聚于胃，关于肺，病虽由于他脏，而皆关于肺，此肺之所以主咳嗽也。人必先知咳嗽之原，而后可治咳血之病。盖咳嗽固不皆失血，而失血则未有不咳嗽者。或外感失血，病由皮毛，内合于肺，自应咳嗽。或由胃中积热，火盛乘金，气上而咳。或由肝之怒火上逆而咳，此失血之实证，必致咳嗽者也。或由阴虚火旺，肺失清肃之令，痿燥作咳。或挟脾经忧郁，心经虚火，以致咳嗽，或肾经阴虚，阳气不附，上越而咳，此失血之虚证，不免咳嗽者也。又有痰咳，界在半虚半实之间；又有气咳，属在虚多实少之证。或先咳而后失血，或先失血而后咳，或暂咳即愈，或久咳不止，种种不一，必细推究之。而于失血虚劳，庶得调治之法。

一实咳。外感风寒，先见头痛，恶寒、发热等证。仲景云：咳而喘息有音，甚则吐血者，用麻黄汤。李东垣师其意，用麻黄人参芍药汤。可见咳嗽吐红之证，多有因外感者。古法用麻黄，乃劫病之剂，且是气分之药，于血分尚少调治。须知咳固气病，然使不犯血分，又何缘而失血也哉，故必以兼顾血分为宜。《医宗金鉴》用苏子降气汤，予则用小柴胡汤加紫苏、荆芥、当归、白芍、丹皮、杏仁，于气分、血分两兼治之，最得和表清里之法。火重秘结者，加酒军；恶寒无汗者，加麻黄；胸胁腰背刺痛胀满者，为有瘀血，再加桃仁、红花。盖小柴胡为通利三焦，治肺调肝，和荣卫之良方，加减得宜，左宜右有，凡血家兼有表证者，以此方为主，极为妥当。普明子止嗽散亦可用，但药力薄，不堪治重病，如咳嗽轻，带血少者，又须用此轻剂以调之，斯为中病，而不致太过。止血者，再加蒲黄、藕节；清火者，再加枯芩、寸冬；降痰加尖贝、茯苓；降气加杏仁、枳壳；补血加当归、生地。凡上两方，及加减之法，皆为新病咳血而设。其有外感既久，陈寒入肺，久咳、喘满，因而失血者，乃咳嗽气逆，牵动诸经之火以克肺金，肺气亦能牵动胸背脉络之血，随咳而出。是病虽生于寒，而实因寒动火，治法但温其寒，益动其火，宜清火疏寒，面面俱到，斯不差爽。用《千金》麦门冬汤，并小柴胡加苏子、冬花。盖寒中包火者，宜小柴胡加减，以清郁火；火中伏寒者，宜千金麦门冬汤，以搜陈寒。或用细辛代麻黄，再加黑姜、五味，尤去肺寒要药。但血证多忌刚燥，更合枯芩、寸冬、玉竹、瓜霜以柔之，用去火中伏寒，庶几调剂得法。然而寒在肺中，久亦变从火化，既化为火，便当专治其火，兼温其寒，是犹抱薪救火矣。以上所论，外感风寒，变为咳血，此证最多，医者误治，往往酿成痨瘵，慎之慎之。此外又有内受温、暑、湿、热者，亦能攻发而为咳血，其证身热、口渴，小便不利，胸腹烦满，与外感风寒相似，治宜专清其里，忌发其表。盖此病皆袭人口鼻，侵人脉络，伏留肠胃膜原之间，不似伤寒，从肤表入者，故但用清里之药，不可发表，以张病势。里清则表自和，咳血自止，人参泻肺汤治之。若其人素嗜厚味，胃火炎上作咳者，用犀角地黄汤，加麦冬、五味、杏仁、枳壳、藕节；又或肝经怒火逆上，侮肺作咳，则用柴胡梅连散，加青皮、牡蛎、蒲黄、丹皮、生地；又有热邪激动水气，水上冲肺，咳逆不得卧，或其人面目浮肿者，仲景谓之风水，用越婢汤。血家风火相动，激水气上升者，毋庸以麻桂发表，平肝风宜柴胡、白芍、桑寄生、僵蚕、青蒿、荆芥、薄荷之属；清肺火宜枯芩、知母、石膏、天、麦冬；清肝火宜胆草、黄柏；清心火宜黄连、炒栀。治激动冲上肺中之水宜葶苈、苡仁、防己、桔梗、杏仁、云苓，合此数品药，以求方治。其于风火激动水气冲肺，肺胀咳嗽之证，乃为合宜。盖仲景越婢汤，是治外感肺胀之法，吾所论者，乃血证内伤肺胀之法。吾曾治数人，有用泻白散合葶苈泻肺汤而效者；有用二陈汤，和知母、石膏、荆芥、薄荷、防己、木通而效者；有用小柴胡加荆芥、紫苏、杏仁、防己、木通、寸冬、兜铃而效者。又丹溪云：此证多系痰挟瘀血，碍气为病，若无瘀血，何致气道如此阻塞，以致咳逆倚息，而不得卧哉，用四物汤加桃仁、诃子、青皮、竹沥、姜汁治之。丹溪此论，洵中病情，盖失血之家所以有痰，皆血分之火，所结而成。然使无瘀血，则痰气有消容之地，尚不致喘息、咳逆，而不得卧也。血家病此，如徒以肺胀法治之，岂不南辕北辙。丹溪此论，可谓发矇振聩。第其用四物汤加减，于痰瘀两字，未尽合宜。予谓可用通窍活血汤加云苓、桔梗、杏仁、桑皮、丹皮、尖贝。小柴胡加当归、桃仁、丹皮、云苓尤妥，此皆血家咳嗽属实证者，再兼参咳嗽条更详。

一虚咳。肺为娇脏，无论外感内伤，但一伤其津液，则阴虚火动，肺中被刑，金失清肃下降之令，其气上逆，嗽痰咳血，变为肺痿重病。吐白沫如米粥，咽痛声哑，皮毛洒淅，恶寒憎热，皆金损之证，不易治也。此病无论寒久变火，火郁似寒，总以《十药神书》保和汤治之。盖肺金火甚，则煎熬水液而为痰，水液伤，则肺叶不能腴润下垂。其在下之肝肾，气又熏之，肺叶焦举，不能制节，故气逆为咳，气愈逆，痰愈滞，所以久咳不止也。此方润肺涤痰，止血和气，无论寒久变火，火郁似寒，痰、血、痿、燥等证，皆统治之。凡由外伤变作虚咳劳证者，以此方为第一。又有肺中阴虚，本脏气燥，生痰带血，发为痿咳。以及失血之后，肺燥成痿，痰凝气郁，久咳不止，此乃内伤所致，不必治其余病，但补其肺，诸病自愈。用清燥救肺汤，甘凉滋润以补胃阴而生肺金，肺金清润，则火自降，痰自祛，气自调，咳自止。血枯加生地；火甚加犀角；痰多加贝母；带血加蒲黄。以上二方，于肺经虚火治法綦详。失血之人，多是阴虚火旺，照上治法者，十居八九。亦有一二属肺经虚寒者，《内经》云：形寒饮冷则伤肺，肺恶寒，多漩唾上气，仲景用甘草干姜汤治之。然《金匮》自言遗溺、小便数，所以然者，以上虚不能制下故也，则明见有虚冷遗溺之实据，乃用甘草干姜以温之，且其脉必沉弦迟微，痰必清稀泛溢，不似清燥、保和二汤所治，故主温药。吾谓可用六君子为主，再加当归、白芍、炮姜、五味，则于止咳止血皆宜。脾经虚寒，痰动咳嗽者，此方亦宜。若脾经虚火，生痰带血，则宜逍遥散，加寸冬、藕节、蒲黄。若肝经虚火生痰带血，亦宜逍遥散，加丹皮、山栀、五味。又有肾经虚火，生痰带血者，另详唾血、咯血门。肝肾虚证，均详吐血门，降冲气条，并详见六卷咳嗽门。

一痰咳。肺中痰饮实热，气逆而咳血者，扬汤止沸，不如釜底抽薪，泻肺丸主之。夫咳血之证，未有不与痰为缘者。人身之气以运血，人身之血，即以载气，血少，则气多不能载之，壅于内而为热，热则水津被灼，煎熬成痰，是以火旺则痰盛，痰盛，则滞气之往来，气阻则壅积，而益生其热，故痰甚而火益旺。此时补虚，则助邪；此时逐邪，则重虚。是惟攻补兼用，庶几两得其治。先用《十药神书》消化丸，临卧用饴糖拌吞。以攻其实，即嚼化太平丸以补之。攻补兼施，为除暴安良之妙法，时医但事滋补，岂不误了多人。若病家兢业，不敢用消化丸者，可用二陈汤以初解之。二陈降气利水，为祛痰通剂。若欲兼利肺气，加杏仁、苏子、桑皮。咳逆倚息不得卧者，为水饮冲肺，肺叶不得下降，加葶苈、大枣。若火甚者，加栝蒌霜、黄芩、老连；火轻者加寸冬、知母；兼理风寒，加柴胡、荆芥、防风；兼理血分，加当归、白芍、丹皮、桃仁，上方皆是去实痰之治法。又有虚痰，乃肺经阴虚，燥气生痰，粘着喉间，滞涩声音，喘咳发热，脉细数者，不宜渗利，再伤水津，但宜滋润以生津，津生则痰豁，宜保和汤、清燥救肺汤、紫菀散。如喉中有痰核、气核，哽塞不得吞吐者，为梅核证，乃心火凝痰，宜豁痰丸加牛蒡子；香苏饮加桔梗、枳壳、尖贝、云苓、旋覆、甘草亦治之。又有胃中痰气动膈，证见胸胁逆满，咳喘哕呃者，失血家往往有之，宜用礞石滚痰丸治之；若胃中气虚挟痰饮者，宜旋覆代赭石汤。兼治血分则加当归、白芍、苏木；兼治火热则加寸冬、枯芩。哕呃详六卷，兹论痰咳，未及备载。痰咳之证，又在肝气上逆，干犯肺经，挟痰滞气，以致咳嗽。其证口苦头痛，颊赤多怒，两胁作痛，宜温胆汤加青皮、白芥、柴胡、山栀；若肝火横决怒逆者加姜黄、大黄；若肝经虚火郁而生痰宜用丹栀逍遥散加龙骨、牡蛎、阿胶、贝母。夫痰饮之病，其标在肺，其本在肾，肾水上泛，是为痰饮。痰饮冲肺，乃生咳嗽，故治痰饮以肾为主。肾经阳虚不能镇水，水气泛上振寒喘咳者，用真武汤加细辛、干姜、五味。若肾水因寒而动，上凌心火，心悸喘咳，虚阳上浮，咽痛面热，宜用苓桂术甘汤加细辛、五味，温寒利水。然此乃单为痰饮立法，血家阴虚阳亢，多忌刚燥，往往以此等药剂为忌。即系肾阳不能化水，以致便短，喘咳，痰饮上干，亦只宜肾气丸，从阴化阳，温而不烈。此方自宋、元来，莫不珍为至宝。谓失血虚痨，上热下寒，阳浮于外，阴孤于内，唯此方引阳入阴，用药神妙，顾肾阳虚浮者，此方诚为至宝。若肾阴虚浮者，此方又非所宜。夫失血之人，浮热昏烦，痰喘咳嗽，多是真阴内虚，阳无所守，究阳之所以不守，实由阴虚使然，非阳虚也，径投此方，阴未生而阳愈亢，名为以阳生阴，实则以阳促阴也。如果上热下寒，外阳内阴之证，则尺脉必微弱，大小便必溏泄，手足必清冷，即渴欲饮，亦是饮一溲二，乃用此方最为神效。设纯是阴虚，则此方又不宜用。即欲以阳生阴，亦只可少用桂附，以反佐之，如滋肾用知、柏各五钱，而桂只五分，借以从阳引阴耳，岂可多用桂、附，而助阳以敌阴哉。若是肾中阴虚，火上水升，凝滞为痰，则宜猪苓汤主之。地黄汤加麦冬、五味、旋覆、阿胶、杏仁、蛤蚧、牛膝，亦仲景猪苓汤意，而滋补之功尤多，参看咯血门更详。

一气咳。无痰无血，但是气呛作咳，乃失血家真阴虚损，以致肺气不敛，肾气不纳，其病至重，最为难治。审其由肺气不敛者，其人不能仰卧，卧则气逆而咳，咳则心下煽动。或肺叶偏枯，则侧卧一边，翻身则咳不休，俱宜用清燥救肺汤，加百合、五味、琥珀、钟乳石，以镇补肺金，金得保养，则能覆下收敛，而气自不咳。审其由肾气不纳者，其人短气喘息，阴火上冲，两颧发赤，咽喉不利，仲景谓：失血脉数，发热而咳者，不治，即谓此阳不附阴，气不归元之重证。六味丸加沉香、五味、麦冬、磁石以滋补镇纳之，使气既吸引归肾，而肾水滋生，又有以封镇其气，则气自不咳逆矣。或用肾气丸加麦冬、五味、牛膝，借桂、附以引气归原。陈修园谓肺肾不交，水天俱虚，用二加龙骨汤，加阿胶、麦冬、五味子。予按肾气丸，二加龙骨汤皆是肾阳虚，肺阴虚，上热下寒之治法也。若肺肾之阳俱虚，元气不支，喘息困惫者，则宜用保元汤加五味。上二方，又不恰切，若肺肾之阴俱虚者，上三方俱不中肯。失血家气喘、咳逆者，多是阴虚，气生于肾而主于肺，肺阴足则气道润而不滞；肾阴足则气根蓄而内涵。惟肺阴不足，是以气燥而咳；肾阴不足，是以气浮而咳，此乃肺肾阴虚不交之证。治宜参麦地黄汤及三才汤，以滋二脏之阴，纳肺气则加百合、五味、钟乳石。纳肾气，则加磁石、沉香、五味。此外又有冲气上逆之治法说。详吐血及六卷咳嗽门。

一**骨蒸咳**。失血证久咳不止，发热盗汗，世谓之骨蒸劳咳。乃肝之血分，夹有瘀滞癥结，则肝气郁而不和。肝寄相火，肝气即相火也，相火内行三焦，外行腠理，血分无瘀滞则腠理无阻，是以相火往来，温养肌肉，而不遏抑。故肌肉不寒冷，相火温之也，而亦不发热，相火不遏郁之故也。观妇人经不调，每遇行经必发寒热，为血分瘀滞所致，则知失血骨蒸，为血分瘀滞，郁遏相火而使然也，小柴胡汤清理之。若延日既久，发热咳嗽不止，恐成痨瘵，用团鱼丸。疏理肺气，滋利肝血，攻补兼用，方法最善。

一**痨虫咳**。心中郁郁微烦，面色乍赤乍白，喉中痒不可耐，咳嗽不止，不知香臭，宜用月华丸，调肺杀虫治之。究虫之生，乃由瘀血停聚，热蒸湿腐，又被肝风扇动，是以化生痨虫。既变成虫，则从虫治之，而亦须兼去瘀血以除其根，清湿热以涤其源，息风木以靖其机，聚毒药以杀其类。此方数法兼备，于治痨虫已得大概。另详痨虫门，参看自知。

又有肺痈咳嗽，吐脓血者，另详吐脓门。

又有食积之火，冲肺作咳。其火多在五更，流入肺中而咳，此病不关血分，然虚人往往有之，随用小柴胡、逍遥散加山楂、神曲、麦芽、莱菔子、山栀、麦冬。黄昏咳嗽，为阳将入阴，浮火不能内敛，入肺而咳，宜用五味子、川文蛤、兜铃等治之。其余杂血咳嗽，不关血证者，自有方书可查，兹不具论。

汗血

汗者，气分之水，其源出于膀胱。《内经》云：膀胱者，州都之官，津液藏焉，气化则能出矣。膀胱之气，从三焦行腠理，充肌肉，达于皮毛，以卫外为固。阳气卫外，百邪不入，故其经称为太阳也。其有盛暑天气，亢阳蒸动膀胱水气，腾布于外，则发为汗。此犹天之有雨，阳布阴和，自然无病。有时外感风寒，皮毛疏泄，发热汗出者，乃太阳之气，为邪所病，不能卫外，故汗得泄出。其有心、胃、肝、脾热湿之病亦令汗出者，此犹土润溽暑，亦能蒸作云雨也。又有亡阳自汗者，则由膀胱肾中之元阳脱泄，故其水阴之气，随而奔溢，散涣不收，气为水之所化。水即气也，汗即水也，气脱外泄，故汗出也。知此，则知汗出气分，不出血分矣。然汗虽出于气分，而未尝不与血分相关。故血分有热，亦能蒸动气分之水，而为盗汗。盖血气阴阳，原互根互宅，阴分之血盛，则阳分之水阴，自然充达。阳分之水阴，足以布护灌濡，则阴分之血，愈为和泽，而无阳乘阴之病矣。若阳分之水阴不足，则益伤血之阴，故伤寒汗出过多，则虚烦不寐，以其兼伤血分之阴。心主血分，血分之阴伤，则心气为之不宁矣。又有伤寒，即当从汗而解。今不得汗，乃从鼻衄而愈，其衄名为红汗。盖阳分之邪宜挟阳分之水发而外出，今既不能外出，乃乘阴分之血，从鼻衄出，名为红汗，是为阳邪干阴之一验。故古谓阳乘阴，则吐衄，知阳乘阴而内逆者，发为吐衄，则知阳乘阴而外泄者，发为皮肤血汗矣。血者，心之液也，皮毛者肺之合也。治法，宜清心火，火清则阳不乘阴。兼治肺金，肺调则皮毛不泄，凉血地黄汤，加桑皮、地骨皮、蝉蜕、百合、蒲黄治之。血虚火甚者，当归六黄汤治之；气虚血少者，当归补血汤，加桑皮、地骨皮、丹皮、蝉蜕、棕榈炭、黄芩、秦皮治之，外用石灰散扑之。仿仲景汗出不止，用温粉扑法之意也。或用桃花散扑之亦可。

皮毛者，肺之合也，汗出皮毛，故汗血宜治肺金，以敛皮毛，人参清肺汤加蒲黄最宜。血者，肝之所司也，肝火亢烈，逼血妄行，宜当归芦荟丸从内以攻治之。喻嘉言治女子经血闭而周身汗出者，谓是阴分之热泄出阳分，用此方破经血，即以苦坚止汗。汗血同源，若肝火亢甚，而汗血者，借用此方，尤为合法。胃火亢甚，亦能汗血，以胃主肌肉，热蒸肌肉，故令汗血，宜竹叶石膏汤，加蒲黄、蝉蜕、丹皮治之。犀角地黄汤，亦治之。

总论曰：汗者，阳分之水，血者，阴分之液，阴与阳原无间隔，血与水本不相离，故汗出过多则伤血，下后亡津液则伤血。热结膀胱则下血，是水病而不离乎血者也。吐血、咳血，必兼痰饮。血虚则口渴而津液不生。失血家往往水肿，瘀血化水，亦发为肿，是血病而不离乎水者也。故衄血家不可再发汗，以血病则阴液既虚，不可发汗，再伤气分之水，以致阳分之液亦虚也。又先水肿再吐血者，不治，以水病不可重伤其血也。观小柴胡调津液而即治热入血室。观桃仁承气破血结而即治小便不利，皆是治水即以治血，治血即以治水。盖在下焦，则血海膀胱，同居一地。在上焦，则肺主水道，心主血脉。在躯壳外，则汗出皮毛，血循经脉。一阴一阳，皆相联属。吾于水火血气论已详言之，人必深知此理，而后知治血理气。调阴和阳之法，可以左右逢源。

卷四

便血

大肠者，传导之官，化物出焉。谓大肠下脾胃之化物，为中宫作传导之官，故呼为地道，乃宫中之出路也。其经与肺相表里，肺为清金，大肠即为燥金，在五行本属一家，故诊脉者，可于肺部诊大肠焉。大肠之所以能传送者，全赖于气。气者，肺之所主，不独大肠赖肺气之传送，即小便亦赖肺气以化行，此乃肺金制节之能事，而大肠之气化金道又与之合，故治病者多治肺也。大肠位居下部，又系肾之所司，《内经》云：肾开窍于二阴，又曰：肾为胃关，故必肾阴充足，则大肠腴润。厥阴肝脉，又绕后阴，肠与胞室，又并域而居，故肝经与肠亦相干涉。是以大肠之病，有由中气虚陷，湿热下注者；有由肺经遗热，传于大肠者；有由肾经阴虚，不能润肠者；有由肝经血热，渗漏入肠者，乃大肠与各脏相连之义也。但病所由来，则自各脏而生，至病已在肠，则不能复还各脏。必先治肠以去其标，后治各脏以清其源，故病愈而永不发矣。

一先血后便为近血，谓其血即聚于大肠，去肛门近，故曰近血。此有两等证治：一为脏毒下血，一为肠风下血。

脏毒者，肛门肿硬，疼痛流血，与痔漏相似，仲景用赤豆当归散主之，取赤豆芽以疏郁，取当归以和血。赤豆性能利湿，发芽赤色，则入血分，以为排解之用。当归润滑养血，以滋大肠，则不秘结。仲景略示其端，以为治脏毒者，必须利湿热，和血脉也，非谓此二药外，别无治脏毒之法。吾即此药引而伸之，若大肿大痛，大便不通者，宜解毒汤，取防风、枳壳等疏理其气，即赤豆芽义也；取大黄、赤芍等滑利其血，即仲景用当归之义也。若大便不结，肿痛不甚者，不须重剂，用四物汤加地榆、荆芥、槐角、丹皮、黄芩、土茯苓、地肤子、苡仁、槟榔治之。四物汤即仲景用当归养血之义，所加诸药，即仲景用赤豆芽，以疏利湿热而解血郁也。仲景但用养血疏郁，今恐湿热难解，故兼用清药。欲止血者，兼服石灰散，亦可。

脏毒久不愈者，必治肝、胃。血者肝所司，肠者胃之关。胃若不输，湿热于肠，从何而结为脏毒哉？肝之血分如无风火，则亦不迫结肛门矣。治胃宜清胃散加银花、土茯苓、防己、黄柏、苡仁、车前子升清降浊，使阳明之湿热，不再下注，则脏毒自愈。治肝者宜龙胆泻肝汤，逍遥散。又有肺经遗热传于大肠而久不愈者，必见寸脉浮、数、洪、涩，口渴溺黄，咳逆等病。方用人参清肺汤，取乌梅、粟壳酸涩之品，以收敛肺气，而余药安肺，肺自不遗热与肠矣。若去此二味，而用薄荷、桔梗以代之，则又义取解散，在人变化耳。

肠风者，肛门不肿痛，而但下血耳。脏毒下血多浊，肠风下血多清。仲景书无肠风之名，然《伤寒论》云：太阳病，以火攻之，不得汗，其人必躁，到经不解，必圊血。太阳病下之，脉浮滑者，必下血。两条皆谓太阳外邪内陷而下血。又云阳明病，下血、谵语者，为热入血室。厥阴篇云：若厥而呕，胸胁烦满者，其后必便血，此即今所谓肠风下血之义。夫肠居下部，风从何而袭之哉？所以有风者，外则太阳风邪，传入阳明，协热而下血；内则厥阴肝木，虚热生风，风气煽动而血下。风为阳邪，久则变火，治火即是治风。凡治肠风下血，总以清火养血为主，火清血宁，而风自熄矣。《寿世保元》用槐角丸统治之，而未明言其义。吾谓此方，荆、防治太阳阳明传入之风；乌梅、川芎，治肝木内动之风，余药宁血清火，以成厥功，宜其得效。然而外风协热，宜得仲景葛根黄连黄芩汤之意，使内陷之邪，上升外达，不致下迫，斯止矣。治病之法，高者抑之，下者举之。吐衄所以必降气，下血所以必升举也。升举，非第补中益气之谓，开提疏发，皆是升举。葛根黄连黄芩汤，加荆芥、当归、柴胡、白芍、槐花、地榆、桔梗治之。若肝经风热内煽，而下血者，必见胁腹胀满，口苦多怒，或兼寒热，宜泻青丸治之。逍遥散、小柴胡均可加减出入。谨按：肝风所以能下血者何也？肝主血，血室又居大肠膀胱之间，故热入血室，有小便下血之证；内有积血，有大便黑色之证。盖肝血上干，从浊道则吐；从清道则衄。肝血下渗，从清道则尿血；从浊道则下血。肝为风木之脏，而主藏血，风动血不得藏，而有肠风下血之症，上数方，力足平之。或用济生乌梅丸亦妙，以乌梅敛肝风；以僵蚕息肝风，风平火熄，而血自宁矣。然肝风动血，宜得仲景白头翁汤之意，以清火消风较有力量。或四物汤合白头翁汤，兼补其血。治风先治血，血行风自灭，此之谓也。如无白头翁，则择柴胡、青蒿、白薇代之。桑寄生得风气而生，代白头翁更佳。又曰肝经之横，以肺经不能平木故也。肺与大肠又相表里，借治肺经，亦隔治之一法。虚者人参清肺汤；实者人参泻肝汤。

凡肠风脏毒，下血过多，阴分亏损，久不愈者，肾经必虚，宜滋阴脏连丸启肾阴以达大肠最妙。六味丸加苁蓉、槐角皆宜。

一先便后血为远血，谓其血在胃中，去肛门远，故便后始下，因名远血，即古所谓阴结下血也，黄土汤主之。黄土名汤，明示此症，系中宫不守，血无所摄而下也。佐以附子者，以阳气下陷，非此不能举之。使黄芩者，以血虚则生火，故用黄芩以清之。仲景此方，原主温暖中宫，所用黄芩，乃以济附子之性，使不燥烈，免伤阴血。普明子谓此症必脉细无力，唇淡口和，四肢清冷，用理中汤加归、芍。或归脾汤，十全大补汤，时医多用补中益气汤，以升提之，皆黄土汤之意。凡中土不能摄血者，数方可以随用。但仲景用温药，兼用清药，知血之所以不宁者，多是有火扰。凡气实者，则上干；气虚者则下陷。今医但用温补升提之药，虽得治气虚之法，而未得治血扰之法。予即仲景之意，分别言之。若阴虚火旺，壮火食气，脾阴虚而肺气燥，失其敛摄之制者，人参清肺汤治之。若肝经怒火，肺经忧郁，以致血不藏摄者，归脾汤加炒栀、麦冬、阿胶、五味，或用丹栀逍遥散加阿胶、桑寄、生地榆，此即黄土汤主用黄芩之义也。若系虚损不足，下血过多，脾气不固，肾气不强，面色萎黄，手足清厥，六脉微弱虚浮者，宜大补肝、脾、肾三经，人参养荣汤补脾。胶艾四物汤加巴戟、甘草补肝，断红丸补肾，此即黄土汤主用附子之义也。能从此扩而充之，自有许多变化，岂楮墨间所能尽者。

予按此证，与妇人崩漏无异。女子崩中属虚陷，此病亦属虚陷。女子崩中属虚寒，而亦兼有虚热者。男子此症亦属虚寒。而亦兼有虚热者，盖女子之血有经，男子之血亦有经，同是离经之血下泄而出，故病情相类也。但所出之窍，各有不同。崩漏出前阴，故多治肝以和血室；便血出后阴，故兼治肺、肾以固肠气。肾主下焦，主化气上升，肾足则气不下陷。肺与肠相表里，肺气敛则肠气自固。医者能知此理，而又参用女子崩中之法，可以尽其调治。

又按此证与吐衄同是血病，然一则其气上行，一则其气下行，故虚实治法，略有不同。

尿血

膀胱与血室并域而居。热入血室则蓄血；热结膀胱则尿血。尿乃水分之病，而亦干动血分者，以与血室并居，故相连累也。其致病之由，则有内外二因：

一外因，乃太阳、阳明传经之热结于下焦。其证身有寒热，口渴腹满，小便不利，溺血、疼痛，宜仲景桃仁承气汤治之。小柴胡汤加桃仁、丹皮、牛膝亦治之。一内因，乃心经遗热于小肠，肝经遗热于血室。其证淋秘割痛，小便点滴不通者呼赤淋，治宜清热。治心经遗热，虚烦不眠，或昏睡不醒，或舌咽作痛，或怔忡懊侬，宜导赤饮加炒栀、连翘、丹皮、牛膝。治肝经遗热，其证少腹满，胁肋刺痛，口苦耳聋，或则寒热往来，宜龙胆泻肝汤，加桃仁、丹皮、牛膝、郁金。尿血治心与肝而不愈者，当兼治其肺。肺为水之上源，金清则水清，水宁则血宁。盖此证原是水病累血，故治水即是治血，人参泻肺汤，去大黄加苦参治之。清燥救肺汤加藕节、蒲黄亦治之。

以上结热之证，其血溺出，皆有淋滴不通之象，乃尿血之实证也。此外又有虚证，溺出鲜血，如尿长流，绝无滞碍者，但当清热滋虚，兼用止血之药，无庸再行降利矣。盖前阴有二窍：一为水窍，一为血室之窍。血窍在女子，则为胎孕之门；血窍在男子，则为施精之路。故女子血室之血，能由此崩漏而下；男子血室之血，亦能由此走泄而出。是以血尿之虚证与女子崩漏之证无异，宜用四物汤加减治之。肝如郁火者，加丹皮、炒栀子、柴胡、阿胶、芥灰。心经血虚火旺者，加黄连、阿胶、血余。脾气虚寒，不能摄血者，四肢清冷，脉微迟，面黯淡，加鱼鳔、黄芪、人参、艾叶、黑姜、甘草、五味治之。房劳伤肾，加鹿胶、海螵蛸、发灰散治之。又有肺虚，不能制节其下，以致尿后渗血者。审系肺阴虚，则兼气逆、痰咳、口渴等证，人参清肺汤主之。若肺阳虚，不能治下，则必有遗溺足冷，水饮喘嗽之证，甘草干姜汤治之。

瘀血

　　吐、衄、便、漏，其血无不离经。凡系离经之血，与荣养周身之血，已睽绝而不合。其已入胃中者，听其吐下可也。其在经脉中而未入于胃者，急宜用药消除，或化从小便出，或逐从大便出，务使不留，则无余邪为患。此血在身，不能加于好血，而反阻新血之化机。故凡血证，总以去瘀为要。世谓血块为瘀，清血非瘀；黑色为瘀，鲜血非瘀，此论不确。盖血初离经，清血也，鲜血也。然既是离经之血，虽清血鲜血，亦是瘀血。离经既久，则其血变作紫血。譬如皮肤被杖，血初被伤，其色红肿，可知血初离经，仍是鲜血。被杖数日，色变青黑，可知离经既久，其血变作紫黑也。此血在经络之中虽已紫黑，仍是清血，非血块也，是以能随气营运，走入肠胃，吐下而出。设在经络之中，即是血块，如何能走入肠胃耶？至于血块，乃血入肠胃，停留片时，立即凝结。观宰割猪羊，滴血盆中，实时凝结，便可知矣。故凡吐衄，无论清凝鲜黑，总以去瘀为先。且既有瘀血，便有瘀血之证，医者按证治之，无庸畏阻。瘀血攻心，心痛头晕，神气昏迷，不省人事。无论产妇及吐衄家，有此证者乃为危候。急降其血，而保其心，用归芎失笑散，加琥珀、朱砂、麝香治之。或归芎汤调血竭、乳香末亦佳。

　　瘀血乘肺，咳逆喘促，鼻起烟煤，口目黑色，用参苏饮保肺去瘀，此皆危急之候。凡吐血实时毙命者，多是瘀血乘肺，壅塞气道，肺虚气促者，此方最稳。若肺实气塞者，不须再补其肺，但去其瘀，使气不阻塞，斯得生矣。葶苈大枣汤加苏木、蒲黄、五灵脂、童便治之。

　　瘀血在经络脏腑之间，则周身作痛。以其堵塞气之往来，故滞碍而痛，所谓痛则不通也。佛手散加桃仁、红花、血竭、续断、秦艽、柴胡、竹茹、甘草酒引。或用小柴胡加归、芍、丹皮、桃仁、荆芥，尤通治内外之瘀方，义较稳。瘀血在上焦，或发脱不生，或骨、膊、胸、膈顽硬刺痛，目不了了，通窍活血汤治之。小柴胡汤加归、芍、桃仁、红花、大蓟亦治之。

瘀血在中焦，则腹痛、胁痛，腰、脐间刺痛着滞，血府逐瘀汤治之。小柴胡汤加香附、姜黄、桃仁、大黄亦治之。瘀血在下焦，则季胁、少腹胀满刺痛，大便黑色，失笑散加醋军、桃仁治之，膈下逐瘀汤亦稳。瘀血在里，则口渴，所以然者，血与气本不相离，内有瘀血，故气不得通，不能载水津上升，是以发渴，名曰血渴。瘀血去则不渴矣。四物汤加枣仁、丹皮、蒲黄、三七、花粉、云苓、枳壳、甘草。小柴胡汤加桃仁、丹皮、牛膝皆治之。温经汤以温药去瘀，乃能治积久之瘀，数方皆在酌宜而用。

瘀血在腠理，则荣卫不和，发热、恶寒。腠理在半表半里之间，为气血往来之路，瘀血在此，伤荣气则恶寒，伤卫气则恶热，是以寒热如疟之状。小柴胡汤加桃仁、红花、当归、荆芥治之。

瘀血在肌肉，则翕翕发热，自汗、盗汗。肌肉为阳明所主，以阳明之燥气而瘀血相蒸郁，故其证象白虎。犀角地黄汤加桃仁、红花治之。血府逐瘀汤加醋炒大黄亦可治之也。

瘀血在经络、脏腑之间，则结为癥瘕。瘕者或聚或散，气为血滞，则聚而成形，血随气散，则没而不见。方其既聚，宜以散气为解血之法，九气丸治之。在胸膈上者加桔梗、枳壳、栝蒌、生姜、甘草。在右者加苏子、桑皮、陈皮；在左者加青皮、牡蛎、当归；在中焦大腹者加厚朴、枳壳、防己、白芍、甘草；在小腹下者加橘核、小茴、荔核、槟榔、川楝子、五灵脂。气散则血随而散，自不至于结聚矣。至其既散之后，则又恐其复聚，宜以调血为和气之法。此时瘕气既散，处于血分之中，但一调血，则气自和，而不复聚矣。逍遥散加丹皮、香附治之；归脾汤加柴胡郁金子亦治之，癥者常聚不散，血多气少，气不胜血故不散。或纯是血质，或血中裹水，或血积既久，亦能化为痰水，水即气也。癥之为病，总是气与血胶结而成，须破血行气，以推除之。元恶大憝，万无姑容。即虚人久积，不便攻治者，亦宜攻补兼施，以求克敌。攻血质宜抵当汤，下瘀血汤，代抵当丸。攻痰水宜十枣汤。若水血兼攻，则宜大黄甘遂汤，或秘方化气丸。外治法，贴观音救苦膏。

瘀血在经络、脏腑之间，与气相战斗，则郁蒸腐化，而变为脓。另详吐脓便脓疮脓门，兹不再赘。

瘀血在经络、脏腑之间，被气火煎熬，则为干血。气者，肾中之阳，阴虚阳亢，则其气上合心火。是以气盛即是火盛，瘀血凝滞，为火气所熏，则为干血。其证必见骨蒸痨热，肌肤甲错，皮起面屑，名为干血痨。病至此者，十治二三，仲景大黄䗪虫丸治之。盖既系干血，便与气化隔绝，非寻常行血之品所能治也。故用诸虫唼血之物，以消蚀干血。瘀血不去，新血且无生机。况是干血不去，则新血断无生理。故此时虽诸虚毕见，总以去干血为主也。如胆识不及，可以滋补之药送下此丸，亦调停之一术。

瘀血在经络、脏腑之间，被风气变化，则生痨虫。气者，肾水之所化也，故气动即为湿。风者，肝阳之所生也，故风动即为热。湿蒸热煽，将瘀血变化为虫，是为痨虫。此犹之草腐为萤，谷飞为虫也。其辨法，面色乍赤乍白，乍青乍黄，唇口生疮，声嗄、咽痒，烦梦不宁，遗精、白浊，发焦、舌燥，寒热、盗汗，口出秽气，不知香味，喜见人过，常怀忿怒，梦见亡先，惊悸、咳逆。或腹中有块，或脑后两边有小结核，或食豆而香。又用乳香熏其手背，帕覆手心，须臾，毛长至寸许。每日平旦精神尚好，日午向后，四肢微热，面无颜色，皆是痨虫之候也，月华丸主之。多食鳗鱼肉，既有滋补，又善杀痨虫。或用鳗鱼骨烧黑，鳖甲炒为末，煎人参、当归、白芍、白薇汤送下，补虚杀虫，相辅而行。若专事杀虫，金蟾丸亦可间服，金线蛙烧服亦妙。黑猫杀取肝，焙干为末，月初五更空心服，大能杀除痨虫。可代獭肝，獭爪为末酒下。痨虫居肺叶间，咯血声嘶者，皆能治之。

痨虫乃血化之虫，最为灵异，其人死后，虫为妖孽，传染家人，为传尸痨。杀三人者，其虫不治。传尸之证，与其所感之病患无异，《金鉴》谓宜服传尸将军丸，方载《丹溪心法》中。今查《丹溪心法》不载此方，然以将军名丸，其主用大黄可知。夫传尸虫孽，袭染人身，亟宜除去，故主攻下，亦如仲景攻干血法，以免留邪为患也。此虫一传人身，便能聚积人身之血以为窠囊，食息生育，变化无穷。吾谓可用移尸灭怪汤，杀其虫而夺其血，斯无遗留之邪矣。

以上二证，大便不溏泄者，尚可攻治。溏泄者，不能任药，必死。

血臌 附：血肿

血臌之证，胁满小腹胀满，身上有血丝缕，烦躁、漱水，小便赤，大便黑，腹上青筋是也。医书俱云是妇人之病，唯喻嘉言谓男子恒有之。面色萎黄，有蟹爪纹路，脉虽虚极，而步履如故，多怒、善忘，口燥、便秘，胁胀、腹痛。迨胀之既成，腹大如箕，遂不可救。东南最多，所以然者，东海饶鱼盐，鱼者甘美之味，多食令人热中，盐者咸苦之味，其性偏于走血。血为阴象，初与热合，不觉其病，日久月增，中焦冲和之气，亦渐为热矣，气热则结，而血不流矣。于是气居血中，血裹气外，一似妇人受孕者然，至弥月时，腹如抱瓮。推而言之，凡五方之膏粱厚味，椒、姜、桂、糈，成热中者，皆其类也。治之之法，以六君子汤加干姜、川芎、防己为末，陈米、荷叶煎汤泛丸，白汤下，执中央以运四旁法也。

谨按喻氏之论，其言血臌之原，最为详确，惟所主之方，与气热则结，而血不流之说，未能吻合。盖六君子与所加之药，于治痰臌为宜。且须寒饮，方为切合。如论所谓，宜用清和理气之品，攻剂代抵当丸主之。和剂丹栀逍遥散加姜黄、香附治之。诸书皆用桃奴散或琥珀散治之。第两方用温药，亦血因寒凝之剂，与喻氏所论又有不同，医者审证择用可也。

又有石瘕、肠覃，状如怀子，腹日以大。月事以时下者为肠覃，以寒客于肠外，气病而血不病也，宜橘核丸主之。月事不以时下者为石瘕，乃寒气客于子门，子门闭塞，恶血当下不下，衄以留止，故成石瘕。是气病而血亦病也，宜琥珀散、桃奴散治之，后服温经汤。

单腹胀者为血臌。若四肢皆胀，或先从四肢肿起，其色红者，谓之血肿。亦有不红者，血从水化而为水，故不红也。或得于吐衄之后，瘀血化水而肿。或得于妇人经水不行，血化为水而肿。既化为水，则兼治水，五皮饮加当归、白芍、蒲黄、丹皮、桃仁治之。或用干漆、雄黄，醋丸，麦芽汤下亦可。

又凡臌胀、浮肿，俱要分阴证、阳证。阴证脉沉涩弦紧，必有寒痰诸证，宜中满分消汤加桃仁。阳证脉数口渴，便短气逆等证，宜小柴胡汤，加知母、石膏、防己、丹皮、桃仁、猪苓、茯苓、车前子治之。另详六卷肿胀门。

痨瘵

痨瘵之证，咯血痰嗽，遗精泄泻，潮热盗汗，瘦削疲倦，梦与鬼交。或梦亡先，喜见人过，常怀忿怨。平旦病减，午后病增，发热心烦，口燥鼻干，脸红唇赤，骨蒸肺痿，咽痛失音。若泻不止，则不治矣。其原得于酒色损伤，以及失血之后，瘀血郁热，化生痨虫，蚀人脏腑之精血，变生诸般怪证。病患死后，虫气传染家人，名曰传尸，又名尸疰，谓其自上注下，见证与前死之人相似故也。辨虫之法，或腹中有块，或脑后两边有小结核，或用乳香熏手背，以帛覆手心，良久手上出毛长寸许。白黄者可治，红者稍难，青黑者死。若熏手无毛，非痨虫证也。又或用真安息香，烧烟吸之。不嗽者非传尸，烟入即嗽，真传尸也。痨虫之形，或似蜣螂，或似红丝马尾，或似虾蟆、猬鼠，或似鞠面，或有足无头，或有头无足，或化精血归于元气之内。若传至三人者，其虫灵怪不可治。凡用药治虫，勿令病者知之，恐虫觉悟，难取效也。

夫痨虫何由而生哉，木必先腐，而后虫生之。人身亦必先有瘀血，虚热郁蒸，乃生痨虫。虫者，风木之气所化。人身肝主风，木又主藏血，肝脏之血，若有瘀积，是犹木之先腐也，于是肝脏之风气，郁遏蒸煽，将瘀血化生为虫。既化为虫，即从虫治之，宜天灵盖散治之。然天灵盖不易得，且不宜用，可用虎头骨代，或金蟾丸亦可。余每用干漆、明雄、川椒、楝根皮、白颈蚯蚓、升麻、郁金共为末，白汤五更时服，其虫不吐即下，义固取于杀虫。而尤在干漆、郁金兼治瘀血。以痨虫是瘀血所化，杀虫是治其标，去瘀是治其本也。诸书但言杀虫，而不知虫之所自生，宜乎未得其治也。吾为指出，痨虫是瘀血所化，治瘀血是治其本也。《辨证录》用移尸灭怪汤治痨虫传尸，方以去瘀为主，故效。

痨虫之生，由瘀血所化，而痨虫既生，蚀人精血，人之正气日以消耗，不治其虚，但杀其虫，病终不能愈也，月华丸主之，义取补虚。而去瘀杀虫兼施，其治乃万全之策。鳗鱼肉常食亦佳，或鳗鱼骨、鳖甲、知母、山茱萸、柴胡、当归、青黛、桃枭为丸，人参汤下，亦攻补兼行之术。

又凡湿热积痰，皆能生虫，与小儿疳虫无异，用金蟾丸即愈，不比血化之虫灵怪难治也。既杀虫后，但当滋补其虚，阴虚者十居八九，琼玉膏主之，加黄柏、知母、紫河车更佳。阳虚者，十之二三，六君子汤主之。

寒热

发热恶寒，多是外感伤其荣卫，伤荣则寒，伤卫则热。平人治法，须用麻、桂发散。失血皆阴血大亏，不可再汗，以耗其气分之水液，只可用小柴胡汤加荆芥、防风、紫苏、杏仁、薄荷、前胡、葛根等以和散之。免犯仲景血家忌汗之戒也。若不关外感，系本身荣卫不和，发为寒热，似疟非疟者，不可作疟治之。只用小柴胡或逍遥散和其荣卫而愈。又有瘀血作寒热者，其身必有刺痛之处，血府逐瘀汤治之。此与杂病寒热有异，医者须知。

卧寐 附：梦寐

卧者，身着席，头就枕之谓也。寐者，神返舍，息归根之谓也。不得卧寐之证，杂病犹少，失血家往往有之。

不得卧有二证，一是胃病，一是肺病。

胃病不得卧者，阴虚则邪并于阳，烦躁不卧，此与《伤寒论》阳明篇，微热喘冒不得卧者，为胃有燥屎之义同，三一承气汤治之。若无燥结，但系烦热者，竹叶石膏汤、白虎汤治之。兼理血分，则宜用玉烛散、玉女煎。又有胃中宿食，胀闷不得卧者，越鞠丸加山楂、麦芽、莱菔子。盖阳明主阖，和其胃气，使得还其主阖之令，斯能卧矣。

肺病不得卧者，肺为华盖，立则叶垂，卧则叶张。水饮冲肺，面目浮肿；咳逆倚息，卧则肺叶举而气益上，故咳而不得卧。葶苈大枣泻肺汤攻去其水，则得卧矣。或二陈汤加干姜、细辛、五味子，温利水饮亦可。若是火逆之气挟痰上冲者，则又宜水火兼泻。痰甚者，消化丸主之；火甚者，滚痰丸主之。平剂则宜二陈汤加柴胡、栝蒌、黄芩、旋覆花、杏仁、姜汁、竹沥，保和汤亦治之。若无痰饮，但是火气上冲者，其人昼日不咳，卧则咳逆，气不得息，乃肺痿叶焦，卧则肺叶翘举，气随上冲，咳呛不已。宜清燥救肺汤加生地黄、栝蒌根、百合、五味子以敛之，再加钟乳石以镇降之。且肺之津生于肾中，如肾水不能上济上焦，冲气逆上，咳不得卧者，当从肾治之。六味丸加参麦散，再加牛膝以引气下行；加磁石以吸金气，使归于根。

不寐之证有二，一是心病，一是肝病。

心病不寐者，心藏神，血虚火妄动，则神不安，烦而不寐，仲景黄连阿胶汤主之。阴虚痰扰神不安者，猪苓汤治之。一清火，一利水。盖以心神不安，非痰即火，余每用朱砂安神丸加茯苓、琥珀，或用天王补心丹。肝病不寐者，肝藏魂，人寤则魂游于目，寐则魂返于肝。若阳浮于外，魂不入肝则不寐。其证并不烦躁，清睡而不得寐，宜敛其阳魂，使入于肝。二加龙骨汤加五味子、枣仁、阿胶治之。又或肝经有痰，扰其魂而不得寐者，温胆汤加枣仁治之。肝经有火，多梦难寐者，酸枣仁汤治之。或滑氏补肝散去独活加巴戟。四物汤加法夏、枣仁、冬虫夏草、龙骨、夜合皮亦佳。

又按魂虽藏于肝，于昼游于目，目在面部，乃肺胃之所司，肺胃之气扰而不静，亦能格魂于外，使不得返也。宜生地黄、百合、麦冬、知母、枳壳、五味子、白芍、甘草、枣仁、天花粉、茯苓治之。人参清肺汤亦治之。又有虚悸恐怖不寐之证，仁熟散治之。思虑终夜不寐者，归脾汤加五味治之。须参看怔忡烦悸门。

又有昏沉多睡之证。在杂病为邪入阴分，在失血虚劳，乃血脱之后，元气不支，是以昏睡。如汗出气喘，危急之候也，参附汤救之。寤属阳，故不寐为阳虚，人参养荣汤亦治之。若身体沉重，倦怠嗜卧者，乃脾经有湿，平胃散加猪苓、泽泻治之。六君子汤加防己、薏苡仁。补中益气汤亦治之。此论多睡，多是阳虚，然亦有胆经火甚，而多昏睡者，龙胆泻肝汤治之。

梦乃魂魄役物，恍有所见之故也。魂为病，则梦女子、花草、神仙、欢喜之事，酸枣仁汤治之。魄为病，则梦惊怪、鬼物、争斗之事，人参清肺汤加琥珀治之。梦中所见，即是魂魄。魂善魄恶，故魂梦多善，魄梦多恶。然魂魄之所主者，神也，故安神为治梦要诀，益气安神汤治之。又有痨虫生梦，照痨虫法治之。又有梦而遗精详遗精门。

再按，睡而恶明喜暗者，火邪也。侧卧不得转身者，少阳之枢机不利也。侧卧一边者详咳嗽门。

肿胀

肿胀者，水病也，气病也。失血家往往水肿、气肿，抑又何哉。盖以血之与气，水之与火，互相倚伏，是二是一，吾于水火血气论，及调经去瘀诸条，已言之，兹复不惮烦劳曰：气即水也，血中有气，即有水，故肌肉中有汗，口鼻中有津，胞中有水，是水与血，原并行不悖。失血家，其血既病，则亦累及于水。水蓄胞中，则为尿结；水淫脾胃，则为胀满；水浸皮肤，则为水肿。治法：皮肤水肿者，宜从肺治之。以肺主皮毛故也，肺为水之上原，肺气行则水行。宜泻白散加杏仁、桔梗、紫苏、茯苓。五皮饮亦治之。大腹胀满者，宜从脾治之，补土利水，则水行而土敦。胃苓汤主之。六君子汤加苡仁、防己亦主之。胞中水结，小腹胀满者，五苓散治之，猪苓汤亦治之。诸水又皆肾之所主，肾气化，则上下内外之水俱化，宜六味地黄丸。

以上所举之方，皆平剂也。医者又须审别阴阳，随加寒热之品，乃能奏效。审其口渴、溺赤，喜凉脉数者，为阳水。则知、柏、芩、连、山栀、石膏、天冬、麦冬可加入。审其口和溺清，喜热脉濡，为阴水。则桂、附、干姜、吴萸、细辛可加入。失血家阳水居多，阴水最少，医者须临时细审。

又有瘀血流注亦发肿胀者，乃血变成水之证。此如女子胞水之变血，男子胞血之变精，疮科血积之变脓也。血既变水，即从水治之。宜照上所举诸方，分寒热加减，再加琥珀、三七、当归、川芎、桃奴、蒲黄，以兼理其血，斯水与血源流俱治矣。古称妇人错经而肿者，为水化为血，名曰水分。经水闭绝而肿者，为血化为水，名曰血分。其实治法，总宜从水治之，方证加减，举不外此也。观于妇人水分、血分之说，则知血家所以多肿胀者，亦是水分、血分之病也。此与杂证水肿有别，勿妄用舟车丸，及消水圣愈汤等。另详血臌门。

淋浊

淋者小便短数，淋沥不通之谓也。单病此者，自有诸书可考，血家病此，特其兼见者耳。然二便为消息之门户，若一闭塞，则上、中焦不得消息。故《伤寒论》有言急下者，有言当利其小便者，有言有小便则生，无小便死者，无一不吃紧于此。此水病也，水与血相为倚伏，吾已言之屡屡，单病血，不病水者易愈。以水调，则其血虽病，犹有水以濡之也。若病血而又累及于水，则上而喘咳，外而肿热，下而淋浊，均不能免。水病则无以濡血，而血证亦因以难愈矣。吾于尿血、肿、咳诸条，已详言之，可以参看。

血家病淋，多是肺痿，肺主制节，下调水道，肺痿则津液不流，气不得下，而制节不达于州都，是以小便不利。宜生地、百合、天花粉、知母、杏仁、桑白皮、滑石、桔梗、猪苓、阿胶、甘草梢治之。

血家血虚火旺，心遗热于小肠，不能泌别清浊，则小便赤短淋沥。导赤饮加炒栀子、车前子、黄连、白芍、灯心。

脾土不化，亦能壅湿，使小水不利，五苓散治之。湿中挟热者，去桂尖加茵陈蒿、防己、黄柏、炒栀子。

前阴属肝，肝火怒动，茎中不利，甚则割痛，或兼血淋，宜龙胆泻肝汤加肉苁蓉；或地黄汤，加肉苁蓉、黄柏、车前子治之。若血淋，则加地榆、蒲黄。

肾为水脏，膀胱为水腑，肾中阴虚，水源枯竭，则小便不化。知柏地黄汤少加肉桂以反佐之。若是阳虚不能化水者，金匮肾气丸治之。

以上分别脏腑施治，即三焦为决渎之义也。陈修园用五淋散统治三焦。吾谓不如分别上、中、下，而又各区脏腑以施治，尤为精细。

浊者小水不清，或白或黄，或青或赤，此如暑天，洪水泥潦之类，乃湿热为之也。湿甚用胃苓汤加黄芩、黄连、黄柏、白术治之。热甚用茵陈蒿、栀子、黄柏、秦皮、木通、车前子、防己、甘草梢治之。

又有败精为浊者，或由思淫不遂，或由淫而精停，宜萆薢分清饮加鹿角屑、桑螵蛸、白芍、肉苁蓉治之。

又有中气虚弱，小便滴在地上，即变色者，宜六君子、归脾汤治之。

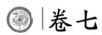卷七

方解上

仲景泻心汤

大黄酒炒，二钱　黄连三钱　黄芩四钱

心为君火，化生血液，是血即火之魄，火即血之魂，火升故血升，火降即血降也。知血生于火，火主于心，则知泻心即是泻火，泻火即是止血。得力大黄一味，逆折而下，兼能破瘀逐陈，使不为患。此味今人多不敢用，不知气逆血升，得此猛降之药，以损阳和阴，真圣药也，且非徒下胃中之气而已。即外而经脉肌肤，凡属气逆于血分之中者，大黄之性，亦无不达。盖其气最盛，凡人身气血凝聚，彼皆能以其药气克而治之。使气之逆者，不敢不顺。今人不敢用，往往留邪为患，惜哉。方名泻心，乃仲景探源之治。能从此悟得血生于心，心即是火之义，于血证思过半矣。

十灰散

大蓟　小蓟　茅根　棕皮　侧柏　大黄　丹皮　荷叶　茜草　栀子各等分

上药烧存性为末，铺地出火气，童便酒水随引。黑为水之色，红见黑即止，水胜火之义也，故烧灰取黑。得力全在山栀之清，大黄之降，火清气降，而血自宁。余药皆行血之品，只借以向导耳，吹鼻止衄，刃伤止血，皆可用之。

独参汤

人参二两

浓煎，细咽，熟睡，取养胃之阴，安护其气，气不脱则血不奔矣。世以党参代之，并认为阳药。不知人参柔润甘寒，乃滋养中宫津液之药。人之真气，生于肾中，全赖水阴含之，出纳于肺，又赖水津以濡之，故肾中水阴足，则气足而呼吸细。肺中之水津足，则气足而喘息平。人参滋补中宫之津液，上布于肺，下输于肾，故肺肾之气，得所补益。世人不知气为水之所化，而以属阳，妄指参为阳药，幸陈修园力辨其诬。而修园谓壮火食气，参泻壮火故补气，其说犹有隔膜，尚未识气即是水之理。吾于总论言之甚详，须知气即是水，而人

参之真面乃见。

甘草干姜汤

甘草三钱，炙　干姜二钱，炮　五味子一钱

甘草炙过，纯于补中，干姜变黑，兼能止血。二药辛甘合化，扶阳气以四达，血自营运而不滞矣。惟五味收敛肺气，使不上逆，以止气者止血。凡阳虚脾不摄血者，应手取效。但血系阴汁，血亏即是阴亏，刚燥之剂，往往忌用。必审其脉证，果系虚寒者，始可投此方。

四物汤

当归四钱　生地四钱　川芎二钱　白芍三钱

柯韵伯曰：心生血，肝藏血，故凡生血者，则究之于心，调血者，当求之于肝也。是方乃肝经调血之专剂，非心经生血之主方也。当归和血，川芎活血，芍药敛血，地黄补血，四物具生长收藏之用，故能使荣气安行经隧。若血虚加参、芪；血结加桃仁、红花；血闭加大黄、芒硝；血寒加桂、附；血热加芩、连。欲行血去芍；欲止血去芎。随宜加减，则不拘于四物矣。如遇血崩、血晕等证，四物不能骤补，而反助其滑脱，又当补气生血，助阳生阴长之理。盖此方能补有形之血于平时，不能生无形之气于仓卒；能调阴中之血，而不能培真阴之本。韵伯此论，虽有不足于四物，然谓四物为肝经调血之专剂，则深知四物之长者矣。盖肝主藏血，冲任血海，均属于肝。故调血者，舍四物不能为功。

白虎汤

石膏一两　知母五钱　甘草二钱　粳米一撮

四药甘寒，生胃阴，清胃火，阳明燥热得此，如金飚夕起，暑酷全消，故以秋金白虎名汤。乃仲景伤寒阳明之正方，借治血症。脉洪大、发热、口渴者，尤有捷效。

失笑散

蒲黄三钱　五灵脂五钱

蒲生水中，花香行水，水即气也，水行则气行，气止则血止。故蒲黄能止刀伤之血，灵脂气味温行以行血。二者合用，大能行血也。

大柴胡汤

柴胡三钱　半夏三钱　白芍三钱　黄芩三钱　枳壳二钱　大黄钱半　生姜三钱
大枣三枚

黄芩一味，清表里之火。姜、枣、柴胡，使邪从表解。半夏、白芍、枳壳、大黄，使邪从里解。乃表里两解之剂，而用里药较多。后之双解散、通圣散，皆从此套出。借治血症，或加表药，或加血药，可以随宜致用。

逍遥散加丹栀名丹栀逍遥散

柴胡三钱　当归四钱　白芍三钱　白术三钱　云苓三钱　甘草钱半　薄荷一钱　煨姜三钱　丹皮三钱　栀子二钱

此治肝经血虚火旺，郁郁不乐。方用白术、茯苓，助土德以升木；当归、白芍，益荣血以养肝。薄荷解热，甘草缓中，柴、姜升发。木郁则达之，遂其曲直之性，故名之曰逍遥。如火甚血不和者，加丹皮、山栀清理心包。心包主火与血，为肝之子，为火之母，治心包之血，即是治肝之血；泻心包之火，即是泻肝之火，以子母同气故也。

当归芦荟汤

当归一两　胆草一两　芦荟五钱　青黛五钱　栀子一两　黄连一两　黄柏一两　黄芩一两　大黄五钱　木香二钱半　麝香五分

旧用神曲糊丸，姜汤送下。借治血病，用酒丸，童便下，尤佳。人身惟肝火最横，每挟诸经之火，相持为害。方用青黛、芦荟、胆草，直折本经之火；芩、连、栀、柏、大黄，分泻各经之火。火盛则气实，故以二香以行气。火盛则血虚，故君当归以补血。治肝火决裂者，惟此方最有力量，莫嫌其多泻少补也。

地黄汤

熟地一两　山药五钱　山萸肉五钱　茯苓三钱　丹皮三钱　泽泻三钱

陈修园谓：人之既生，以后天生先天，全赖中宫输精及肾，而后肾得补益，谓此方非补肾正药。然肾经水虚火旺者，实不可离。方取熟地以滋肾水。而又恐肝木盗水之气，故用山萸以养肝之阴，补子正以实母也。再用山药补脾土，启水津以给肾。用丹皮清心包，泻火邪，以安肾。庶几肾中之水，得以充足。特虑有形之水质不化，则无形之水津亦不能生，尤妙茯苓、泽泻，化气利水，以泻为补。虽非生水之正药，而实滋水之要药。

桃仁承气汤

桃仁五钱　大黄二钱　芒硝三钱　桂枝二钱

桂枝禀肝经木火之气，肝气亢者，见之即炽；肝气结者，遇之即行。故血证有宜有忌。此方取其辛散，合硝、黄、桃仁直入下焦。破利结血、瘀血去路，不外二便，硝、黄引从大便出，而桂枝兼化小水，此又是一层意义。

小柴胡汤

柴胡八钱，川产为真　黄芩三钱　半夏三钱　大枣三枚　人参二钱　甘草一钱
生姜二钱

此方乃达表和里，升清降浊之活剂。人身之表，腠理实营卫之枢机；人身之里，三焦实脏腑之总管。惟少阳内主三焦，外主腠理。论少阳之体，则为相火之气，根于胆腑；论少阳之用，则为清阳之气，寄在胃中。方取参、枣、甘草以培养其胃；而用黄芩、半夏降其浊火；柴胡、生姜升其清阳。是以其气和畅，而腠理、三焦，罔不调治。其有太阳之气，陷于胸前而不出者，亦用此方，以能清里和中，升达其气，则气不结而外解矣。有肺经郁火，大、小便不利，亦用此者。以其宣通上焦，则津液不结，自能下行。肝经郁火，而亦用此，以能引肝气使之上达，则木不郁。且其中兼有清降之品，故余火自除矣。其治热入血室诸病，则尤有深义。人身之血，乃中焦受气取汁变化而赤，即随阳明所属冲任两脉，以下藏于肝。此方非肝胆脏腑中之药，乃从胃中清达肝胆之气者也。胃为生血之主，治胃中，是治血海之上源。血为肝之所司，肝气既得清达，则血分之郁自解。是正治法，即是隔治法，其灵妙有如此者。

犀角地黄汤

犀角钱半　生地五钱　白芍三钱　丹皮三钱

犀牛土属，而秉水精；地黄土色，而含水质。二物皆得水土之气，能滋胃阴，清胃火，乃治胃经血热之正药。然君火之主在心，故用丹皮以清心；相火所寄在肝，故用白芍以平肝。使君相二火，不凑集于胃，则胃自清而血安。

清燥救肺汤

人参一钱　甘草一钱　黑芝麻一钱　石膏二钱　阿胶一钱　杏仁一钱，去皮尖
麦冬二钱　枇杷叶炙，一片　冬桑叶三钱

喻嘉言曰：诸气膹郁之属于肺者，属于肺之燥也。而古今治气郁之方，用辛香行气，绝无一方治肺之燥者。诸呕、喘、痿之属于上，亦属于肺之燥也。而古今治法，以痿、呕属胃经，以喘属肺，是则呕与痿属之中下，而惟喘属上矣。所以亦无一方及于肺之燥也。即喘之属于肺者，非行气，即泄气，间有一二用润剂，又不得肯綮。今拟此方，名清燥救肺，大约以胃为主，胃土为肺金之母也。其天冬、知母能清金滋水。以苦寒而不用，至苦寒降火之药，尤在所忌。盖肺金自至于燥，所存阴气不过一线。倘更以苦寒下其气，伤其胃，尚有

生理乎。诚仿此增损，以救肺燥，变生诸证，庶克有济。

四磨汤

人参　乌药　槟榔　沉香各等分

上药磨水煎服，治上气喘急。取人参滋肺，以补气之母；取沉香入肾，以纳气之根；而后以槟榔、乌药，从而治之。泻实补虚，洵为调纳逆气之妙法。盖肺为阳，而所以纳气下行者，全赖阴津，故用人参以生津。肾为阴，而所以化气上行者，全赖真阳。故用沉香以固阳，为沉其水，故能直纳水中之阳也。

苏子降气汤

苏子三钱　半夏二钱　当归三钱　陈皮二钱　前胡二钱　厚朴一钱　沉香一钱
甘草一钱　生姜三片

气即水也，水凝则为痰，水泛则为饮。痰饮留滞，则气阻而为喘咳。苏子、生姜、半夏、前胡、陈皮宣除痰饮，痰饮去而气自顺矣。然气以血为家，喘则流荡而忘返，故用当归以补血。喘则气急，故用甘草以缓其急。出气者肺也，纳气者肾也，故用沉香之纳气入肾。或肉桂之引火归元为引导。

肾气丸

熟地黄八钱　山萸肉四钱　山药四钱　云茯苓四钱　泽泻四钱　牡丹皮五钱
川附片三钱　肉桂二钱

肾为水脏，而其中一点真阳，便是呼吸之母，水足阳秘，则呼吸细而津液调。如真阳不秘，水泛火逆，则用苓、泽以行水饮；用地、萸以滋水阴；用淮药入脾，以输水于肾；用丹皮入心，以清火安肾。得六味以滋肾，而肾水足矣。然水中一点真阳，又恐其不能生化也，故用附子、肉桂以补之。若加牛膝，便具引火归元之功。若加知、柏，又治上热下寒之法。如去桂、附，加麦冬、五味，则纯于滋阴，兼治肺金。

天王补心丹

当归三钱　熟地黄五钱　生地黄三钱　远志一钱　人参三钱　丹参三钱天门冬三钱　麦门冬三钱　元参三钱　桔梗钱半　酸枣仁三钱　柏子仁三钱云茯苓三钱
五味子一钱

陈修园曰：心字篆文，只是一倒火耳。火不欲炎上，故以生、熟地补水，使水上交于心；以元参、丹参、二冬使火下交于肾。又佐参、苓以和心气；当归以生心血；枣仁以安心神；远志以宣其滞；五味以收其散；更假桔梗之浮为向导。心得所养，而何有健忘、怔忡、津液干枯、舌疮、秘结之苦哉。

朱砂安神丸

朱砂一钱　黄连三钱　生地三钱　当归三钱　甘草二钱，炙

朱砂之重以镇怯，黄连之苦以清热，当归之辛以嘘血。更取甘草之甘，以制黄连之太过，地黄之润，以助当归所不及。合之养血清火，安镇心神，怔忡、昏烦、不寐之症，可以治之。

人参养荣汤

人参三钱　黄芪三钱，炙　白术三钱　甘草钱半　当归三钱　熟地四钱　大枣三钱　生姜三片　远志一钱　桂心一钱　陈皮二钱　白芍三钱　云苓三钱　五味子一钱

此方即中焦取汁，奉心化赤以为血之义。参、芪、术、草、大枣，大补中焦。中焦谷化则汁益生，故加陈皮以化谷。中焦水停则谷不化，故加姜、苓以别水。水谷既化，中焦之汁自生矣，再用归、地多汁以引其汁。凡系妇人催乳，用此足矣。若必令其奉心化血，则宜芍、味以敛之，使荣行脉中，而不外散。加桂心、远志启导心火，以助其化赤之令。补中者，开血之源也；导心者，化血之功也；敛脉者，成血之用也。此心火不足之治法，与炙甘草汤、建中汤相近。

归脾汤

白术三钱　黄芪三钱　茯神三钱　人参三钱　远志钱半　木香一钱　甘草二钱，炙　枣仁三钱　当归三钱　桂圆五枚，去壳

心主生血，脾主统血。养荣汤以治心为主，归脾汤以治脾为主。心血生于脾，故养荣汤补脾以益心。脾土生于火，故归脾汤导心火以生脾。总使脾气充足，能摄血而不渗也。

小建中汤

桂枝二钱　白芍四钱　甘草二钱　红枣三枚　生姜三片　饴糖一两

虚劳里急诸不足者，五脏阴精阳气俱不足也。故用姜、桂辛温以生阳；用芍、饴酸甘以生阴；大枣、甘草纯甘以补中；使中宫建立，则阳气化而上行，阴气化而下降。细按此方，乃健胃滋脾，以阳生阴之法。归脾汤从此方重浊处套出，补中汤从此方轻清处套出。

桂枝甘草龙骨牡蛎汤

桂枝三钱　甘草二钱　龙骨三钱　牡蛎三钱

肝寒魂怯，用辛温镇补之品，以扶肝而敛魂。心阳上越，肾阳下泄，此方皆可用之。

炙甘草汤一名复脉汤

人参二钱 地黄二两六钱 麦冬八钱 阿胶二钱 芝麻五钱 炙草四钱 大枣三枚 桂枝三钱 生姜三钱 清酒一两

此方为补血之大剂。乡先辈杨西山言，此方亟戒加减，惜未能言明其义。余按此方，即中焦受气取汁，变化而赤，是为血之义。姜、枣、参、草中焦取汁，桂枝入心化气，变化而赤。然桂性辛烈能伤血，故重使生地、麦冬、芝麻以清润之，使桂枝雄烈之气，变为柔和，生血而不伤血。又得阿胶潜伏血脉，使输于血海，下藏于肝。合观此方，生血之源，导血之流，真补血之第一方，未可轻议加减也。时方养荣汤，亦从此套出。第养荣汤较温，此方多用生地、麦冬，则变为平剂，专滋生血脉。若催乳则无须桂枝，若去桂加枣仁、远志，则更不辛烈。若加丹皮、桃仁，则能清心化血。加炒栀，又是清心凉血之剂。加五味，则兼敛肺金。此虽加减，而仍不失仲景遗意，又何不可。

大补阴丸

熟地八钱 知母三钱 黄柏三钱 龟板四钱

苦寒之品，能大伐生气，亦能大培生气。盖阴虚火旺者，非此不足以泻火滋阴。夫人之生气，根于肾中，此气全赖水阴含之。若水阴不足，则阳气亢烈，烦逆、痿热。方用知、柏折其亢，龟板潜其阳，熟地滋其阴，阴足阳秘，而生气不泄矣。

当归补血汤

黄芪一两 当归五钱

此方以气统血，气行则血行，外充皮肤，则盗汗身热自除，内摄脾元，则下血、崩漏能止。

止嗽散

桔梗三钱 荆芥三钱 广紫菀三钱 广百部三钱 白前三钱 陈皮三钱 甘草一钱

普明子制此方，并论注其妙，而未明指药之治法。余因即其注而增损之。曰：肺体属金，畏火者也，遇热则咳，用紫菀、百部以清热。金性刚燥，恶冷者也，遇寒则咳，用白前、陈皮以治寒。且肺为娇脏，外主皮毛，最易受邪，不行表散，则邪气流连而不解，故用荆芥以散表。肺有二窍，一在鼻，一在喉。鼻窍贵开而不贵闭；喉窍贵闭，不贵开。今鼻窍不通，则喉窍启而为咳。故用桔梗以开鼻窍，此方温润和平，不寒不热，肺气安宁。

保和丸

知母三钱　贝母三钱　天门冬三钱　款冬花三钱　天花粉三钱　薏苡仁三钱　五味子一钱　甘草一钱　马兜铃三钱　生地黄三钱　紫菀三钱　百合三钱　阿胶三钱　当归三钱　紫苏二钱　薄荷一钱　百部三钱　饴糖二两　生姜三钱

此方药味虽多，而实以润肺清火为主。凡是虚劳咳血，皆肺中阴津不足，火热乘之使然。火壅于内，则皮毛固闭，洒淅而恶寒，易招外感。火盛则水津凝滞，胶结为痰，而气愈不得息，痿咳所以不愈也。方用饴、胶、地、归、百合、百部、甘草、紫菀、花粉、款冬大生津液以润肺。五味、天冬、知母以清肺火。犹恐外寒闭之，则火郁而不清，故佐以姜、苏、薄荷以疏解其郁。痰饮滞之，则火阻而不降，故用贝母、苡仁以导利其滞。郁解滞行，火清肺润，咳嗽愈而痿燥除。无论寒久变火，火郁似寒，诸症皆能治之。《十药神书》载此方加减甚详。余谓此方药味已多，如再加减，便杂而无功。对证之方甚伙，何须执此一方，苦苦加减，便欲医尽诸病耶。为末，饴糖丸服。

二陈汤

半夏三钱　陈皮三钱　茯苓三钱　甘草二钱

此方为去除痰饮之通剂。痰之本，水也，茯苓治水，以治其本。痰之动，湿也，茯苓渗湿以镇其动。其余半夏降逆，陈皮顺气，甘草调中，皆取之以为茯苓之佐使耳。故仲景书，凡痰多者，俱加茯苓，呕者俱加半夏。今人不穷古训，以半夏为去痰专品，不知半夏非不去痰，而辛降之气最甚，究属降气之主。故凡用药，不可失其真面也。

旋覆代赭石汤

人参三钱　甘草二钱　半夏三钱　生姜三钱　大枣五枚　赭石三钱，锻　旋覆花三钱，炙

此方治哕呃，人皆知之，而不知呃有数端，胃绝而呃不与焉。一火呃，宜用承气汤；一寒呃，宜理中汤加丁香、柿蒂；一瘀血滞呃，宜大柴胡加桃仁、丹皮。此方乃治痰饮作呃之剂，与诸呃有异，不得见呃即用此汤也。方取参、草、大枣以补中，而用生姜、旋覆以去痰饮，用半夏、赭石以镇逆气。中气旺，则痰饮自消。痰饮清，则气顺，气顺则呃止。治病者，贵求其本，斯方有效，不为古人所瞒。兼火者，可加麦冬、枯芩；兼寒者，可加丁香、柿蒂；痰多者，加茯苓。盖既得其真面，然后可议加减。

温胆汤

半夏三钱　云苓三钱　陈皮二钱　甘草钱半　竹茹三钱　枳壳钱半

二陈汤为安胃祛痰之剂，竹茹以清膈上之火，加枳壳以利膈上之气，总求痰气顺利，而胆自宁。温之实清之也，用治痰气呕逆为宜。

真武汤

白术三钱　茯苓三钱　白芍三钱　生姜三钱　附子炮，三钱

水饮者，肾之所主也。肾阳化水，则水下行而不泛上。故用附子入肾补阳，以为镇管水气之主。制水者土也，用苓、术以防之。白芍苦降，从其类以泻之。生姜辛散，循其末而宣之，合之宣泻防制。水有所宰，而自不动矣。故取此方真武水神以名汤。

苓桂术甘汤

茯苓五钱　桂枝三钱　白术五钱　甘草三钱，炙

甘草、白术填中宫以塞水，茯苓以利之，桂枝以化之，水不停而饮自除，治水气陵心大效。盖桂枝补心火，使下交于肾，茯苓利肾水，使不上凌心。其实茯苓是脾药，土能治水，则水不克火也。桂枝是肝药，化水者肝，为肾之子，实则泻其子，而肝又主疏泄，故有化水气之功。补心火者，虚则补其母，肝为心火之母。而桂又色赤入心也，发汗亦用桂枝，借木气之温，以散布外达也。其降冲逆，亦用桂枝者，以冲脉下属于肝，内通于肾，桂枝温肝气以引之，化肾水以泄之。凡下焦寒水攻发，冲阳上浮者，往往佐苓、夏以收功。须知桂枝其色赤，其气温，纯得水火之气，助火化水，是其所长。如无寒水，而用之发热动血，阳盛则毙，仲景已有明戒，不可不凛。失血之家，尤宜慎用。或曰：仲景炙甘草汤，是补血药，而亦未尝忌用桂枝，何也？曰：此正仲景慎于用桂枝处。方义以中焦取汁，变赤为血，不得不用桂枝，助心火以化赤。然即恐桂枝伤血，故用桂极少，而用麦冬、地黄极多，以柔济刚。用桂而能制桂，仲景如此之慎，可知失血家，不可轻用桂也。

方解下

玉女煎

熟地五钱　石膏三钱　知母三钱　麦冬三钱　牛膝三钱

陈修园力辟此方之谬，然修园之所以短于血证者即此。可见夫血之总司在于胞室，而胞宫、冲脉上属阳明，平人则阳明、中宫化汁变血，随冲脉下输胞室。吐血之人，胞宫火动气逆，上合阳明，血随而溢，咳嗽不休，多是冲阳上合阳明，而成此亢逆之证。方用石膏、麦冬、知母以清阳明之热，用牛膝以折上逆之气，熟地以滋胞宫之阴。使阳明之燥平，冲脉之气息，亢逆之证乃愈矣。景岳制此方，曾未见及于此，修园又加贬斥，而王士雄以为可治阴虚胃火齿痛之证，皆不知此方之关冲脉，有如是之切妙也。麦门冬汤治冲逆，是降痰之剂；此方治冲逆，是降火之剂。

通窍活血汤

赤芍三钱　川芎一钱　桃仁三钱　红花一钱　老葱三钱　生姜三片　大枣三枚
麝香少许　黄酒一杯

大枣、姜、葱散达升腾，使行血之品，达于巅顶，彻于皮肤。而麝香一味，尤无所不到，以治巅顶胸背，皮肤孔窍中瘀血，诚有可取。王清任《医林改错》，论多粗舛，而观其一生所长，只善医瘀血。此汤亦从小调经套来，故可采。

当归六黄汤

生地五钱　熟地三钱　黄连二钱　黄芩三钱　黄柏二钱　黄芪五钱　当归三钱

陈修园曰：阴虚火扰之汗，得当归、地黄之滋阴，又得黄连、黄芩之泻火，则蒸汗之本治矣。此方之妙，全在苦寒。寒能胜热，而苦复能坚之，又恐过于苦寒，伤其中气。中者阴之守也，阴虚则火愈动，火愈动则汗愈出。尤妙在大苦大寒队中，倍加黄芪，领苦寒之性，尽达于表，以坚汗孔，不使留中为害。

谨按：修园此论皆是，惟言黄芪领苦寒之性，尽达于表，不使留中为害，则差毫厘。盖药之救病，原于偏寒偏热。治偏寒偏热之病，自必用偏寒偏热之药。此方大治内热，岂寒凉之药，能尽走皮肤，而不留中者？况黄芪是由中以托外之物，非若麻黄直透皮毛，而不留中也。吾谓内热而蒸为汗者，此为对症。如果外热，而内不利寒凉药者，则归脾汤、当归补血汤加减可也。

仙方活命饮

穿山甲三片　皂荚刺一钱　当归尾二钱　甘草节一钱　乳香二钱　金银花二钱　赤芍药二钱　天花粉二钱　没药二钱　防风三钱　贝母二钱　白芷二钱　陈皮二钱　黄酒少许

此方纯用行血之药。加防风、白芷使达于肤表，加山甲、皂刺使透乎经脉。然血无气不行，故以陈皮、贝母散利其气。血因火而结，故以银花、花粉清解其火。为疮症散肿之第一方。诚能窥及疮由血结之所以然，其真方也。第其方乃平剂，再视疮之阴阳，加寒热之品，无不应手取效。

当归地黄汤

当归五钱　熟地四钱　川芎一钱　白芍三钱　防风三钱　白芷三钱　藁本二钱　细辛五分

治风先治血，血行风自灭。无论热风、寒风，风总属阳。天地之噫气，常以肃杀而为心，犯人血分，则为痛为肿，为强硬。血行，则风在血分者，随之而行，故治风先治血也。方取四物汤，补血以为去邪之本，而加祛风之药以令邪外出，法浅而易效。头、目、顶、脊诸风，可以治之。

黄土汤

灶心土三钱　甘草一钱　白术三钱　熟地三钱　黄芩二钱　阿胶二钱　附子钱半，炮

血者，脾之所统也。先便后血，乃脾气不摄，故便行气下泄，而血因随之以下。方用灶土、草、术建补脾土，以为摄血之本。气陷则阳陷，故用附子以振其阳。血伤则阴虚火动，故用黄芩以清火。而阿胶、熟地又滋其既虚之血。合计此方，乃滋补气血，而兼用温清之品以和之，为下血崩中之总方。古皆目为圣方，不敢加减。吾谓圣师立法，指示法门，实则变化随宜。故此方热症可去附子，再加清药；寒症可去黄芩，再加温药。

五苓散

白术三钱　云苓三钱　猪苓三钱　泽泻三钱　桂枝三钱

仲景此方，治胸满发热，渴欲饮水，小便不利。而用桂枝入心，以化胸前

之水结。余皆脾胃中州之药，使中上之水得通于下，则小便利。散于上则口渴除，达于外则身热解。今遇小便不利，便用五苓散，虽去桂入膀胱化气，然桂实心肝之药，火交于水，乃借治法，不似附子、台乌，本系膀胱正药也。且阴水可用，而阳水绝不可用。

血府逐瘀汤

当归三钱　生地三钱　桃仁三钱　红花一钱　枳壳一钱　赤芍三钱　柴胡二钱　桔梗二钱　川芎一钱　牛膝二钱　甘草一钱

王清任著《医林改错》，论多粗舛，惟治瘀血最长。所立三方，乃治瘀活套方也。一书中惟此汤歌诀"血化下行不作痨"句，颇有见识。凡痨所由成，多是瘀血为害，吾于血症诸门，言之綦详，并采此语以为印证。

膈下逐瘀汤

五灵脂三钱　当归三钱　川芎一钱　桃仁三钱　赤芍二钱　乌药二钱　牡丹皮三钱　元胡二钱　甘草一钱　香附三钱　红花一钱　枳壳一钱

王清任立方，即当芎失笑散意，治中下焦瘀血可用。王清任极言瘀血之证最详，而所用药则仍浅近，然亦有可用云。

大黄䗪虫丸

大黄一钱　黄芩二钱　甘草一钱　桃仁三钱　杏仁三钱　白芍二钱　干漆一钱　虻虫一钱　水蛭三钱　䗪虫二钱　蛴螬二钱　地黄二钱

蜜丸酒服。

治干血痨。旧血不去，则新血断不能生。干血痨，人皆知其极虚，而不知其补虚正是助病，非治病也。必去其干血，而后新血得生，乃望回春。干血与寻常瘀血不同，瘀血尚可以气行之，干血与气相隔，故用啮血诸虫以蚀之。

补中益气汤

黄芪三钱　人参三钱　炙草一钱　白术三钱　当归三钱　陈皮一钱　升麻一钱　柴胡二钱　生姜三钱　大枣三枚

柯韵伯曰：阳气下陷阴中，谷气不盛，表症颇同外感。用补中之剂，得发表之品，而中益安。用益气之剂，赖清气之品，而气益倍，此用药相须之妙也。是方也，用以补脾，使地道卑而上行，亦可以补心肺。损其肺者益其气，损其心者调其营卫也。亦可以补肝，木郁则达之也。惟不宜于肾。阴虚于下不宜升，阳虚于下者，更不宜升也。